科学出版社"十三五"普通高等教育本科规划教材

中药炮制工程学

案例版

主　审　蔡宝昌

主　编　李伟东　瞿　燕

副主编　马　莉　秦昆明　王晓琴　王一硕

编　委（按姓氏笔画排序）

马　莉（首都医科大学）　　　　　　张宏伟（河南中医药大学）

王　森（遵义医科大学）　　　　　　张金连（南京海昌中药集团有限公司）

王一硕（河南中医药大学）　　　　　郁红礼（南京中医药大学）

王光宁（广东药科大学）　　　　　　罗　佳（成都中医药大学）

王晓琴（内蒙古医科大学）　　　　　秦昆明（江苏海洋大学）

曲晓兰（山东第一医科大学）　　　　殷放宙（南京中医药大学）

杜伟锋（浙江中医药大学）　　　　　陶　益（浙江工业大学）

李伟东（南京中医药大学）　　　　　曾　锐（西南民族大学）

李慧芬（山东中医药大学）　　　　　瞿　燕（成都中医药大学）

秘　书　郁红礼　罗　佳

科学出版社

北　京

内 容 简 介

本教材是由南京中医药大学和成都中医药大学牵头组织全国 14 所中医药院校和企业的同行专家、教授编写而成的案例版规划教材，教材在编写中采纳了现有教材的优点，充分吸收中药炮制领域最新研究成果。教材中增加了案例，这是有别于其他教材的特点和特色。本教材分总论和各论两部分。总论论述了中药炮制的基本理论、知识与技能等内容；各论采用炮制工艺与辅料相结合的分类方法，列举了代表性中药饮片的药材来源、炮制方法、质量要求、炮制作用、工艺描述与工艺参数、工艺流程图和工艺关键点等内容。教材设有学习目标、案例、思考题、知识拓展等模块，引导学生掌握重点，使其融会贯通。

本教材可供全国高等医药院校制药工程专业、中药学、中药资源、中药制药等专业使用，同时也可以作为中药饮片企业的职工培训和自学参考书。

图书在版编目（CIP）数据

中药炮制工程学：案例版 / 李伟东，瞿燕主编. —北京：科学出版社，2024.3

科学出版社"十三五"普通高等教育本科规划教材

ISBN 978-7-03-075086-0

Ⅰ. ①中… Ⅱ. ①李… ②瞿… Ⅲ. ①中药炮制学—高等学校—教材
Ⅳ. ①R283

中国国家版本馆 CIP 数据核字（2023）第 040644 号

责任编辑：王锞韫 / 责任校对：宁辉彩
责任印制：张 伟 / 封面设计：陈 敬

科 学 出 版 社 出版
北京东黄城根北街 16 号
邮政编码：100717
http://www.sciencep.com

北京厚诚则铭印刷科技有限公司印刷
科学出版社发行 各地新华书店经销
*
2024 年 3 月第 一 版 开本：787×1092 1/16
2024 年 3 月第一次印刷 印张：17 1/2
字数：500 000
定价：79.80 元
（如有印装质量问题，我社负责调换）

前　言

中药炮制是我国特有的传统制药技术，是中华民族传统文化的瑰宝。党的二十大报告强调促进中医药传承创新发展，为新时代中医药工作指明了方向。本教材是在高等院校制药工程专业案例版系列教材编审委员会的指导下，根据《教育部关于"十二五"普通高等教育本科教材建设的若干意见》的精神，为顺应我国高等教育教学改革潮流和改进现有的教学模式，适应目前高等院校的教育现状，提高教学质量，培养具有创新精神和创新能力的人才，采用案例与教学内容相结合的编写模式，编写的国内首套案例版系列教材之一。本教材是由科学出版社委托南京中医药大学和成都中医药大学牵头组织全国 14 所中医药院校和企业的同行专家、教授编写而成的案例版规划教材，可供全国高等医药院校制药工程专业、中药学、中药资源、中药制药等专业使用。

全书分总论和各论两部分。总论论述了中药炮制的基本理论、知识与技能等内容；各论采用炮制工艺与辅料相结合的分类方法，列举了代表性中药饮片的药材来源、炮制方法、质量要求、炮制作用、工艺描述与工艺参数、工艺流程图和工艺关键点等内容。教材在编写中采纳了现有教材的优点，充分吸收中药炮制领域最新研究成果，注重继承和创新。教材中增加了案例，这是有别于其他教材的特点和特色。案例为真实的具有可操作性的例子，来源于工作实践，是理论知识的载体和引领者，案例描述后根据案例情况，提出相关的问题，启发学生思维。教材设有学习目标、案例、思考题、知识拓展等模块，引导学生掌握重点，使其融会贯通。

本教材的绪论由瞿燕编写，中药炮制基础理论和目的由李伟东编写，中药炮制现代研究由王晓琴编写，中药炮制工程原理由张金连编写，净制由马莉编写，洗润切制由秦昆明、张宏伟编写，干燥由王森编写，炒制由瞿燕、曾锐编写，炙制由曲晓兰、罗佳编写，煅制由王光宁编写，蒸煮燀及复制由李慧芬、李伟东、郁红礼编写，发酵与发芽由殷放宙编写，制霜由李伟东编写，粉碎由陶益编写，中药饮片的包装及中药饮片贮藏与养护由杜伟锋编写，中药饮片企业 GMP 实施由王一硕编写，参考文献由郁红礼、罗佳整理。全书由李伟东、瞿燕负责最终统稿。

本教材编写过程中，得到了参编院校各级领导的大力支持，全书由南京中医药大学蔡宝昌教授担任主审，在此深表感谢！

编写过程中存在疏漏之处在所难免，恳请各院校在使用本教材过程中提出宝贵意见，以便再版时修改完善。

编　者

2023 年 6 月

目 录

第一部分 总 论

第二部分 各 论

第一部分 总 论

第一章 绪 论

学习目标
1. 掌握 中药炮制工程学的相关概念及任务。
2. 熟悉 中药炮制的方法及分类。
3. 了解 中药炮制的起源和发展过程。

　　中药来源于自然界，炮制成饮片后入药，这是中医用药的一大特色。中药炮制是根据中医药理论指导，依照中医临床辨证施治的用药需求和药物自身的性质，所采取的一项制药技术。药材经过加工炮制后，在外观性状、内在化学物质及药效作用上均发生了较大的变化，从而保证了临床用药的安全有效。经过数千年的发展历史，中药炮制已形成了其独特的理论及技术体系。随着现代科学技术的快速发展，在丰富和发展中药炮制学科的基础上，从中药炮制理论和饮片生产逐渐实现机械化、自动化、规模化、标准化的实践中发展起来的中药炮制工程学日臻成熟，成为中药炮制领域的一门理工类交叉融合学科。在学习中药炮制理论的基础上，重点学习中药炮制工艺和饮片质量控制技术、中药炮制生产机械设备的应用和研发、中药饮片厂的设计和企业生产管理，是本课程不同于中药炮制学等课程的特点。

第一节　中药炮制的起源及发展

　　中药分为中药材、中药饮片和中成药三种商品形式。中药饮片是由中药材炮制加工而成，是调配汤剂处方和生产中成药的原料。了解中药炮制的发展过程，掌握中药炮制学的基本理论和知识对于学习中药炮制工程学课程非常必要。

一、概　述

　　中药炮制是我国独有的传统制药技术，随着中药的发现和临床应用而产生。"炮制"一词是我国医药学特有的制药术语，历史上亦称"炮炙""修治""修事""修制"等。如汉代《金匮玉函经》"证治总例"中用"炮炙"一词；南北朝《雷公炮炙论》以"炮炙"作书名，而在正文中则多用"修事"；明代《本草纲目》药物正文中设有"修治"专项；清代《修事指南》用"修事"作书名，而正文中用"炮制"。从历代有关资料来看，虽然名称不同，但记载的内容都是一致的。早期多用"炮炙"一词，"炮"和"炙"均离不开火，代表了与火相关的两种加工处理方法；而现代多用"炮制"一词，既保持了炮制的原意，又能较为广泛地包括药物的多种加工处理技术。"炮"代表了各种与火有关的加工处理方法，而"制"则代表各种更广泛的加工处理方法。

　　中药炮制学是专门研究炮制理论、工艺、规格标准、历史沿革及其发展方向的一门综合性学科。其任务是遵循中医药理论体系，在继承传统中药炮制技术和理论的基础上，应用现代科学技术进行整理、研究，探讨炮制原理，改进炮制工艺，制订和提高中药饮片质量标准，同时加强对炮制机械的研究，保证医疗用药的安全和有效，并不断创新和发展本学科。

二、中药炮制的起源与发展

（一）中药炮制的起源

1. 简单清洗、劈块、锉末——"净制""切制"的萌芽　中药炮制的历史可以追溯到原始社会，随着中药的发现和应用而产生。人类为了生存，在生活的过程中猎取鸟兽，采摘草木充饥，常由于误食某些植物或动物导致中毒的发生，或在这过程中疾病逐渐减轻或消失，慢慢积累了可以治疗疾病的药物知识，将采猎到的药物经过洗净、斧劈成小块、锉为粗末等简单加工，使其便于服用，这便是中药炮制中净制、切制的萌芽。

2. 火的应用，炮生为熟——"火制"的早期阶段　《韩非子·五蠹》记载："上古之世……民食果蓏蚌蛤，腥臊恶臭，而伤害腹胃，民多疾病。有圣人作，钻燧取火，以化腥臊，而民悦之，使王天下，号之曰燧人氏。"《礼纬·含文嘉》则在文中明确指出："燧人始钻木取火，炮生为熟，令人无腹疾，有异于禽兽。"这种将食物通过火的处理"炮生为熟"，以减少疾病的发生，并逐渐应用于药物方面，便形成了中药炮制中"火制"的雏形。《说文解字》载"炮，毛炙肉也"，注文表示"毛炙肉，谓之不去毛炙之也"。

3. 酒的发明，加酒浸渍——辅料炮制的起始　中国的酒文化源远流长，酒的发明并应用于药物的炮制是中药炮制中采用辅料炮制的源头。在殷墟出土的甲骨文中有"鬯"字，"鬯"就是具有芳香性的药酒，一般供祭祖用，说明在殷墟时代就有应用酒浸泡药物的炮制技术，距今已有数千年的历史。酒作药用并被引用于炮制药物，产生了辅料炮制药物的方法。因此，酒的发明和应用丰富了中药炮制的内容。

4. 陶器的发明和应用——炮制器具的进步　中国是世界上最早制作陶器的国家，早在我国仰韶文化时期（公元前 5000 年—公元前 3000 年）就有了砂锅、陶罐等存放食物和烹饪的器具。使用陶器作为药酒浸泡的容器，利用砂锅、陶罐煎煮药物，作为蒸、煮、煅等的炮制容器，使得中药炮制在炮制的器具上有了巨大的进步，也促进了中药炮制技术和炮制品种的发展。

（二）中药炮制的发展

中药炮制是我国历代医药学家在长期医疗活动中逐步积累和发展起来的一项独特的制药技术，具有悠久的历史和丰富的内容。通过对散见于中医药文献中有关中药炮制内容的整理，中药炮制的发展大约可分为四个时期。

1. 中药炮制技术的起始和形成时期——春秋战国至宋代　在最初的中医药文献中，中药炮制仅有散在的品种和简单炮制方法记载。《五十二病方》是我国现存较早的医方书，在收录现存的二百八十多个医方中，包括了净制、切制、水制、火制、水火共制等炮制内容。炮制方法如"取庆（蝏）良（蜋）一斗，去其甲足；服零（茯苓）……以舂；取商劳（陆）渍醯（醋）中；陈葌，蒸而取其汁等"。对个别中药的炮制作用也做了说明，如"止出血者燔发；燔其艾"。《黄帝内经》约为战国至秦汉时代的著作，在《灵枢·邪客》中有用"秫米半夏汤"治疗"邪气客人"的记载。"秫米汤"中的"治半夏"即为修治过的半夏。《素问·缪刺论》中所说的"角发"，"燔治"即是最早的炭药——血余炭。

汉代中药炮制技术已有较大的发展，对中药炮制的目的、原则已初步确立，并出现了大量的炮制方法和炮制品。我国第一部药学专著《神农本草经》在公元 2 世纪问世。南北朝刘宋时代，雷敩总结了前人炮制方面的记述和经验，撰成《雷公炮炙论》三卷，它是我国中医药史上的第一部炮制学专著。书中记述了药物的各种炮制方法，例如，拣、去甲土、去粗皮、去节并沫、揩、拭、刷、刮、削、剥等净制操作；切、锉、擘、捶、舂、捣、研、杵、磨、水飞等切制操作；拭干、阴干、风干、晒干、焙干、炙干、蒸干等干燥方法；浸、煮、煎、炼、炒、熬、炙、焙、炮、煅等水火制法，以及苦酒浸、蜜涂炙、同糯米炒、酥炒、麻油煮、糯泔浸、药汁制等用辅料炮制药物的方法。其对炮制的作用也做了较多的介绍，其中的许多炮制方法和炮制作用对如今的中药炮制仍具有一定的科学价值和指导意义，如大黄用蒸来缓和其泻下作用；莨菪、吴茱萸等含有生物碱的中药用醋制以使生物碱成盐而增大在水中的溶解度；对含挥发性成分的药物如茵陈的炮制"勿令犯火"；对某些含鞣质药物，如白芍等需用竹刀刮去皮；知母、没食子"勿令犯铁器"等。

　　唐代《新修本草》是世界上最早的一部药典，其中首次规定了"唯米酒、米醋入药"，并将炮制内容列为法定内容，对炮制方法的记载除有煨、煅、燔、炒、蒸、煮等外，还有作蘖、作曲、作豉、作大豆黄卷、芒硝提净等。

　　宋代炮制方法有很大改进，炮制目的也更加多样化，从以降低药物的毒副作用为主到增加了可以增强和改变疗效等作用，从注重汤剂饮片的炮制发展到同时重视成药饮片的炮制。《证类本草》广泛辑录了宋以前有关药学方面的文献，保存了大量现今已失传的医药书籍，如后代已散佚的《雷公炮炙论》。《太平惠民和剂局方》强调"凡有修合，依法炮制……"，并设"论炮炙三品药石类例"专章讨论炮制技术，收载了185种中药的炮制方法和要求等。总之，中药炮制经历先秦两汉的发展，到宋代主要有两方面的进展：一是将零星的炮制方法进行了初步归纳，形成了较系统的炮制通则；二是增加了一些新的炮制方法。现代使用的许多炮制方法在宋代都已出现并沿用至今。可以说，在宋以前，中药的炮制原则、炮制方法、炮制品种等已初具规模，是炮制技术的形成时期。

　　2. 炮制理论的形成时期——金元、明时期　金元时期，名医荟萃，各有专长。张元素、李东垣、王好古、朱丹溪等均特别重视药物炮制前后的不同应用及炮制辅料的作用，并开始对各类炮制作用进行总结。经明代进一步系统整理，逐渐形成了传统的中药炮制理论。

> **案例 1-1**
>
> 　　元代王好古在《汤液本草》中引李东垣《用药心法》曰："黄芩、黄连、黄蘖、知母，病在头面及手梢皮肤者，须用酒炒之，借酒力以上腾也。咽之下、脐之上，须酒洗之，在下生用。大凡生升熟降，大黄须煨，恐寒则损胃气。至于川乌、附子须炮，以制毒也。"并有"去湿以生姜""去膈上痰以蜜"的论述。张元素在《珍珠囊》中载有"白芍酒浸行经，止中部腹痛""木香行肝气，火煨用，可实大肠"。葛可久在《十药神书》中首先提出炭药止血的理论，"大抵血热则行，血冷则凝……见黑则止"，著名的"十灰散"就是该书的方剂之一。从药物炮制方法之多和理论实践上的重大改进来看，足见金元时期中药炮制的昌盛。
>
> **问题：**酒炙、姜炙、蜜炙、制炭的炮制作用分别是什么？

　　明代在中药炮制技术上有较大的进步，在炮制理论上也有所建树。陈嘉谟在《本草蒙筌》中的"制造资水火"中指出："凡药制造，贵在适中，不及则功效难求，太过则气味反失……匪故弄巧，各有意存。"其"五倍子"条下所载的"百药煎"的制备方法，实际上就是没食子酸的制法，比瑞典药学家卡尔·威廉·舍勒制备没食子酸的工作早二百多年。明代李时珍的《本草纲目》载药1892种，其中有330味药记有"修治"专目；在"修治"专目中，对《名医别录》等50多种文献中的炮制经验进行了总结；在330味药物中，载有李时珍本人炮制经验或见解的有144条，如木香、高良姜、茺蔚子、枫香脂、樟脑等。

　　缪希雍所撰的《炮炙大法》是继《雷公炮炙论》之后第二部炮制专著，收载炮制的药物439种。该书简明叙述了各药的出处、采集时间、优劣鉴别、炮制辅料、操作程序及药物贮藏，大部分内容反映了当时社会生产实际，并在前人的基础上有所发展，正如作者所云"自为阐发，以益前人所未逮"，并将前人的炮制方法进行归纳，提出"雷公炮炙十七法"。

总之，金元、明时期，在前人对炮制作用、炮制原理解释的基础上，经系统总结和整理形成了中药炮制理论。因此，可以说金元、明时期是中药炮制理论的形成时期。

3. 炮制技术和品种的扩大应用时期——清代　清代中药炮制技术和品种在明代的基础上继续拓展，具体药物的炮制技术和品种因有理论指导，不断增加；炮制工艺的繁杂在清代达到了顶峰。清代刘若金所著《本草述》收载具有炮制品的药物 300 多种，详尽记述了每种药物的各种炮制方法、炮制作用、炮制目的以及理论依据。杨时泰将《本草述》删节、精简修订成更加精练的《本草述钩元》，如说明黄芪的不同炮制品可以适应临床不同的病证，"治痈疽生用，治肺气虚蜜炙用，治下虚盐水或蒸或炒用"等。清代张仲岩编撰的《修事指南》成为继《雷公炮炙论》《炮炙大法》以后的第三本炮制专著。其在明代《证类本草》《本草纲目》等本草著作的基础上，经过整理、归纳编撰而成。书中收载药物 232 种，进一步阐明炮制对于药物临床疗效的重要性，"凡修事必有其故，因药殊制者，一定之方，因病殊制者，变化之用""炮制不明，药性不确，则汤方无准而病症不验也"。进一步拓展陈嘉谟辅料炮制的种类和理论，如："吴茱萸汁制抑苦寒而扶胃气，猪胆汁制泻胆火而达木郁……，炙者取中和之性，炒者取芳香之性……。"《修事指南》在归纳整理炮制作用、系统阐述炮制技术、总结拓展炮制辅料及炮制理论等方面较前两本专著有了更大的进步。此外，赵学敏的《本草纲目拾遗》除了将《本草纲目》收载的药物和炮制品、炮制技术进行拾遗补缺外，还特别收录了近 70 种的炭药，并将张仲景提出的"烧灰存性"的理论拓展到"炒炭存性"，说明应用炒制技术可以制备炭药，但必须炒炭存性。

清代的中药炮制因为有了明代时期总结归纳的炮制基础理论，医药学家在临床辨证治病、组方用药时可在炮制理论指导下，改进或创新炮制方法，拓展药物的炮制品种，以应用于不同病证和不同方剂的配伍。说明中药炮制历经两千多年的发展在中医临床上已经被医家充分认可并得到广泛的应用。总之，清代对某些炮制作用有所发挥，炮制品有所增多，是炮制品种和技术的进一步扩大应用时期。

4. 中药炮制振兴、发展时期——现代　现代的中药炮制基本沿用明、清时期的理论和方法，由于遵循不同，经验不同，各地方法也不统一。中华人民共和国成立以后，陆续编撰出版了各省市《中药饮片炮制规范》。1988 年由卫生部药政局主持，编写出版了我国第一部《全国中药炮制规范》，共收载常用中药 554 种，附录中收录有中药炮制通则、全国中药炮制法概况表、中药炮制方法分类表。《中华人民共和国药典》从 1963 年版（一部）开始，均载有中药炮制通则和单味中药的炮制项。从 1963 年版至 1990 年版 4 版《中华人民共和国药典》都将明显不同的生品和制品分列，如川乌、制川乌，草乌、制草乌，何首乌、制何首乌，巴豆、巴豆霜。1995 年版《中华人民共和国药典》新增炮姜、炙甘草、法半夏、熟地黄、炙红芪等炮制品。2000 年版《中华人民共和国药典》增加炙黄芪、焦栀子。2005 年版《中华人民共和国药典》在前版药典的基础上又增加炒瓜蒌子、荆芥炭、大蓟炭、西瓜霜、荆芥穗炭。现行 2020 版《中华人民共和国药典》则在 2015 版《中华人民共和国药典》的基础上增加了裸花紫珠。历版法典、法规是中药饮片生产、中成药原料炮制、中医临床用药的主要依据。

此外，从搜集整理、汇编分散的传统中药炮制经验，介绍传统中药炮制方法和辑录历代中药炮制资料入手，陆续编写出版发行了 40 余部中药炮制专著。如中国中医科学院中药研究所等编著的《中药炮炙经验集成》、王孝涛等编著的《历代中药炮制法汇典》等，将散在民间和历代医籍中的炮制方法进行系统的整理，形成了较为完整的文献资料。近年来，中药炮制历史文献的继承整理工作已开展了对重点典籍文献、炮制方法历史沿革及单味药炮制沿革的系统整理，促进了中药炮制文献研究和整理工作。

高等中医学院校创建于 20 世纪 50 年代，随之先后创办了中药系和中药专业，开设了中药炮制学等专业课程，设立了中药炮制教研室。在教学实践中，结合地区特点编写了《中药炮制学》等规划教材，为继承和发扬中药炮制技术奠定了良好的基础。

在科研方面，随着中药现代化事业的发展，中药炮制研究工作逐步得到发展，建立了从事中药炮制研究的专业机构，科研队伍也在不断壮大。在"七五""八五"期间，中药炮制研究被列入国家攻关项目，先后完成了何首乌、白芍、草乌、半夏、附子等40种中药饮片炮制工艺及质量的研究，采用现代科学技术就其炮制沿革、炮制工艺筛选优化、饮片质量标准制定、炮制基本原理等方面作了系统的多学科的综合性研究，取得了系列研究成果并产生了较好的经济效益和社会效益，极大地推进了中药炮制学学科的发展。

"十五"期间国家科技攻关计划又将山药、百合、莪术、川芎、巴戟天、千金子、大戟等80个品种列入攻关项目，开展中药饮片炮制规范化研究，全国有21家高校、科研院所和18家制药及饮片生产企业的300多人参与，是中华人民共和国成立以来，中药炮制领域内参加单位最多的国家科技攻关项目。"十一五"期间国家开展了中药饮片炮制共性技术和相关设备研究，选择10种炮制常用共性技术，通过对代表性饮片的炮制技术和原理及其相适宜的炮制设备的系统研究，阐明各共性炮制技术的科学内涵，建立炮制共性技术和饮片质量的评价标准，改进或创制相适宜的可控式炮制设备。

在生产方面，为了适应中医药事业发展的需要，各地先后建立起不同规模的饮片加工厂，生产规模不断扩大，生产设备（净制设备、切制设备、炮制设备及干燥包装设备）不断改进，从初步的手工作坊式生产逐步向机械化工业生产迈进，2004年开始中药饮片生产企业实施GMP认证，这些进步对于提高饮片的产量和质量，规范饮片的生产都起到重大的推动作用。

总之，在继承传统炮制经验的基础上，运用现代科学技术开展炮制机制研究，改革饮片生产工艺、设备及条件，规范饮片生产，提高饮片质量，使炮制理论和技术更趋完善将是中药炮制今后很长时期内的主要研究任务。

三、中药炮制的方法及分类

历史上的医药典籍在炮制内容收录和编撰时都具有相应的分类方法，如梁代陶弘景《本草经集注·序》"合药分剂料理法则"将部分收录的炮制内容按照"炮制方法和药用部位结合"的方法进行分类叙述："凡汤中用完物皆擘破，干枣、栀子、瓜蒌之类是也；用细核物亦打破，山茱萸、五味子、蕤核、决明之类是也；凡用桂枝、厚朴、杜仲、秦皮、木兰辈，皆削去上虚甲软错，取里有味者秤之。"说明凡是用果实种子类的药物要打碎用，凡是树皮类药物应除去外面的木栓层才能有效应用。

明代缪希雍在《炮炙大法》中总结前人经验，并将炮制方法归纳为炮、爁、煿、炙、煨、炒、煅、炼、制、度、飞、伏、镑、摋、曝、曝、露十七种方法，即"雷公炮炙十七法"。陈嘉谟在《本草蒙筌》中将炮制方法分为水制、火制、水火共制三类。后人在此基础上提出修制、水制、火制、水火共制及其他制法的五类分类法。

近代则按照中药饮片的生产工序将炮制方法分为净制、切制和炮炙三大类。

1. 净制 将药材按需要选用挑选、风选、水选、筛选、剪切、刮削、剔除、刷擦、碾串及泡洗等方法进行处理，达到规定的净度指标。

2. 切制 药材的切制有鲜切或干切。鲜切指将新鲜的药材在产地直接切制；干切指对干药材进行软化后进行切制。干燥的药材需经水润软化，软化药材要求"少泡多润""药透水尽"，防止药材中药效成分的丢失。切制的方法有切、剪、刨、劈、捣、粉碎、制绒等。切制要求一定规格的厚度和片型，切制后的饮片需加以干燥，防止霉变，以利保存，保证质量。

3. 炮炙 是指取用净制或切制后的药物，根据中医药理论制定的炮制法则，采用规定的炮制工艺对原药材进行加工。炮炙方法有直接加热处理，如炒制、煅制、蒸制、煮制等；亦可加入特定辅料再经加热处理，如酒制、醋制、盐制、姜制、蜜制、药汁制等；另外，还有制霜、水飞等。

第二节　中药炮制工程学的概念和任务

中药炮制工程学是在中药饮片生产实践中，总结、归纳、提炼出的新学科，是中药炮制学科的外延学科，重点研究中药饮片工业化和规范化生产的理论、工艺、机械设备与质量控制的方法。对传统的中药饮片生产遵循"继承不泥古，发扬不离宗"的原则，充分利用现代科学技术，逐步实现国家有关部门对中药饮片生产提出的"药材基地化、炮制规范化、检测科学化、质量标准化、包装规格化、生产规模化"的"六化"目标。中药炮制工程学促进中药炮制理论和生产紧密结合，实现理科与工科的交叉。学习和发展中药炮制工程学，对于中药炮制学科的发展有极其重要的意义。

一、中药炮制工程学的产生和意义

中药饮片生产源远流长，早在东汉时期，对药物的加工炮制就积累了较多的经验。

> **案例 1-2**
> 　　宋代，随着成药已被广泛应用，中药饮片的生产也逐步向手工业发展。清代，出现了药行、药号、药庄、药店等"前店后坊"的经营模式和手工作坊式的中药饮片生产方式。
> **问题**：药行、药号等饮片生产经营方式的出现对中药饮片产业具有什么意义？

随着经济的发展和中药饮片生产专用设备的产生，中药饮片生产企业逐步发展起来。中华人民共和国成立后，中药饮片产业经历了三个发展阶段：第一阶段，开始提倡"中药饮片生产机械化"。在 20 世纪 70 年代，由国家投资，在周口、上海、天津、长春建立了四个中药饮片机械厂，为我国中药饮片生产从原始的手工作坊式操作转向机械化的工厂生产打下了基础。第二阶段，"中药饮片生产规范化"。20 世纪 80 年代中医学的科学原理和地位得到充分肯定，1982 年"发展现代医药和我国传统医学"被写入我国宪法，1985 年中央书记处作出"要把中医和西医摆在同等重要的地位"指示，提出"中药生产工业化"，1988 年正式颁布《药品生产质量管理规范（GMP）》，中药饮片作为药品，对其生产及产品的质量监控有法可依。第三阶段，"中药饮片生产现代化"。20 世纪 90 年代提出了"中药现代化"理念，使中药开发与生产逐步走上科学化、规范化、标准化和法治化的道路。

> **案例 1-3**
> 　　2003 年国家食品药品监督管理局颁发《中药饮片 GMP 补充规定》，并于当年 6 月开始试点认证，为全面推行中药饮片生产企业的 GMP 实施积累了经验。2004 年 10 月，国家食品药品监督管理局发出《关于推进中药饮片等类别药品监督实施 GMP 工作的通知》，规定从 2008 年 1 月 1 日起，所有中药饮片生产企业必须在符合 GMP 的条件下生产，对于产品的安全性有了更深层的保障。2008 年 2 月 5 日，国家食品药品监督管理局发布了《关于加强中药饮片生产监督管理工作的通知》，明确了自 2008 年 1 月 1 日起，未获得药品 GMP 证书的中药饮片生产企业一律不得从事中药饮片的生产经营活动。新版《中华人民共和国药品管理法》规定，自 2019 年 12 月 1 日起，取消药品 GMP 认证，但药品生产企业仍需按 GMP 进行日常管理。
> **问题**：我国对中药饮片生产企业实施 GMP 采取了哪些措施？

随着中药产业的快速发展，中药炮制技术的机械化、自动化、信息化水平得到显著提高。然而要实现真正意义上的中药饮片现代化、工业化大生产，不仅要继承传统中医药特色，同时还要解决一系列工程技术问题。既要研究分析传统中药炮制理论，确保中药饮片的疗效，又要在生产中药饮片过程中合理引进、吸收现代制药工业、化工工业、轻工工业、食品工业等行业有关的先进理论、技术和装备，建立一个包括饮片生产管理、设备研制、质量监控、仓储包装等全过程的、完整的、有效的中药饮片工业系统理论和实践的科学体系。中药炮制工程学的产生既是中药饮片生产的需要，也是时代发展的必然结果。

二、中药炮制工程学的任务

中药炮制工程学的主要任务是在中医药理论的指导下，继承中药炮制传统技术，创新发展中药炮制工程学的理论，强调理论与生产实践相结合，加强科学研究和技术创新，规范中药炮制生产工艺，科学设计和制造自动化、信息化炮制设备，强化中药饮片生产过程质量控制，为中药饮片现代化生产服务。

1. 研究创新中药炮制工程学的基本理论 中药炮制加工所涉及的基本单元操作主要有：粉碎、液体输送、搅拌、浸润、吸收、热交换、蒸发、干燥等。通过这些单元操作进行能量传递、热量传递和质量传递。研究中药炮制过程的基本原理及其规律；研究炮制火力、火候、时间及其相互关系，火力与火候对药物作用的机制，形成和发展具有中医药特点的中药炮制工程学理论，进一步认识和揭示中药炮制的科学内涵，研究解决中药饮片生产过程中的实际问题，不仅有助于饮片加工的机械化和规模化，同时对于推动中药炮制工程学的发展有着重要意义。

2. 推进中药炮制工艺的规范化 由于历史原因，传统炮制工艺多属于手工作坊式生产，很难适应当今工业化生产的需要，况且中药饮片的生产仍然以地方炮制规范为主，缺少相对统一的全国中药饮片炮制规范；具有炮制经验的专业技术人员逐渐减少等原因，致使市场上饮片的质量良莠不齐。因此，在掌握中药炮制原理的基础上，运用现代技术、方法和理论，科学制定饮片生产工艺，规范饮片生产程序是中药炮制工程学的重要任务。

3. 指导中药炮制生产的自动化和规模化 加速中药炮制自动化生产设备和生产线的研究，借助国内外制药设备的制造技术，研究、改进、制造适合中药饮片生产的机械设备，进一步从理论上、技术上指导研制适用于中药饮片生产的各单元操作系统的先进工艺设备，并不断地改进各种单元装置，改造自动化生产线，实现程序化、信息化控制，为实现"六化"创造良好的条件。

4. 指导中药饮片生产企业车间厂房的合理设计 从理论和工艺技术上为实现中药饮片企业GMP要求而服务，指导厂区的合理总体布局，正确设计工厂和公用工程设施，正确选择生产工艺路线和设备装置，协调设计、安装和管理工作、车间净化设施等符合GMP硬件要求的各个方面，对中药材净制、炮制、包装、贮存、质量检测等各个环节全面考虑、合理布局、精心设计，逐步达到生产流程连续化、自动化。

5. 实现中药饮片生产质量过程控制和规范化管理 通过理论学习和实践，解决中药饮片质量生产过程控制的问题，从而生产出质量稳定、均一的中药饮片。应对从原药材到中药饮片的生产每一个单元操作系统、加工工序严格把关，把从简单的感官或"定性"质量控制，逐步转换为"定量"质量控制，为中药饮片的生产质量标准化提供理论数据与中间控制的技术参数，最终实现中药饮片的自动化生产，炮制过程智能控制及信息化管理的目标。

思考题

1. 中药炮制工程学的任务是什么？
2. 中药炮制的主要分类方法有哪些？
3. 中药炮制的发展经历了哪几个阶段？

第二章　中药炮制基础理论和目的

学习目标

1. 掌握　中药炮制的目的。
2. 熟悉　中药炮制对药性的影响。
3. 了解　中药炮制的基础理论。

中药炮制基础理论是中医药理论体系的重要组成部分，是指导中药炮制生产和临床应用的理论依据，是在长期的临床用药实践中总结而成的。中药饮片是中医临床用药的物质基础，中药炮制是提高中药饮片临床疗效的重要手段，炮制使中药的化学成分发生变化，其性味、归经、作用趋势、功效、毒性等药性发生相应调整，使中药临床安全和疗效得到有效的保证。

第一节　中药炮制基础理论

中药炮制基础理论是指导和发展中药炮制技术的独特的理论体系，形成于金元和明清时期。总结历代医药文献中记载的各种炮制基础理论，并进行归纳和分类形成较为成熟的中药炮制基础理论，主要有：生熟异治论、炮制解毒论、辅料作用论等。

一、生熟异治论

生熟异治论是指药物的生用或熟用具有不同的功效，药物通过炮制，炮生为熟，具备了与生品完全不同的临床功效甚至相反的用途。火的发明并应用于炮制药物，促进了生熟异治论的形成和发展。应用生熟异治理论指导药物炮制，可以扩大药物临床用途，同时也可以达到降低毒性，增强疗效的目的。

张仲景《金匮玉函经》曰"有须烧炼炮炙，生熟有定"；王好古《汤液本草》曰"大凡生升熟降，大黄须煨，恐寒则损胃气"；李梴《医学入门》曰："蒲黄生通血，熟补血运通……；附子救阴药，生用走散风；草乌解风痹，生用使人蒙；川芎炒去油，生用气痹痛。"傅仁宇《审视瑶函》曰："药之生熟，补泻在焉，剂之补泻，利害存焉。盖生者性悍而味重，其攻也急，其性也刚，主乎泻。熟者性淳而味轻，其攻也缓，其性也柔，主乎补。补泻一差，毫厘千里，则药之利人害人判然明矣……殊不知补汤宜用熟，泻药不嫌生，用生用熟，各有其宜，实取其补泻得中，毋损正气尔。"

案例 2-1

生熟异治是中药炮制的显著特点，可满足中医辨证施治，灵活用药的要求。何首乌即是生熟异治的典型中药之一。何首乌味苦、甘、涩，微温。生何首乌具有解毒、消痈、截疟、润肠通便的功效，将何首乌以黑豆汁蒸制后所得的制何首乌则具有补肝肾、益精血、乌须发、强筋骨的功效。何首乌不同的炮制品，其功效侧重不同，在临床上有不同的应用。

问题：何首乌生熟异治是如何体现的？

二、炮制解毒论

炮制解毒论是指通过炮制技术可以降低毒性，缓和副作用，保证临床使用安全、有效。炮制解毒论是将中医十八反、十九畏、药性理论等与中药炮制技术和中药的属性相结合总结归纳而成。

《神农本草经》载"若有毒宜制，可用相畏相杀者，不尔勿合用也"；刘涓子《刘涓子鬼遗方》云"半夏畏生姜，用之以制其毒。功益彰"；李梴《医学入门》云"凡药用火炮，汤泡煨炒者制其毒也"；龚廷贤《寿世保元》云"炒以缓其性，泡以剖其毒，浸能滋阴，炼可助阳，但制有太过不及之弊"；徐彦纯《本草发挥》云"用附子、乌头者当以童便浸之，以杀其毒，且可助下行之力，入盐尤捷也"。

> **案例 2-2**
> 　某些中药临床具有较好的治疗效果，但因其毒性大而限制了临床应用。如附子，被誉为回阳救逆第一要药，但因毒性较大，生品多作外用，炮制后毒性降低，可供内服。其炮制品种有黑顺片、白附片、淡附片、炮附片等。
> **问题：** 附子需炮制后方可内服，市场上常见的附子炮制品种有哪些？

三、辅料作用论

辅料作用论是指在炮制药物时加入辅料，利用辅料的不同性味相辅或相制药物的性味，达到缓解药物偏颇之性、引药入经、增强临床适应证的目的。辅料作用论的形成得益于传统中医药理论与炮制技术的结合。

王好古《汤液本草》曰："黄连、黄芩、黄蘖、知母，病在头面及手梢皮肤者，须用酒炒之，借酒力以上腾也。咽之下、脐之上，须酒洗之，在下生用，……去湿以生姜，去膈上痰以蜜。"徐彦纯《本草发挥》曰："用上焦药须酒浸暴干""心虚则以盐炒之"。陈嘉谟《本草蒙筌》曰："酒制升提，姜制发散，入盐走肾脏，仍仗软坚，用醋注肝经且资住痛，童便制除劣性降下，米泔制去燥性和中，乳制滋润回枯助生阴血，蜜制甘缓难化增益元阳，陈壁土制窃真气骤补中焦，麦麸皮制抑酷性勿伤上膈，乌豆汤、甘草汤渍曝并解毒致令平和，羊酥油、猪脂油涂烧，咸渗骨容易脆断……"。张仲岩《修事指南》曰："吴茱萸汁制抑苦寒而扶胃气，猪胆汁制泻胆火而达郁木，牛胆汁制去燥烈而清润，秋石制抑阳而养胃，枸杞汤制抑阴而养阳，麸皮制去燥性而和胃，糯饭米制润燥而滋土，牡蛎粉制成珠而易研，黄精自然汁制补土而益母，……炙者取中和之性，炒者取芳香之性。"

> **案例 2-3**
> 　辅料在炮制过程中起到或降低毒性、缓和药性或增强疗效等作用。如苍术为健脾燥湿之要药，温燥之性甚强，虽能燥湿运脾，但久服温燥之品易伤胃阴，助胃热。当脾虚内湿较盛时，苍术宜制用，可采用麸炒或米泔水制苍术。
> **问题：** 为何脾虚内湿较盛时，苍术宜制用？

第二节　中药炮制的目的

中药炮制的目的是解毒增效，进而保证中药临床应用安全有效。来源于自然界的中药，大多性味皆偏，且一药多效，作用复杂，需经过加工炮制降毒纠偏，调整药性，方能使之符合临床需要。炮制方法多种多样，而一种炮制方法又兼具几方面的作用。因此，中药炮制目的也是多方面的。

一、降低或消除药物的毒性或副作用

中药的"毒性"有广义和狭义之分。广义的毒性泛指偏性，狭义是指中药对机体产生治疗效果以外的各种不良反应。一般而言，在应用推荐治疗剂量时出现的毒副作用称之为不良反应。其中伴随治疗效果同时出现的、对机体影响较轻的为副作用，对机体影响较重甚至威胁生命的为毒性反应。有的药物具有较好的疗效，但因毒性或副作用太大，临床应用不安全，则须通过炮制降低其毒性或副作用。

炮制可降低或消除毒性。通过净制可去除药材的毒性部位，如斑蝥，去除头足翅，降低毒性；金钱白花蛇去头，使头部毒腺中含有的神经毒素去除。加辅料炮制可消减毒性，如白矾炮制半夏、天南星，降低刺激性毒性，醋灸京大戟、甘遂、芫花、商陆等以降低毒性，保证用药安全。又如川乌、草乌、相思子、蓖麻子、商陆等则可通过加热炮制降低其毒性。

> **案例 2-4**
> 有毒中药必须经过炮制降低毒性，才能保证其临床用药的安全有效。半夏是临床常用的一味有毒中药，其具黏膜刺激性，误服生品可致口舌肿胀、咽喉肿痛等毒副作用。半夏通过白矾浸泡、煎煮，或甘草汁、石灰水浸泡等方法炮制后，毒性降低。半夏的炮制体现了传统炮制技术的科学性。
> **问题：** 半夏常见的毒性反应是什么？

炮制也可除去或降低副作用。种子类中药富含脂肪油，往往具有滑肠致泻的作用，如柏子仁为发挥其宁心安神之效，可通过去油制霜法去除部分脂肪油，避免服后产生滑肠致泻的副作用。常山既可解疟，又可催吐，若用于治疗疟疾，则催吐就是副作用，其酒灸的目的是减弱副作用。

> **案例 2-5**
> 泻下类中药经炮制可缓和泻下作用。如大黄生品苦寒峻泻，可以祛肠胃积滞，泻血分实热；经蒸制法制成熟大黄后，其苦寒泻下作用缓和，更适于年老体弱的实证患者，泻而不伤正。
> **问题：** 大黄泻下作用的物质基础是什么？

二、改变或调整药性

为了适应不同病情和患者体质的需要，可以用炮制的方法来转变或调整药物的性味。

《神农本草经》中早有记载："药有酸咸甘苦辛五味，又有寒热温凉四气。"这是对药物性味的最早概括，每种药物固有的四气五味不同。王好古《汤液本草》曰："味则五，气则四，五味之中，每一味各有四气，有使气者，有使味者，有气味俱使者，所用不一也。"其说明药物的气味所表示的作用是非常复杂的，气味不同则主治不同。如生甘草性味甘凉，具有清热解毒、清肺化痰的功效，常用于咽喉肿痛，痰热咳嗽，疮痈肿毒；而蜜灸甘草性味甘温，善于补脾益气，缓急止痛，常入温补剂中使用。《太平惠民和剂局方》中"三拗汤"即用生甘草取其清热解毒，清肺化痰的功效；《伤寒论》中"炙甘草汤"则用炙甘草，取其甘温益气之功，以达补脾益气之功效。在临床实际应用中，可通过对药物进行炒、灸、蒸、煮、发酵等炮制，使其性味发生改变，从而改变药物作用，或调整药性使其符合具体病情的需要，以便对症下药。

此外，性味偏盛的药物，在临床应用时往往会给患者带来一定的副作用。如太寒伤阳，太热伤阴，过酸损齿伤筋，过苦伤胃耗液，过甘生湿助满，过辛损津耗气，过咸助痰湿等。炮制可缓和这些药物的过偏之性，缓和药性是指缓和某些药物的刚烈之性。药性过于猛烈，易伤病家元气，炮制可降低某些成分含量，使过偏之性得以缓和，常用"炒以缓其性""麦麸皮制抑酷性勿伤上膈""甘能缓"等。如生栀子苦寒，长于泻火利湿，凉血解毒；焦栀子苦寒之性缓和，对胃的刺激性减弱，适于脾胃较虚弱者。

案例 2-6

中药炮制可对药物药性产生纠偏和协同的双重影响。如辅料和药物性味相反，但在某些功效方面有协同作用，炮制既可抑制药物的偏盛之性，又可增加药物某方面功效，亦称"反佐制"，如吴茱萸制黄连。吴茱萸性味辛、苦，温，具温中、止痛、理气、燥湿等功效。黄连苦寒，有伤中之弊，经辛温之吴茱萸汁炮制后，可缓和其苦寒之性，使其寒而不滞；且吴茱萸引黄连入气分，利用黄连的清热泻火作用，清气分湿热，散肝胆郁火，可用于湿热瘀滞肝胆、嘈杂吞酸、胸脘痞闷、泄泻或下痢等，扩大了黄连的临床使用范围。

问题： 为什么说中药炮制是中医临床用药的特点？

三、增强药物疗效

中药发挥临床作用是因其内部所存在的活性物质，而炮制后增加了药物疗效，与其药效成分溶出率的增加密切相关。如经过切制，药物发生细胞破损、表面积增大等变化，或者通过蒸、炒、煮、煅等加热方法，使药物质地疏松，均可提高药效物质的溶出率，使溶出物易于吸收，从而增强疗效。明代《医宗粹言》载："决明子、萝卜子、芥子、苏子、韭子、青葙子，凡药用子者俱要炒过，入煎方得味出。"这便是现代"逢子必炒"的原始意图，因为种子被有硬壳，不易煎出有效成分，炒后表皮爆裂，有效成分便于煎出。

此外，也可通过炮制过程中加入辅料与药物发挥协同作用而增强疗效。如蜂蜜有甘缓益脾，润肺止咳之效，款冬花、紫菀等化痰止咳药经蜜炙后，可借辅料之性发挥协同作用而增强润肺止咳作用。再如胆汁制天南星能增强镇痉作用，甘草制黄连可使黄连抑菌效力提高 5～6 倍等。

四、改变或增强药物作用的趋向

中医对药物作用的趋向是以升降沉浮来表示的，炮制可以改变其原有的趋向。李时珍《本草纲目》云："升者引之以咸寒，则沉而直达下焦，沉者引之以酒，则浮而上至巅顶。"一般认为酒制则升，姜炒则散，醋炒收敛，盐炒下行。如大黄苦寒，其性沉而不浮，其用是走而不守，酒制后能引药上行，能在上焦产生清降热邪的作用，治疗上焦实热引起的牙痛等症。黄柏禀性至阴，气薄味厚，主降，上清丸中黄柏经酒制后，转降为升。

炮制还可使药物固有的作用趋向增强。如黄柏生品多用于下焦湿热；盐制引药走下焦，增强清下焦湿热的作用。续断具有补肝肾、强筋骨的功能；盐制后引药下行，增强补肝肾、强腰膝的作用，用于腰背酸痛，足膝软弱。

五、改变药物作用的部位或增强对某部位的作用

中医对药物作用部位常以经络脏腑来表示。所谓某药归某经，即表示该药对某些脏腑和经络有明显的选择性。中药归经理论的形成是在中医基本理论指导下以脏腑经络学说为基础，药物所治疗的具体病症为依据，经过长期临床实践总结出来的用药理论。如杏仁可以止咳平喘，故入肺经；亦能润肠通便，故入大肠经。

炮制可以改变药物的作用部位，如生诃子偏入肺经，长于清金敛肺利咽，用于治疗咽痛失音，肺虚久嗽。诃子煨制后使收敛之性增强，专入大肠经，增强了涩肠止泻的功效，用于老人久泻久

痔及脱肛。

炮制也可以增强对某部位的作用，临床上有时嫌一药入多经，有多种功效，在临床上治疗某一单一疾病时，会使其作用分散，通过炮制调整，可使其增强对某一脏腑或经络的作用，而减弱对其他脏腑或经络的作用，使其功效专一。常用加入辅料炮制的方法，如柴胡、香附等经醋制后有助于引药入肝经，更好地治疗肝经疾病。小茴香、益智仁、橘核等经过盐制后，有助于引药入肾经，能更好地发挥治疗肾经疾病的作用。

六、便于调剂和制剂

来源于植物类根、茎、藤、木、花、果、叶、草等的中药材，经水制软化，切制成一定规格的片、丝、段、块后，可便于调剂时分剂量、配药方。同时由于饮片切制，使饮片与溶媒的接触面积增大，可提高药效成分的煎出率，并避免药材细粉在煎煮过程中出现糊化等现象，体现"细而不粉"的特色，便于汤剂的煎煮和制剂的提取。

质地坚硬的矿物类、甲壳类及动物化石类药材很难粉碎，不便制剂和调剂，在短时间内也不易煎出其药效成分，因此必须经过加热等处理，使之质地酥脆而便于粉碎。如砂烫醋淬龟甲、鳖甲，火煅醋淬代赭石、自然铜等。实际上药材在质坚变为酥脆的同时，也达到了增加其药效成分溶出的效果，有利于药物在体内的吸收。如龟甲经砂烫醋淬炮制后，其热水溶出率增加6倍左右。药材经过不同方法制成饮片后所出现的上述变化，对于调剂和制剂极为有利，提高了药物的生物利用度。

七、洁净除杂，利于贮藏保管

中药在采收、仓贮、运输过程中常混有泥沙杂质、残留的非药用部位和霉败品等，因此必须经过严格的分离和清洗，使其达到所规定的洁净度，以保证临床用药的卫生和剂量的准确。如根类药物的芦头、皮类药材的粗皮、昆虫类药物的头足翅等常应除净。有的虽是一种植物，但由于部位不同，其药效作用亦不同，如麻黄，其茎能发汗，其根能止汗，故须分开。

药物经过加热处理可以进一步干燥或杀死虫卵，有利于贮藏保管。有些含苷类成分的药物，如黄芩、苦杏仁等经过加热处理，能促使与苷共存的酶失去活性，从而避免苷类成分在贮藏过程中被酶解而使疗效降低。

> **案例 2-7**
> 苦杏仁通过焯法可以去除非药用部位种皮，同时也可以通过加热杀酶保苷，以减少有效成分在储存过程中的损失。此外，还可以降低毒性，保证临床用药的安全性。
> **问题**：苦杏仁焯法炮制有何作用？

八、矫臭矫味，利于服用

中药中的某些动物类药材，如紫河车、乌贼骨、五灵脂、僵蚕等；树脂类药材，如乳香、没药等；或其他有特殊不良气味的药物，往往为病人所厌恶，服后时有恶心、呕吐、心烦等不良反应，常用酒制、醋制、蜜制、水漂、麸炒、炒黄等方法炮制，能起到矫臭矫味的效果，有利于病人服用。

九、产生新功效，扩大用药范围

通过发酵、制霜、蒸煮等炮制方法，使药物原有的性味功效改变，产生新的功效，例如，西瓜和芒硝通过渗析制霜的过程，制备成为西瓜霜，成为新饮片，产生新功效。

通过发芽、暗煅、干馏等炮制方法，可以将某些原来不能入药的物品转变为新饮片，使其产生新的作用，保证和提高临床治疗效果。如大麦发芽制备成麦芽，产生健脾胃、利消导的作用。原本不入药的头发经暗煅制备成血余炭，产生止血功效。鸡蛋黄经干馏法制备成蛋黄油，用于溃疡、烧伤等的治疗。

案例 2-8
发酵法可以改变药物原有性能产生新的疗效。如六神曲是以面粉、赤小豆、苦杏仁、鲜青蒿、鲜辣蓼、鲜苍耳草为原料，通过自然发酵制备而成，使其具有健脾开胃、发散解表的功效。
问题： 六神曲的原料以及功效是什么？

第三节　中药炮制对药性的影响

炮制对药性的影响包括对性味、升降浮沉、归经、毒性、补泻的影响等。

一、炮制对中药性味的影响

四气五味是中药的基本性能之一，是按照中医理论体系，把临床实践中所得到的经验进行系统的归纳，以说明各种药物的性能。

性（气）和味都是每个药物所固有的，并且各有所偏，中医就是借助它的偏性治疗阴阳偏盛偏衰的病变。性是根据药物作用于机体所表现出来的反应归纳得到的，是从性质上对药物多种医疗作用的高度概括。味一般是通过口尝而得，但有相当一部分药物其味并不明显，所以味也反映了药物的实际性能。性和味是一个不可分割的整体，不同的性和味相配合，就造成了药物作用的差异，既能反映某些药物的共性，又能反映各药的个性。

炮制常常通过对药物性味的影响，从而达到调整药物治疗作用的目的。炮制对性味的影响大致有三种情况：一是通过炮制，纠正药物过偏之性。如栀子苦寒之性甚强，经过辛温的姜汁制后，能降低苦寒之性，以免伤中，即所谓以热制寒，称为"反制"。二是通过炮制，使药物的性味增强。如以苦寒的胆汁制黄连，更增强了黄连的苦寒之性，所谓寒者益寒；以辛热的酒制仙茅，增强了仙茅的温肾壮阳作用，所谓热者益热，称为"从制"。三是通过炮制，改变药物性味，扩大药物的用途。如生地黄甘寒，具有清热凉血、养阴生津作用；制成熟地黄后，则转为甘温之品，具有滋阴补血的功效。天南星辛温，善于燥湿化痰、祛风止痉，加胆汁制成胆南星，则性味转为苦凉，具有清热化痰、息风定惊的功效。

二、炮制对中药升降浮沉的影响

升降浮沉是指药物作用于机体的趋向，它是中医临床用药应当遵循的规律之一。升降浮沉与性味有密切的关系。一般而言，性温热、味辛甘的药，属阳，作用升浮；性寒凉、味酸苦咸的药，属阴，作用沉降。升降浮沉还与气味厚薄有关。清代《本草备要》云："气厚味薄者浮而升，味厚气薄者沉而降，气味俱厚者能浮能沉，气味俱薄者可升可降。"药物经炮制后，由于性味的变化，可以改变其作用趋向，尤其对具有双向性能的药物更明显。药物大凡生升熟降，辅料的影响更明显，通常酒炒性升，姜汁炒则散，醋炒能收敛，盐水炒则下行。如砂仁为行气开胃、化湿醒脾之品，作用于中焦，经盐制后，可下行温肾，治小便频数。莱菔子能升能降，生品以升为主，用于涌吐风痰；炒后则以降为主，长于降气化痰，消食除胀。由此可见，药物升降浮沉的性能并非固定不变，可以通过炮制改变其作用趋向。

三、炮制对中药归经的影响

药物作用的部位常以归经来表示，它是以脏腑经络理论为基础的。所谓归经就是指药物有选择性地对某些脏腑或经络表现出明显的作用，而对其他脏腑或经络的作用不明显或无作用。很多中药都能归几经，可以治几个脏腑或经络的疾病。如生姜能发汗解表，故入肺经；又能和胃止呕，故入胃经。临床上为了使药物更准确地针对主证，作用于主脏，发挥其疗效，需通过炮制来达到目的。药物经炮制后，作用重点可以发生变化，对其中某一脏腑或经络的作用增强，而对其他脏腑或经络的作用相应地减弱，使其功效更加专一。中药炮制很多都是以归经理论作指导的，特别是用某些辅料炮制药物，如醋制入肝经，蜜制入脾经，盐制入肾经等。如益智仁入脾、肾经，具有温脾止泻、摄涎唾、固精、缩尿等功效；盐制后则主入肾经，专用于涩精、缩尿。知母入肺、胃、肾经，具有清肺、凉胃、泻肾火的作用；盐制后则主要作用于肾经，可增强滋阴降火的功效。如柴胡，入心包络、肝、三焦、胆经，经醋制后，作用专于肝经，使其更有效地治疗肝经疾病。如生地黄可入心经，以清营凉血为长，制成熟地黄后则主入肾经，以养血滋阴、益精补肾见长。

四、炮制对中药毒性的影响

在古代医药文献中，早期的"毒药"通常是药物的总称。所谓"毒"主要是指药物的偏性。利用"毒"来纠正脏腑的偏盛偏衰。后世医药著作中所称的"毒"则是具有一定毒性和副作用的药物，用之不当，可导致中毒，与现代"毒"的概念是一致的。药物通过炮制，可以达到去毒的目的。去毒常用的炮制方法有净制、水泡漂、水飞、加热、加辅料处理、去油制霜等。这些方法可以单独运用，也可以几种方法联合运用。如蕲蛇去头，朱砂、雄黄水飞，川乌、草乌蒸或煮制，甘遂、芫花醋制，巴豆制霜等，均可去毒。

炮制有毒药物时一定要注意去毒与存效并重，不可偏废，并且应根据药物的性质和毒性表现，选用恰当的炮制方法，才能收到良好的效果。否则，顾此失彼，可能造成毒去效失，甚至效失毒存的结果，达不到炮制目的。中药炮制降低药物毒性的主要途径分为三个方面：①使毒性成分发生改变，如川乌、草乌等；②使毒性成分含量减少，如巴豆、马钱子等；③利用辅料的解毒作用，如白矾制天南星、半夏等。

五、炮制对中药补泻的影响

中医治病的基本原则——"虚者补之，实者泻之"。如甘草"生者泻火，炙则温中"，传统认为是生则性凉，故能泻火；熟则性温，故能补中。何首乌生品主泻，通便、解疮毒；制何首乌甘温主补，补肝肾、益精血、乌须发。故有"补汤宜用熟，泻药不嫌生"之说。

思考题

1. 试述中药炮制的目的。
2. 哪些炮制方法可以增强疗效，请举例说明。
3. 试述中药炮制对药性的影响。
4. 炮制如何解毒，请举例说明。

第三章　中药炮制现代研究

学习目标

1. **掌握**　炮制对生物碱类、苷类、挥发油类、无机成分的影响。
2. **熟悉**　炮制对鞣质类、有机酸类、蛋白质、油脂类、糖类成分的影响。
3. **了解**　炮制对中药药理作用的影响；炮制工程技术近现代研究。

中药防病治病的物质基础在于其含有的化学成分。中药的化学成分类型多样，经过加水、加热、加辅料等炮制处理，成分会发生变化，有的易于溶出使含量增加，有的成分分解或转化成新的化合物，进而引起中药药效或毒性的变化。研究中药炮制前后化学成分的变化，对于解释中药炮制原理、改进炮制工艺、制定饮片质量标准方面具有重要意义。

第一节　中药炮制对药物化学成分的影响

一、炮制对生物碱类成分的影响

生物碱是许多中药的主要有效成分，是一类含氮有机化合物，具有复杂的环状结构，且氮原子多位于环内。生物碱具有显著的生理活性，如阿片中的镇痛成分吗啡，黄连中抗菌、抗炎成分小檗碱，麻黄中的平喘成分麻黄碱等。

生物碱多具有碱性，可与酸成盐；游离生物碱通常有较强的脂溶性，易溶于如乙醇、丙酮、三氯甲烷等有机溶剂，不溶或难溶于水，但易溶于酸水；生物碱盐一般易溶于水。

常见含生物碱的中药主要有麻黄、益母草、山豆根、苦参、龙胆、槟榔、白鲜皮、黄连、防己、延胡索等，有的采收加工后，只经过净制和切制工序，生品饮片入药，有的还需进一步加热、加辅料炮制，在此过程中要注意炮制对药效成分的影响，要根据药材自身的性质，采取合理的炮制方法。

1. 净制　生物碱在植物体内多数集中分布于某一器官或某一部位，如黄柏生物碱主要集中在黄柏树皮中；麻黄生物碱在麻黄髓部含量高。黄柏入药部位为黄柏树皮，其有效成分小檗碱多集中于韧皮部，在粗皮中分布少，在净制时，一定要去净栓皮，保证药用净度。麻黄茎和麻黄根由于所含生物碱类型不同，药效不同，在净制时要严格区分不同药用部位，分别入药，确保疗效。

2. 切制　尽管大部分生物碱难溶于水，但一些特殊类型的生物碱包括季铵碱（小檗碱）、氮氧化物（氧化苦参碱）以及小分子生物碱均易溶于水，在水处理时要尽可能避免有效成分流失。

在切制过程中，用水软化药材时要"抢水洗""少泡多润"，尽量减少生物碱的损失，以免影响疗效。如益母草中的益母草碱易溶于水，宜抢水洗后切制。苦参药材质地坚硬，故一般在产地趁鲜洗净切片，避免干后再用水软化切片而损失成分。

3. 加辅料炮制　中药所含生物碱为有效成分时，加辅料炮制可提高生物碱类成分含量或水溶性。

辅料酒是一种良好的有机溶媒，具有稀醇性质，可增加生物碱及其盐的溶出，提高疗效。如黄连经酒炮制后，小檗碱、药根碱和巴马丁等生物碱含量均有不同程度增加，其中小檗碱增加显著。

辅料醋具有弱酸性质，可使生物碱转化成盐，生物碱的醋酸盐易被水溶出，水溶液中有效成分的含量增加，疗效提高。如延胡索止痛的有效成分为延胡索乙素等游离生物碱，生用难于溶出，经醋制，与醋酸结合生成醋酸盐后，在水中溶解度增加，增强止痛效果。

此外，生物碱在植物体中常与有机酸、无机酸结合成盐，如鞣酸盐、草酸盐等复盐，这类复盐不溶于水，若加入醋酸后，以醋酸取代上述复盐中的酸类，而形成可溶于水的醋酸盐复盐，从而增加了其在水中的溶解度。

因此，含生物碱类成分的中药常采用酒、醋等辅料炮制，以利于有效成分的溶出，增强疗效。

4. 加热炮制　含毒性生物碱的中药，可采用加热方法改变有毒生物碱的含量或结构，达到减毒、增效的目的。如川乌、草乌生品中所含的双酯型生物碱毒性很强，在加热炮制后，此类成分可转化为单酯型生物碱和乌头原碱，使毒性降低。马钱子中的士的宁和马钱子碱在加热条件下可转变为其相应的异型产物或其氮氧化物等，使毒性降低，才能保证临床用药安全有效。

对热不稳定的生物碱成分，应避免高温炮制。如石斛、山豆根、防己、石榴皮、龙胆草等中药在古代本草中就注明"勿近火"。现代研究表明，这些药物中所含生物碱受热后含量降低，影响药效。还有一些含不耐高温的生物碱的中药，在干燥过程中应注意温度和时间，以免破坏有效成分。

案例 3-1

某患者，患风湿性关节炎，私自购买川乌、草乌各 10 g，泡在约 250 mL 的白酒中，15 天后，于午饭后，饮上述酒液 40 mL，30 min 后出现口舌麻木，并相继出现头晕，恶心，流涎，呕吐，心慌，腹泻等症状。

问题：川乌、草乌中毒会出现哪些症状？其含有的内源性毒性成分是什么？

二、炮制对苷类成分的影响

苷类是糖或糖的衍生物与另一非糖物质（苷元）通过糖的端基碳原子连接而成的化合物。几乎所有类型的天然成分如黄酮、香豆素、蒽醌、苯丙素、萜类等，均可作为苷元与糖类结合成苷，且其性质和生物活性各异。根据苷的成键原子不同可将苷分为氧苷、硫苷、氮苷和碳苷等，其中最常见的是氧苷。

苷的共性在于糖分子上有较多的羟基，具有一定的亲水性，因此苷类属于极性大的物质，一般易溶于水或乙醇中。苷键具有缩醛结构，在稀酸或酶的作用下，可以断裂水解成为苷元和糖两部分。基本上所有的中药都含有苷类成分，所以在炮制加工时需密切关注苷的溶解性和水解性。

1. 水处理时宜少泡多润　大部分苷类成分易溶于水，故中药在炮制过程中用水处理时应尽量少泡多润，以免苷类成分溶于水而流失，或发生水解而减少。常见中药如黄芪、甘草、大黄、秦皮等，均含可溶于水的不同类型的苷类，用水处理时要特别注意。

2. 用酒作辅料炮制可提高溶出度　酒作为炮制常用辅料，可提高含苷药物的溶解度而增强疗效。红花为活血化瘀药，主要成分为红花苷和红花黄色素，实验表明，经酒制后的红花水溶液浸出物的成分种类要比生品多。

3. 有效成分为苷类时少用醋制　苷类成分在酸性条件下容易水解，在大部分情况下，这种水解不但降低了苷的含量，也增加了成分的复杂性。因此，苷类为药物的有效成分时，除医疗上有专门要求外，一般少用或不用醋处理。

4. 加热制可以保存苷类成分　苷类成分常与酶共存于植物体中，在一定温度和湿度条件下苷可被相应的酶分解，从而使含量减少而降低或失去疗效。黄酮类化合物多以苷类形式存在，如槐花、苦杏仁、黄芩等药物，采收后若长期放置，相应的酶便可分解芦丁、苦杏仁苷、黄芩苷等，从而使这些药物疗效降低。花类药物所含的花色苷也可因酶的作用而变色脱瓣，所以含苷类药物常用炒、蒸、烘或暴晒等加热的方法破坏或抑制酶的活性，以免有效成分酶解，保证质量和药效。

三、炮制对挥发油类成分的影响

挥发油，又称精油，是一类常温下能挥发、可随水蒸气蒸馏、与水不相混溶的油状液体的总称，为中药所含有的一类重要化学成分。挥发油大多具有芳香气味，具有发散解表、理气止痛、祛风除湿等生理活性。

挥发油常温下能挥发而不留任何油迹，可随水蒸气蒸馏。挥发油大多数比水轻，不溶于水，而溶于多种有机溶剂及脂肪油中，在高浓度的乙醇中能全部溶解。挥发油与空气及光线接触，常会逐渐氧化变质，失去原有的香味，并能形成树脂样物质。

1. 含挥发油类的中药宜趁鲜切制和低温干燥 挥发油为有效成分的中药，水处理时应采用抢水洗或喷淋法软化后及时切制和低温干燥。含游离状态挥发油的薄荷、荆芥等宜在采收后趁鲜切制或喷润后迅速加工切制，不宜带水堆积久放，以免发酵变质，影响质量。

但有些中药所含挥发油是以结合状态存在于植物体内，如厚朴，在产地加工时宜经堆积发酵后香气方可逸出。

2. 含挥发油类的中药宜避免加热 挥发油在常温下可以挥发散失，加热炮制或在日光下暴晒损失更多，因此，凡以此为有效成分者，炮制时应避免加热或暴晒。如《雷公炮炙论》中就对茵陈等注明"勿令犯火"。《本草纲目》在木香条下云："凡入理气药，不见火。若实大肠，宜面煨熟用。"如薄荷、香薷、茵陈、陈皮、肉桂、细辛、紫苏、丁香等均不宜加热处理，干燥时温度一般控制在 40~60℃或阴干，以免挥发油损失。

3. 通过炮制减少挥发油适应医疗的需要 有的药物挥发油作用猛烈或有毒副作用，需炮制降低含量，减轻刺激性或副作用。如苍术含挥发油较多，具有刺激性，即中医所指的"燥性"。苍术通过炮制后，挥发油含量明显降低，达到了去油、缓和燥性的目的。如麻黄通过蜜炙加热处理，麻黄中具有发汗作用的挥发油可减少 1/2 以上，而具有平喘作用的麻黄碱含量则基本未受影响，再加上蜂蜜的辅助作用，可使炙麻黄更适用于喘咳的治疗。又如乳香、没药挥发油对胃有较强的刺激性而致呕，生品多外用，经炮制除去大部分挥发油后，毒性和刺激性降低，可供内服。又如川楝子、肉豆蔻、小茴香等中药炮制后所含黄樟醚、肉豆蔻内酯等有毒挥发油成分均有所减少。

四、炮制对鞣质类成分的影响

鞣质又称鞣酸或单宁，是植物界中一类结构较复杂的多元酚类化合物，约70%以上的中药都含有鞣质类成分。鞣质具有多种生物活性：鞣质可使创伤创面渗出物中的蛋白质凝固，形成痂膜，起到收敛止血作用；还可与重金属盐和生物碱生成不溶于水的沉淀，用作中毒时的解毒剂；贯众中鞣质可抗流感病毒；槟榔中的缩合鞣质有驱虫作用；此外，鞣质还有清除体内自由基等作用。在五味子、没食子、诃子、大黄、丁香、儿茶、虎杖、桂皮、钩藤、绵马贯众、槟榔等中药中，鞣质被认为是其收敛、抗菌、止泻的有效成分。

鞣质极性较强，可溶于水，尤其易溶于热水。因而以鞣质为主要药效成分的中药，如地榆、虎杖、大黄、丁香、石榴皮等，用水软化处理时要少泡多润，减少损失。

鞣质含有多元酚羟基，为强还原剂，在日光和空气中易被氧化，颜色加深。中药槟榔、白芍等切片时长时间露置空气中表面会泛红，原因在于这些中药所含的鞣质被氧化所致。

鞣质遇铁能发生化学反应，生成墨绿色的鞣酸铁盐沉淀，因而含鞣质类中药在处理时要"忌铁器"，有"竹刀切、钢刀切、木盆洗、砂锅煎"的要求。

鞣质耐高温，加热炮制如蒸煮、炒黄、炒焦等炮制过程对鞣质的含量影响不大。

五、炮制对有机酸类成分的影响

有机酸是含有羧基的化合物（不包括氨基酸），广泛分布在植物界中。有机酸按其结构的特点可分为芳香族、脂肪族和萜类有机酸三大类。如酒石酸、草酸、苹果酸、枸橼酸、维生素 C 等为脂肪族有机酸；苯甲酸、水杨酸、咖啡酸等为芳香族有机酸；齐墩果酸、熊果酸及甘草酸等属于萜类有机酸。

有机酸在中药的叶、根，特别是花以及果实中分布广泛，如金银花、连翘、山楂、五味子、覆盆子、陈皮、枳实、木瓜、青皮等。许多中药的活性成分为有机酸，例如，鸦胆子的抗癌活性成分为油酸，地龙止咳平喘的活性成分为丁二酸，巴豆的致泻成分为巴豆油酸等。绿原酸是许多中药的有效成分，具有抗菌、利胆、升高白细胞等作用。

有机酸多溶于水、乙醇和甲醇，难溶于有机溶剂；有些芳香酸类可溶于有机溶剂，难溶于水。

低分子有机酸大多能溶于水，在水处理时宜采用少泡多润的方法，以防止有机酸的流失。如地龙中的丁二酸，清洗时要特别注意"抢水洗"。

有机酸除少数以游离状态存在外，一般都与钾、钠、钙等离子结合成盐，有些与生物碱类结合成盐。脂肪酸多与甘油结合成酯或与高级醇结合成蜡。有的有机酸是挥发油与树脂的组成成分，这类结合型有机酸较难溶于水，常需醋制使其有机酸游离出来发挥疗效。如乌梅经醋蒸后，可使其所含的枸橼酸钾中的枸橼酸游离出来。

有机酸含量较高时对口腔、胃黏膜刺激性较大，加热处理能降低含量，以适应临床需要。如山楂采用炒黄、炒焦法炮制后，部分有机酸被破坏，酸性降低，减少了对胃肠道的刺激。

有机酸能与生物碱结合成盐，利于药效发挥。如采用甘草汁炮制一些含生物碱的中药，可增强疗效。

六、炮制对油脂类成分的影响

油脂存在于植物的种子中，主要成分为长链脂肪酸的甘油酯。含油脂的中药常具有润肠通便或致泻等作用；有的作用峻猛，具有毒性。

油脂类成分可通过加热、压榨、吸附等炮制处理部分去除，以缓和滑肠致泻作用或降低毒副作用。如瓜蒌仁去油制霜以去除令人恶心、呕吐之弊，更适用于脾胃虚弱患者。巴豆油既是有效成分，又是有毒成分，去油制霜后具有缓和峻泻作用并降低毒性。

此外，油脂类成分在空气中久放或处于湿热条件下均易发生氧化，使油脂具特殊的臭气和苦味，这种现象称为"泛油"或"走油"。酸败后的油脂不能再供药用。因此，含油脂类成分的中药宜低温冷藏，以防走油酸败，如苦杏仁等，应特别注意贮藏保管。

七、炮制对树脂类成分的影响

树脂是许多植物正常生长中分泌的一类物质，在植物体内常与挥发油、树胶、有机酸等混合存在。与挥发油共存的称油树脂，如松油脂；与树胶共存的称胶树脂，如阿魏；与大量芳香族有机酸共存的称香树脂，如安息香。有些树脂与糖结合成苷，如牵牛子树脂。

树脂是一类复杂的化合物，大多是由萜类化合物在植物体内经氧化、聚合而成，通常存在于植物组织的树脂道中。树脂作用广泛，如乳香、没药可活血、止痛、消肿；安息香能活血、防腐；苏合香芳香开窍；阿魏用于散痞块；松香有祛风止痛作用等。大多数中药中含有的少量树脂为无效成分，作为杂质而除去。

含树脂类中药如乳香、没药可用辅料醋处理，增强活血、止痛、消肿的作用。有时通过加热炮制可以破坏部分树脂，以适应医疗需要，如牵牛子树脂具有泻下去积作用，经炒制后部分树脂被破坏，起到缓和泻下的作用。

八、炮制对蛋白质、氨基酸类成分的影响

蛋白质是一种由氨基酸通过肽键聚合而成的高分子化合物，分子量可达数百万甚至上千万。多数可溶于水，形成胶体溶液，加热煮沸则变性凝结而自水中析出，振摇蛋白质水溶液能产生类似肥皂的泡沫；不溶于有机溶剂。氨基酸大多是无色的结晶体，易溶于水。

以蛋白质、氨基酸为药效成分的中药，水处理时应避免蛋白质、氨基酸成分溶于水而损失，影响疗效。

蛋白质受热可凝固变性，且大多数氨基酸遇热不稳定。因此，某些富含蛋白质、氨基酸类成分的中药如雷丸、天花粉、蜂毒、蛇毒、蜂王浆等以生用为宜。

一些含有毒性蛋白质的中药可通过加热处理，使毒性蛋白质变性而降低或消除毒性，如苍耳子、巴豆、白扁豆、蓖麻子等通过加热炮制后达到降低毒性的目的。

蛋白质能与许多蛋白质沉淀剂，如鞣酸、重金属盐等产生沉淀，故一般不宜和含鞣质类中药一起加工炮制。酸碱度对蛋白质和氨基酸的稳定性、活性影响也较大。加工炮制时应注意蛋白质沉淀剂和酸碱度对蛋白质和氨基酸的影响。

蛋白质经炮制后，还能产生一些有治疗作用的新物质。如鸡蛋黄、黑大豆等经过干馏处理，能得到含氮的吡啶类、卟啉类衍生物而具有解毒、镇痉、止痒、抑菌、抗过敏等作用。

九、炮制对糖类成分的影响

糖类在自然界中分布十分广泛，是植物光合作用的初生产物，它常常占植物干重的 80%～90%，在植物体内存在种类很多，分为单糖、寡糖（2～9 个单糖）和多糖（含 10 个以上单糖）。生物体内的多糖可作为动植物的支持组织，这类成分不溶于水，如植物中的纤维素、甲壳类动物的甲壳素等；还可作为动植物的贮存养料，这类成分可溶于热水成胶体溶液，能经酶催化水解释放出单糖为动植物提供能量，如淀粉、肝糖原等。

中药含有的多糖具有较强的生物活性。例如，香菇多糖、灵芝多糖、猪苓多糖等均具有抗肿瘤作用；昆布中的昆布素有治疗动脉粥样硬化作用；黄芪多糖和人参多糖具有免疫调节作用；银耳多糖保护肝细胞等。

含糖类成分的中药，一般应尽量少用水处理。单糖及小分子寡糖易溶于水，在热水中溶解度更大。作为动植物贮存养料的多糖也易溶于热水。

炮制可使中药多糖含量增加，从而增强中药补益作用。如黄芪、当归酒制后多糖含量有不同程度的升高，补益作用增强；生地黄制成熟地黄后甜度增加，偏于滋补；何首乌制后水溶性总糖含量升高，以多糖含量增加为主，糖类成分的增加与制何首乌补益作用具有相关性。

十、炮制对无机成分的影响

矿物类、化石类和贝壳类药物主要成分为无机化合物，通常可采用煅法、煅淬法、水飞法、提净法炮制，使无机成分发生变化，以适应临床治疗的需要。无机成分在植物类中药中多与细胞内有机酸结合成盐存在，或具有一定晶型的结晶，如钠、钾、钙、镁盐等。

1. 改变矿物药质地　含有无机成分的矿物药，由于质地坚硬，一般不生用，通常采用明煅或火煅醋淬的方法进行炮制，改变其物理性状，使之易于粉碎，有利于有效成分的溶出，促进中药在胃肠道的吸收，增强药效，如磁石、自然铜等。

2. 除去矿物药结晶水 部分含有结晶水的矿物，经过炮制可失去结晶水成为无水化合物，而达到一定的医疗目的。如含结晶水的矿物药石膏、白矾、硼砂等，煅制的主要目的为脱去结晶水。生石膏为含水硫酸钙，加热至80~90℃开始失水，至225℃可全部脱水转化成煅石膏。明矾经煅制后成为枯矾，可增加燥湿收敛作用。

3. 改变矿物药成分 部分矿物药通过加热炮制使无机成分发生变化，产生新的治疗作用。如炉甘石生品主含 $ZnCO_3$，经过煅制后变为 ZnO，具有解毒、明目退翳、收湿止痒、敛疮作用。

4. 提高矿物药净度 药物中无机成分往往有多种成分共存，经炮制可保留或突出某成分的作用。如芒硝、硇砂提净是利用有效成分易溶于水而杂质不溶于水经重结晶分离，提高了净度。

5. 降低矿物药毒副作用 一些含汞或砷的有毒中药，采用水飞法操作后，可除去有毒的无机物，又能得到极细粉便于临床调剂使用。如朱砂主要成分为 HgS，还含有毒性极大的游离汞和可溶性汞盐，用水飞法可使其溶于水而除去。雄黄主要成分为 As_2S_2，常含有毒性成分 As_2O_3，水飞后能去除水溶性的 As_2O_3 以降低毒性。

6. 对植物药无机成分的影响 夏枯草中含大量钾盐，易溶于水，故不易长时间浸洗，以免影响其降压、利尿作用。

第二节 中药炮制对药理作用的影响

中药在炮制过程中，经加热、水浸及用酒、醋等处理后，使中药某些成分产生不同程度的变化，从而影响药效。中药通过不同的方法进行加工炮制，不仅能使其毒副作用降低或消除，而且还能改变其药性或增强疗效，反映在中药药理方面就有功效的改变或协同以增强药理作用。

研究炮制对中药药理作用的影响，对进一步揭示中药炮制原理、规范炮制工艺具有更重要的意义，对指导中医临床的用药安全有效提供了重要的借鉴。

一、炮制增效药理

通过炮制可改变药物有效成分的理化性质、组成和含量，从而影响或改变药效。

1. 酒炙增效 酒炙法多用于苦寒类、活血散瘀类、祛风通络类和动物类中药，具有引药上行、活血通络、祛风散寒、矫臭矫味等作用。

研究表明，与生黄连相比，酒黄连可明显降低肺炎链球菌肺炎大鼠的白细胞和中性粒细胞水平，减少肺部细支气管和肺泡腔内炎性渗出与血管充血现象；酒黄连可明显缓解醋酸灼烧创伤性口腔溃疡大鼠黏膜组织的炎症程度和组织坏死情况；黄连酒炙后对上焦病症的治疗作用增强，说明酒炙能抑制药物苦寒之性，引药上行，善清上焦之热。

丹参、大黄的生品与酒炙品均可显著降低血小板黏附与聚集的作用，使凝血酶原时间、凝血酶时间和活化部分凝血活酶时间等显著延长；但是酒炙品比生品作用显著增强，说明酒炙可提高活血祛瘀中药的功效。

2. 醋炙增效 醋炙法可用于炮制疏肝解郁、散瘀止痛类中药来增强药物的功效。

柴胡水煎液对麻醉大鼠胆汁流量影响的研究结果证明，醋炙柴胡能显著增加胆汁的分泌量，与生柴胡比较，呈现出显著性差异。采用小鼠扭体止痛试验，比较延胡索生品、醋炙品、醋蒸品、醋煮品、酒炙品和盐炙品水煎液的止痛作用，盐炙品与生品相似，酒炙、醋炙均可增强延胡索的止痛作用，以醋炙品最强。这与延胡索临床多用醋炙品入药是一致的。

通过大鼠血瘀模型血液流变性及凝血试验，观察莪术不同炮制品的活血化瘀作用。结果显示，莪术不同炮制品均能明显降低"血瘀"模型大鼠的全血黏度、血浆黏度，与模型组比较差异均有显著性；各给药组均有抑制血小板聚集的作用，与模型组比较有显著性差异，其中以醋炙莪术作用最为显著。

3. 蜜炙增效　蜜炙法多用于润肺止咳、补脾益气类中药，来协同增强药效。蜜炙是麻黄现代最为常用的炮制方法，蜜麻黄性温偏润，辛散发汗作用缓和，以宣肺平喘力胜。通过制备生麻黄、清炒麻黄、蜜炙麻黄等炮制品，经足趾汗液分泌着色法与喷雾致喘法实验，证实蜜炙麻黄平喘功效最强。

4. 盐炙增效　盐炙法多用于补肾固精、疗疝止痛、利尿和泻相火的药物，具有引药入肾，增强补肾、疗疝止痛、缩尿、滋阴降火、润燥等作用。研究发现，补骨脂盐炙后对肾阳虚小鼠的胸腺、睾丸、脾脏指数提高作用明显，能缓解小鼠肾阳虚症状，与中医临床认识相符。

对橘核不同炮制品的镇痛作用进行研究，结果显示橘核使由热板刺激所致的小鼠痛阈值提高，使腹腔注射醋酸所致的小鼠扭体次数明显减少，潜伏期延长，且盐炙后作用增强，与传统的中医理论认为盐炙后增强疗疝止痛作用相吻合。采用药效学和化学结合手段研究，发现益智仁盐炙前后的"缩尿"作用具有明显差异，小鼠实验中生品的起效剂量为临床成人日服剂量的120倍，而盐炙后可将起效剂量降低到80倍，说明益智仁临床用于治疗尿频、尿多疾病需盐炙的科学合理性。用知母生品及盐炙品水煎液治疗"甲亢阴虚证"大鼠，连续灌胃三周，发现二者均具有滋阴作用，而盐炙品的滋阴作用强于生品，说明盐炙可增强药物滋阴作用。

5. 炒炭止血　中医止血常用炭药，如著名方剂十灰散用于各种出血性疾病的治疗。研究表明，大多数炭药有缩短出血和凝血时间的作用，且较生药作用显著。

姜炭的凝血作用优于炮姜，也优于本身的醚提物，姜炭的凝血作用呈现出量效关系。用槐米不同炮制品水煎液对小鼠出凝血时间进行实验，结果表明，用适当温度炒炭后，其凝血止血作用增强很明显，说明炮制时要求"炒炭存性"有科学道理。对艾叶、蒲黄、藕节、血余等进行制炭止血的研究都得出上述相似的结果。

6. 蒸制增强补益作用　传统认为生地黄性寒，为清热凉血之品；熟地黄性温，为滋阴补血之品。地黄含有多量低聚糖，经蒸制后，熟地黄中低聚糖和单糖含量显著增加。低聚糖具有增强机体造血功能的作用，低聚糖和单糖含量的增加与熟地黄的补益作用密切相关，证明熟地黄"温补"的科学内涵。

研究证明五味子不同炮制品均可提高小鼠腹腔巨噬细胞的吞噬功能，且可提高免疫器官的重量，显示五味子不同炮制品均能明显提高免疫能力，其中以醋蒸五味子作用最为明显。山茱萸生品多糖和制品多糖对免疫低下小鼠的非特异性免疫、体液免疫以及细胞免疫功能均有明显的促进作用，且山茱萸经酒蒸制后多糖的药效显著增强。

何首乌为常用补血药，用于补益时一般制熟使用。制何首乌具有增强机体非特异性免疫及增强细胞免疫的药理作用，如可增加小鼠免疫器官胸腺、脾脏、肾上腺的重量，对抗免疫抑制剂引起的白细胞下降和免疫器官重量下降，提高巨噬细胞的吞噬能力等。

7. 炒制增效　种子类药材由于种皮坚硬，有"逢子必炒"一说，通过炒制，可增加有效成分的溶出来增效。白芥子的有效成分芥子苷内服后在胃肠道缓慢水解，释放芥子油发挥疗效。但芥子苷易被共存的芥子酶水解，需要炒制"杀酶保苷"来保存药效。芍药主要有效成分为芍药苷，因同时含有安息香酸（苯甲酸），对胃有刺激作用，且可增加肝脏对该成分解毒的负担，炒后安息香酸含量降低，对胃的刺激性也减轻。

二、炮制减毒药理

部分毒性中药因其有较大的毒性和副作用，很少直接用于临床，但通过炮制可改变其急性毒性、亚急性毒性、慢性毒性作用，从而降低或消除其不良反应。

1. 米制减毒　毒性中药斑蝥、红娘子可采用米炒法减毒。斑蝥米炒后，LD_{50} 升高，毒性显著降低，对大鼠的肾脏毒性亦有一定的降低。

2. 醋制减毒 甘遂、芫花、商陆为峻下逐水药,皆为有毒之品。醋制可起到减毒作用。对甘遂及其炮制品进行药理研究,比较各样品水煎液小鼠灌胃半数致死量,结果显示,生甘遂<醋炙甘遂<甘草制甘遂,醋甘遂醇提取物的毒性和刺激性明显低于生甘遂醇提取物,安全性相对较高;芫花醋炙后的 LD_{50} 值是生品的一倍多,但兴奋大肠蠕动的作用却比生芫花强,说明醋炙后芫花毒性减少而泻下作用反而增强;商陆醋炙后能明显减轻其肠黏膜的毒性反应,药理研究证实,其醋炙品、醋煮品、醋蒸品、水煮品、清蒸品等与商陆生品比较,毒性均降低,其中局部刺激性降低 16.7%~83.3%,LD_{50} 值提高 1.66~10.47 倍,而祛痰作用提高 1.10~1.57 倍。

3. 姜制减毒 半夏辛温有毒,生品对眼、咽喉、胃肠等黏膜有强烈刺激性,能使人呕吐、咽喉肿痛失音等。古人将半夏的毒性归纳为"戟人咽""生令人吐,熟令人下"。药理实验证明,姜制半夏不仅可以消除生半夏对胃肠黏膜的刺激,保护胃黏膜功能,同时又能拮抗生半夏加速胃肠运动导致的吐泻,从而起到和胃、降逆、止呕的治疗目的。

4. 煮制减毒 川乌、草乌、附子、吴茱萸、藤黄、硫黄在用清水或液体辅料煮制后,毒性均有所下降。藤黄经不同辅料煮制后毒性均降低,对小鼠毒性大小顺序为:山羊血制<豆腐制<清水制<荷叶制<生品,各煮制品均可降低藤黄致突变作用。

5. 制霜减毒 巴豆、千金子、木鳖子、大风子等有毒的种仁类药物,通过去油制霜可起到减毒作用。千金子生品毒性较大,脂肪油对胃肠有刺激性,能引起峻泻,作用强度为蓖麻油的 3 倍,作用成分为千金子甾醇。研究显示,千金子的主要成分千金二萜醇二乙酸苯甲酸酯为除千金子甾醇外的另一泻下主要成分,能明显增加便秘小鼠粪便的湿重及含水量,制霜后泻下作用缓和。木鳖子制霜后,除去部分油质,毒性降低,作用缓和,且其抗菌、镇痛作用较原药材增强。

案例 3-2

如果说中医药是一个伟大的宝库,那么中药炮制技艺就是中医药宝库不可取代的组成部分。经过烘、炒、洗、泡、蒸煮等流程,矿石、动物骨骼、根茎、种子等各类原料变为疗效可靠的药物。可以说,中药炮制技艺是影响中医药生存发展的重要一环。

问题: 中药疗效下降会与炮制不当有关吗?为什么?

第三节　中药炮制工程技术近现代研究

目前,中药炮制随着中药产业的快速发展,机械化、自动化、可控化水平显著提高,中药饮片生产正向着"炮制工艺规范化、炮制机械现代化、质量控制标准化、检测手段科学化、包装计量规格化、生产经营规模化"的方向发展。

一、中药炮制机械设备现代化

中药材来源于自然界的植物、动物及矿物等,一般不宜直接服用。在中药发现的早期,药材经过洗净、捣碎、擘成小块、锉为粗末、煎煮等简单加工后服用,主要使用的工具为日常生活用具和一部分生产工具,如剪子、刀子、斧子、锉子、刷子、竹片、簸箕、筛子、箩子等,这就是早期的炮制工具。随着社会生产力水平的不断提高,药材加工技术的进一步发展,出现了更先进的或专用的加工工具,如风车、筛子(中眼、紧眼、小紧眼)、镑刀、切药刀、刨刀、捣筒、乳钵、碾船、炒锅、煅锅、木甑、炖罐、铜盆等,形成了近代炮制工具,有的沿用至今。可见,早期的中药炮制是药材的一种简单加工方式,其目的是服用方便;近代出现了更先进的或专用的药材加工工具,但仅停留在小规模的加工水平上,炮制的目的不仅是为了方便服用,也体现出了药物通过工具的使用可以达到"生熟异治"的目的。

　　随着中医药事业的蓬勃发展，中药饮片用量大增，大批中药饮片企业兴起并得到了快速发展。20世纪90年代提出"中药现代化"，使中药开发与生产逐步走上科学化、规范化、标准化和法治化的道路。饮片机械也得到快速发展，洗药机、切药机、炒药机等一批炮制机械的应用，基本实现了中药饮片机械化的目标。

　　中药饮片的加工从选药开始，经过洗药、浸润、切制、炮制、干燥等工序。饮片机械主要包括药材净制机械、切制机械、炮制机械、干燥机械等，如今中药饮片机械已经广泛应用于中药饮片厂，并在一定程度上改变了中药饮片加工生产的落后面貌。

（一）净制机械

　　净制，即药材的净选加工，它是中药饮片炮制的第一步。就净制机械而言，现代化发展是一大方向。从国内净制机械市场看，符合现代化发展，能够为饮片净制过程保驾护航的机械设备主要有变频式风选机、带式磁选机、干式表皮清洗剂、机械化净制机组等。这些设备有着以下特点及优势：能够与饮片的现代化加工技术有机结合；自动化程度高，并且能为中药饮片企业提高生产效率；能够对不同的中药材进行特殊处理。

　　净制主要包括选药与洗药两个工序。净制的目的是对药材进行选别和除去杂质，达到药用的净度标准和规格要求。净制类设备主要有挑选机械、风选机械、筛选机械、水选机械、磁选机械、干洗机械等。

　　1. 挑选机　中药材生产过程中，为了提高品质，往往需要进行挑选，去除杂色、异形。目前在药材的挑选方法上，尚普遍以人工拣选为主，挑选精度差，工作效率低，出货速度慢。人工拣选药材设有不锈钢净选工作台，工作台表面应平整，不易产生脱落物。

　　随着自动化程度的不断提升，越来越多的生产厂商选择使用机械设备。色选机应运而生，物料经过色选机的入口端（入料斗）平稳输送至出口端，出口端配有高速工业相机采集卡，物料经过工业相机采集，将颜色和形状有差异的杂质、坏料分选出来。随着智能化的应用，色选技术正在发生质的提升。

　　2. 风选机　运用变频技术调节和控制电机转速与风机的风速及压力，记录变频器的操作数据可以分析风选产品的质量，为生产质量管理提供量化依据。风选机有两种工作模式：一是用较小的风速除去药材中的毛发、棉纱、药屑等杂质；二是用较大的风速除去药材中的石块、泥沙等杂质。主要有变频式风选机，包含卧式和立式两种机型。

　　（1）卧式风选机：主要用于药材原料或半成品的分级选别和部分杂质去除。

　　（2）立式风选机：主要用于成品药材杂质去除。

　　3. 筛选机　传统筛选采用手工操作，效率不高，劳动强度大，同时存在粉尘污染问题。现代多用机械操作，主要有筛选机、振荡筛以及往复振动式筛选机等。

　　4. 不同药材按种类划分为水洗和干洗两种

　　（1）水洗的主要设备是洗药机和不锈钢洗药池。洗药机有喷淋式、循环式、环保式等3种形式。

　　1）喷淋式：洗药机的水源接自来水管，洗后的废水直接排掉，这种洗药机的造价相对较低，劳动强度较轻，耗水量大。

　　2）循环式：洗药机自带水箱、循环泵，具有泥沙沉淀功能，对于批量药材的清洗具有节水的优点。

　　3）环保式：在循环水洗药机的基础上，通过增加污水处理功能，它能将洗药用的循环水经污水处理装置处理后反复利用（限同一批药材），从而进一步节约水资源。

　　（2）干洗的主要设备是干式表皮清洗机。由于广泛地用水洗净制各种药材，易导致一些药材药效成分不必要的流失。为避免这些成分的流失，采用干式表皮清洗机就可达到这一效果。该设备对于根类、种子类、果实类等药材具有良好的净制效果。

5. 磁选机　主要有带式磁选机，其功能是利用高强磁性材料自动除去药材中的铁性物质（包括铁质砂石）。

6. 净选机组　将挑选、风选、筛选、磁选等单机设备，经优化组合设计，配备若干输送装置、除尘器等，组成以风选、筛选、磁选等机械化净选为主，人工辅助挑选相结合的自动化成套净选设备，对中药材进行多方位的净制处理。该机组设有以机械化挑选输送机，对于不能用机械方式除净的杂物由人工进行处理。由于中药材的种类繁多，物理形态差异大，不同药材有不同的净制要求等，该机组将传统的净制要求与现代化加工技术有机结合，使中药材的净制加工朝着机械化、自动化、高效率方向发展。

（二）切制机械

切制机械主要包括中药材的软化设备与切制设备。传统的软化方法包括浸润、泡润、洗润、淋润等，使药材吸水软化。常用的软化装备是水泥池、润药机。

1. 润药机　为避免药效成分损失、润药过程中污水排放等问题，可选用真空气相置换式润药机，运用气体具有强力穿透性的特点和高真空技术，用水蒸气置换药材内的空气，使药材快速、均匀软化，采用适当的润药工艺，使药材在低含水量的情况下软硬适度，切开无干心，切制无碎片。

2. 切药机

（1）往复式切药机：用于根茎类药材的切制，包括摆动往复式（或剁刀式）和直线往复式（或切刀垫板式）。

（2）旋转式切药机：包括转盘式切药机和物料旋转式切药机。其中，剁刀式或转盘式切药机以其对药材的适应性强、切制力大、产量高、产品性能稳定的特点，被广泛应用于各制药企业，但切制不够精细。

切刀垫板式和物料旋转式切药机是近几年来开发的新产品，具有切制精细、成形合格率高、功耗低的特点。

（三）炮制机械

1. 炒药设备　炒药机的热源多以电热、燃油、燃气为主取代燃煤，在一定程度上降低了烟尘对环境的污染。

（1）自动控温燃油、燃气炒药机：采用直接燃油或燃气为热源，设有温度和时间自动控制系统，具有快速升温和冷却功能，最高温度可达 450℃。配有独立的电气控制箱，炒制过程能自动控温、计时。

（2）智能化环保型炒药机组：由自动控温炒药机、自动上料机、智能化控制系统、定量罐、除尘装置、废气处理装置等组成。其中，智能化控制系统可以设置和储存炒药程序，如自动上料、温度控制、炒制时间、自动出料、变温控制等。除了自身具备控制功能外，还要求对每批炒制的药材进行数量和湿度控制，因为只有在相同的时间、热能、药材的数量和湿度条件下，才能保证每批炒制的饮片具有相同的品质。

2. 炙药设备　主要有鼓式炙药机和炙药锅。

（1）鼓式炙药机：主体部分结构与炒药机相似，不同的是热源的热能强度与炒筒转速低于炒药机，并配有液体辅料喷淋装置，以便液体辅料喷淋、浸润、炒制等过程在同一设备完成，适合于醋、酒等低黏度液体辅料炮制。炙药时，先将药物置于炒筒内预热、慢速加热均匀旋转，达到适宜温度时喷淋液体辅料，控制辅料用量，恒温并保持炒筒慢速旋转，使药物浸润、闷透，再适当提高炒筒转速，升温炒至适当程度出料。具有预热、液体辅料喷淋、闷透、抽湿、定时、控温、恒温、温度数显等功能，适合进一步自动完成液体辅料炙药过程，便于工艺操作和管理。

（2）炙药锅：锅体为半球形，外侧是加热装置，锅体中心安装有搅拌机构并与锅体密封，搅拌机构中心装有温度测量与控制元件，以设定与控制锅体温度。搅拌机构能强制搅动药物，故既适合蜂蜜等高黏度液体辅料炮制，也适合低黏度液体辅料炮制。操作时先将药物置于锅体内，预热并慢速搅拌药物，待温度适宜时喷淋液体辅料，恒温并继续慢速搅拌药物，使药物浸润、闷透，再适当提高搅拌速度，升温炒至适当程度出料。锅体内有搅拌装置，锅壁测温，钢体整体翻转出料，具有定时、恒温、控温、温度数显等功能，易清洗。

3. 煅药设备　主要有煅药机、煅药锅及焖煅炉。由于药物性质与炮制要求不同，煅药温度范围大致在 200～1000℃。根据煅药温度将煅药设备分为中温和高温两种。其中，中温煅药设备的工作温度为 600℃以下，高温煅药设备的工作温度为 600～1000℃。

4. 蒸煮炖焯设备　主要有蒸药箱、蒸煮锅（可倾式蒸煮锅）及卧式热压灭菌柜。

（1）蒸药箱：采用蒸汽直接加热由料筐装载的物料，热效率高、易于蒸透。电热或电汽两用蒸药箱配套水位、温度自动控制系统；蒸汽或电汽两用蒸药箱配套减压阀、安全阀、压力表、温度表，便于控制，避免发生意外。大小车装载物料，从箱体的正面进出，小车不落地，便于操作。

（2）可倾式蒸煮锅：蒸煮两用，适合清蒸、清水煮和加辅料煮法操作。主要由支架、罐体及动力传送等部分组成，具有保温结构和锅体翻转防滑装置，能耗低、操作安全，夹套与蒸汽直接加热兼备。

（3）卧式热压灭菌柜：采用饱和蒸汽，热效率高，穿透力强，缩短了闷润时间和蒸制时间，避免出现"夹生"情况。进料、出料方便，减轻了劳动强度。由于药物置于容器中或网篮上，并有搬动车，出料、进料均比较方便。容量大，适用于大批量生产。

（四）干燥机械

干燥机械主要有烘干箱、带式干燥机、远红外线辐射干燥机和微波干燥机。

1. 烘干箱　该烘干设备是以蒸汽、燃油或燃气为热源，热风炉为螺旋结构，避免燃烧的烟气污染药材。烘干箱为敞开式结构，干燥速度快，进出物料极为方便，易清洗残留物料。适合小批量多品种生产，具有风干功能。因此，特别适合饮片干燥。

2. 带式干燥机　由若干个独立单元组成，每个单元包括循环风机、加热装置、单独或公用的新鲜空气抽入系统和层气排除系统。因此，干燥介质数量、温度、湿度和尾气循环量等操作参数可进行独立控制，从而保证带式干燥机工作的可靠性和操作条件的优化。带式干燥机操作灵活、湿物料进料、干燥过程在完全密封的箱体内进行，劳动条件较好，可避免粉尘外泄。带式干燥机适用于对干燥物料色泽变化和湿含量至关重要的某些干燥过程。缺点是占地面积大，运行时噪声较大。

3. 远红外线辐射干燥机　电能转变为远红外线辐射能，其特点是干燥速度快，药物质量好，具有较强的杀菌、杀虫及灭卵能力，节约能源，造价低，便于自动化生产，减轻劳动强度。近年来，远红外干燥在原药材、饮片等脱水干燥及消毒中都有广泛应用，并能较好地保留中药成分。

4. 微波干燥机　微波干燥系指由微波能转变为热能使湿物料干燥的方法。其具有速度快、时间短、加热均匀、产品质量好、热效率高等优点。由于微波能深入物料的内部，干燥时间是常规热空气加热的 1%～10%。所以对中药中的挥发性物质及芳香性成分损失较少。

二、中药饮片自动化生产及智能化模式建立

中药饮片是中药产业的三大支柱之一。如前所述，我国中药饮片生产初步实现了机械化和半机械化生产，有些装备还实现了程序控制。但还存在以下问题：第一，生产自动化程度相对较低，人为参与过多；第二，缺乏整个生产线的系统设计，不具有远程监控功能，药品生产过程缺少监督；不具有重要药品参数采集及记录功能等。数据显示，近几年，我国中药饮片市场规模正在不

断扩大，已达到两千多亿元，企业不仅对饮片质量提出了更高的要求，而且对饮片机械的生产效率也提出了更大的需求。因此，开发智能化、自动化、联动化的设备显得尤为迫切。在智能自动化浪潮的推动下，尤其是在"中国制造2025"的新形势下，我国饮片机械企业也开始不断探索，寻找智能自动化发展出路。

中药现代化和智能制造，是影响中医药发展和国际化的关键。近年来，通过科技创新、融合现代科学技术，现代中药智能制造步伐加快，取得了显著进展。而在当前中药饮片生产中，自动化与信息化基础仍相对落后，与实现全过程智能化控制的目标相距尚远。面对行业发展需求，众多中药饮片企业、高校和科研院所对中药饮片"智造"也在不断探索，并大大改善了中药饮片生产的现状，为实现饮片制造行业的装备与生产过程的"智能化"和建立"智能工厂"做好积极准备。

（一）饮片产地加工炮制一体化设备的研制

目前，中药材产地加工主要采用人工手段和部分简单机械设备，其中干燥主要采用烘房、日晒等，存在劳动强度大、生产周期长、效率低等问题。中药材产地加工设备一直是中药材生产的薄弱环节，也是规模化、工业化加工药材，降低生产成本必须解决的关键技术问题。中药材产地加工炮制一体化成套设备的创制，使一部分中药材品种的产地加工与饮片炮制合理组合，将原来在产地净制、干燥，再到饮片厂再次净制、软化、切制、干燥的工序，变为直接在产地进行净制、切制、干燥，再到饮片厂炮炙的过程，减少了净制、软化、干燥等"二次加工"环节，使得中药材加工与饮片炮制工艺更加合理、科学。对常见的根茎类和花草类中药材，采用自主开发中药材产地加工洗切烘联动线生产，既可以保证中药饮片的质量，提高生产效率，符合饮片规模化生产的需要，也可以节约水、电、气等能源。

（二）新型智能化中药炮制设备的开发

我国常用的中药饮片加工机械近些年来发展较快。以炮制机械为例，由于各中药机械设备厂对此投入的研究力度比较大，这类机械实际使用性能已基本可满足《中华人民共和国药典》的要求，完成清炒、麸炒、炒炭、蜜炙等，并且已由经验直观判断型转为数字显示智能控制型。由于中药炮制设备是炮制工艺参数应用的关键环节，不同设备的性能存在差异，加之中药材本身的质量差异，导致中药炮制工艺难以统一。不同的饮片企业需要通过生产实践，积累形成相对稳定的炮制工艺参数。因此，开展可控性炮制设备的研究，实现炮制设备的智能化，对于确保中药饮片质量稳定具有重要意义。智能化中药炮制设备能控制中药饮片生产过程各参数，减少人为操作的偏差，具备参数跟踪保存、精确控制和实时监控、各类信息的网络化等先进功能。如中药电脑炒药机采用电子计算机终端控制系统，具有烘烤加温、恒温、程序升温功能，由计算机输入各项炒药工艺参数，实现自动开门进料、自动控制搅拌的转速和开停、自动定量喷淋液体辅料、自动排烟排气、自动开门出料；装有工艺记录仪表，可进行工艺数据的储存和录制，工艺数据和工作状况还可在终端屏幕汉字显示，并以汉字问答式输入操作。发生机械故障时有电器保护和报警装置，备有自动和手动两套工艺控制系统。该机适用于药物多种加工炮制。智能化润药机则通过配置可编程逻辑控制器（PLC）及模拟量模块、变频器、人机界面（HMI），通过PLC来实现对变频器及各种固态继电器的输出控制；通过HMI实现数据存储、采集等功能。开发的"智能化中药饮片炮制设备及其信息化管理系统QSMES V1.0"，实现了中药饮片生产过程的在线监控、重要参数精确控制、饮片质量在线监测。目前，该套产品已经逐步向全国的中药饮片企业推广使用，实现了中药饮片生产从手工和半手工方式进入到智能化和信息化时代的跨越，对传统产业的转型升级起到示范作用。

（三）中药饮片智能化生产线的建立

智能生产线是机械设备与智能控制的连接，从中药材加工成为饮片，涉及洗润切、干燥、包装、仓储连接等多个环节，通过科技创新，可以先建立针对条形、块状、皮、叶、全草药材的不同单线，再研发"万能"生产线，最终在所有工序上逐渐实现全过程智能化生产。

饮片企业是实现智能化生产的主体。近年来，一些饮片企业在智能化生产方面不断探索。如有企业建设的白芍智能化生产线，通过上料输送机、筛选机、鼓泡清洗机、带式漂烫机、带式冷却机、鹅颈输送机、滚筒脱皮机、六工位挑选输送机、转盘式切药机、烘干机以及集成控制系统等关键设备研发和投用，改变了传统加工模式，由散而乱的加工方式向集约化、专业化和智能化转变。还有企业通过机械传送带、风力选别机、振动筛选机、投料器、人工选别、金属检测机、包装称重机建立起联动生产线，并通过信息化的生产管理系统，建立起智能化生产体系，还将继续探索建设与生产工艺特点相近的、类别饮片的智能化生产模式，按生产品种及工艺路线，有机组合生产单元，实现多条联动生产线运行生产；建设自动检测控制技术与信息互联技术组合应用的智能化生产线。

建立智能生产线，需要饮片生产企业、炮制设备生产企业、智能控制企业、医疗部门、科研部门的联合攻关，在实践过程中，可以借鉴其他行业智能化成果，如烟草、食品、茶叶等智能生产制造新技术新方法，推动饮片生产从手工作坊、简单机械加速走向电动控制和智能控制。

案例 3-3

随着中药制药企业的创新发展，中药饮片车间早已摒弃了那些传统设备，减少了人工操作，呈现在我们面前的是自动化的生产流水线。"创新，让中药饮片工业走上了涅槃之路"。这种全封闭、全监控、全自动的生产，可以把人为因素产生的饮片质量问题降到最低程度，智能制造生产线让饮片生产效率和质量得到显著提高。

问题：

1. 如何理解"创新，让中药饮片工业走上了涅槃之路"？

2. 自动化、数字化、智能化带来的是生产效率和产品质量的提升，产能和成本的下降。推动中药现代化、智能化发展的一个重要因素是制药装备。目前我国在饮片制造设备创新方面现状如何？

（四）中药饮片产品全过程溯源体系的建立

建立覆盖中药饮片全产业链的质量控制体系，是中药饮片产业面临的关键任务之一。在对中药炮制设备进行智能化改造的基础上，结合复杂系统控制理论以及现代测控技术成果，进行全过程的一体化整合，创制中药饮片生产质量控制执行系统。通过 RFID 射频标签、无线传感器节点、条形码、智能移动终端，采集获取中药饮片生产过程相关的各种信息，实现中药饮片生产全过程的质量信息追溯。该系统使中药饮片的生产实现了"任务计划无纸化、炮制过程规范化、过程控制客观化、结果记录在线化、规范生成自动化、生产过程可视化"，形成了优质中药饮片生产过程质量控制示范体系。

值得注意的是，由于智能制造实际上就是一个理论与实践相结合的探索过程，饮片行业智能制造的许多实质性、共性和个性的内容和可实现的途径都将在这个探索实践过程中产生，诸如中药饮片生产关键技术的突破、智能制造设备和工业软件的开发都有望取得突破性进展。

思考题

1. 炮制对中药生物碱类成分的影响？

2. 炮制对中药苷类成分的影响？

3. 炮制对中药药理作用有何影响？

第四章 中药炮制工程原理

中药炮制工程设备所涉及的基本原理主要包括物料衡算、能量衡算、物系的平衡关系、传递速率、流体动力过程、传热过程、热量衡算等。掌握饮片炮制过程中涉及的单元操作的原理，结合其他学科综合研究，不仅有助于饮片加工炮制的机械化和规范化，同时对于推动中药炮制工程学的发展有着重要意义。

第一节 基本规律

一、物料衡算

物料衡算是以质量为基础对物料平衡进行计算，指在单位时间内进入系统（体系）的全部物料质量必定等于离开该系统、损失掉与控制体内积累的物料质量之和。工艺设计中，物料衡算是在工艺流程确定后进行的。依据质量守恒定律，进入与离开某一过程的物料质量之差等于该过程中累积的物料质量，对于给定的控制体，物料衡算的方程为：进控制体的量－出控制体的量=控制体内的积累量。

若过程为稳态（稳定），则控制体内的有关变量均不随时间而变，其积累量为零，对于给定的控制体，物料衡算的方程简化为：进控制体的量=出控制体的量。

二、能量衡算

能量衡算是根据能量守恒定律而进行的能量平衡计算。在生产过程中机械能、热量、电能、磁能、化学能等统称为能量。热量衡算在传热、蒸馏、干燥等单元操作中使用，机械能衡算主要在流体流动中涉及较多。

三、物系的平衡关系

过程的平衡问题说明过程进行的方向和所能达到的极限。当过程不是处于平衡态时，则此过程必将以一定的速率进行。例如，传热过程，当两物体温度不同时，则温度不平衡，就会有净热量从高温物体向低温物体传递，直到两物体的温度相等为止，此时过程达到平衡，两物体间也就没有净的热量传递。

四、传递速率

传递过程的速率和传递过程所处的状态与平衡状态的距离及其他因素有关。通常传递过程所处的状态与平衡状态之间的距离称为过程的推动力。例如，两物体间的传热过程，其过程的推动力就是两物体的温度差。通常存在以下关系式：过程速率=过程推动力/过程阻力。

传递过程的速率与推动力成正比，与阻力成反比。过程的阻力是各种因素对过程速率影响总的体现。

第二节　传动原理及应用

一、机械传动与应用

机械传动是指利用机械方式传递动力和运动的传动。其分为两类：一是靠机件间的摩擦力传递动力的摩擦传动，二是靠主动件与从动件啮合或借助中间件啮合传递动力或运动的啮合传动。

案例 4-1

凸轮机构主要作用是使从动杆按照工作要求完成各种复杂的运动，包括直线运动、摆动、等速运动和不等速运动。

应用场合：切药机、刨片机等。

实际案例：

案例 4-2

带传动是指利用张紧在带轮上的柔性带进行运动或动力传递的一种机械传动。根据传动原理的不同，有靠带与带轮间的摩擦力传动的摩擦型带传动，也有靠带与带轮上的齿相互啮合传动的同步带传动。

应用场合：输送机、风机、洗药机、炒药机等。

实际案例：

案例 4-3

链传动是指通过链条将具有特殊齿形的主动链轮的运动和动力传递到具有特殊齿形的从动链轮的一种传动方式。

与带传动相比，链传动无弹性滑动和打滑现象，平均传动比准确，工作可靠，效率高；传递功率大，过载能力强，相同工况下的传动尺寸小；所需张紧力小，作用于轴上的压力小；能在高温、潮湿、多尘、有污染等恶劣环境中工作。链传动的缺点主要有：仅能用于两平行轴间的传动；成本高，易磨损，易伸长，传动平稳性差，运转时会产生附加动载荷、振动、冲击和噪声，不宜用在急速反向的传动中。

应用场合：高压清洗机、链网输送机、切片机等。

实际案例：

案例 4-4

  齿轮传动是由分别安装在主动轴及从动轴上的两个齿轮相互啮合而成。齿轮传动是应用最多的一种传动形式。

  应用场合：压扁机、齿轮箱、切药机等。

  实际案例：

二、流体传动与应用

案例 4-5

  液压传动是指以液体为工作介质进行能量传递和控制的一种传动方式。在液体传动中，根据其能量传递形式不同，又分为液力传动和液压传动。液力传动主要是利用液体动能进行能量转换的传动方式，如液力耦合器和液力变矩器。液压传动是利用液体压力能进行能量转换的传动方式。在机械上采用液压传动技术，可以简化机器的结构，减轻机器质量，减少材料消耗，降低制造成本，减轻劳动强度，提高工作效率和工作的可靠性。

  应用场合：液压剪切机、榨油机、洗药机等。

  实际案例：

案例 4-6

  气压传动是指以压缩空气为动力源来驱动和控制各种机械设备以实现生产过程机械化和自动化的一种技术。

  应用场合：气动解包台、多功能精切机等。

  实际案例：

第三节　传热过程

  在中药炮制生产过程中涉及的传热过程比较广泛，如蒸药、煮药、炒药、炙药、煅药、干燥等，传热的形式包括传导、对流和辐射。传热的目的，一是为了蒸发药物中的水分，如干燥过程；二是改变药物的药性，通过吸热、放热使药物的组分发生变化，达到减毒、增效等炮制目的，如蒸药、煮药、炒药、炙药等；三是改变药物的组织结构，使药物质地变得酥松，如煅药等。

一、传　导　传　热

  传导传热是指温度不同的物体直接接触，由于自由电子的运动或分子的运动而发生的热交换现象。温度不同的接触物体间或同一物体中各部分之间热能的传递过程，称为传导传热。传热过程中，物体的微观粒子不发生宏观的相对移动，而在其热运动相互振动或碰撞中发生动能的传递，宏观上表现为热量从高温部分传至低温部分。微观粒子热能的传递方式随物质结构而异，在气体和液体中靠分子的热运动和彼此碰撞，在金属中靠电子自由运动和原子振动。

二、对 流 传 热

对流传热是热传递的一种基本方式。其是热能在液体或气体中从一处传递到另一处的过程，主要是由于质点位置的移动，使温度趋于均匀。虽然液体和气体中热传递的主要方式是对流传热，但也常伴有热传导。对流传热通常由于产生的原因不同，有自然对流和强制对流两种。根据流动状态，又可分为层流传热和湍流传热。常遇到的对流传热，是将热由流体传至固体壁面（如靠近热流体一面的容器壁或导管壁等），或由固体壁面传入周围的流体（如靠近冷流体一面的导管壁等）。这种由壁面传给流体或相反的过程，通常称作给热。

三、热 辐 射

热辐射是物体由于具有温度而辐射电磁波的现象，是热量传递的三种方式之一。一切温度高于绝对零度的物体都能产生热辐射，温度越高，辐射出的总能量就越大，短波成分也越多。热辐射的光谱是连续谱，波长覆盖范围理论上可从 0 直至正无穷，一般的热辐射主要靠波长较长的可见光和红外线传播。由于电磁波的传播无需任何介质，所以热辐射是在真空中唯一的传热方式。主要以不可见的红外光进行辐射，当温度为 300℃时热辐射中最强的波长在红外区。当物体的温度在 500℃以上至 800℃时，热辐射中最强的波长成分在可见光区。

关于热辐射有基尔霍夫辐射定律、普朗克辐射分布定律、斯特藩-玻尔兹曼定律、维恩位移定律等 4 个重要定律，统称为热辐射定律。物体在向外辐射能量的同时，还吸收从其他物体辐射来的能量。物体辐射或吸收的能量与它的温度、表面积、黑度等因素有关。但是，在热平衡状态下，辐射体的光谱辐射出维度（见辐射度学和光度学）$r(\lambda, T)$ 与其光谱吸收比 $a(\lambda, T)$ 的比值 $f(\lambda, T)$ 则只是辐射波长和温度的函数，而与辐射体本身性质无关。上述规律称为基尔霍夫辐射定律，由德国物理学家 G.R.基尔霍夫于 1859 年建立。其中吸收比 a 是被物体吸收的单位波长间隔内的辐射通量与入射到该物体的辐射通量之比。该定律表明，热辐射辐出度大的物体其吸收比也大，反之亦然。黑体是一种特殊的辐射体，它对所有波长电磁辐射的吸收比恒为 1。黑体在自然条件下并不存在，它只是一种理想化模型，但可用人工制作接近于黑体的模拟物。即在一封闭空腔壁上开一小孔，任何波长的光穿过小孔进入空腔后，在空腔内壁反复反射，重新从小孔穿出的机会极小，即使有机会从小孔穿出，由于经历了多次反射也损失了大部分能量。对空腔外的观察者而言，小孔对任何波长电磁辐射的吸收比都接近于 1，故可看作是黑体。将基尔霍夫辐射定律应用于黑体，由此可见，基尔霍夫辐射定律中的函数 $f(\lambda, T)$ 即黑体的光谱辐射出射度。

（一）热辐射的特点

因热引起的电磁波发射称为热辐射。它是由物体内部微观粒子在运动状态改变时所激发出来的。激发出来的能量分为红外线、可见光和紫外线等。其中红外线对人体的热效应显著。热射线的本质决定了热辐射是依靠电磁波向物体传输热量，而不是依靠物质的接触来传递热量。热辐射有如下特点：

（1）任何物体只要温度高于 0 K（−273.15℃），就会不停地向周围空间发出热辐射。

（2）可以在真空和空气中传播。

（3）伴随能量形式的转变。

（4）具有强烈的方向性。

（5）辐射能与温度和波长均有关。

（6）发射辐射取决于温度的4次方。

（二）辐射能的吸收、反射、透射

热射线与光的特性相同，所以光的投射、反射、折射规律对热射线也同样适用。

根据能量守恒定律：$Q=Qr+Qa+Qd$；$1=Qr/Q+Qa/Q+Qd/Q=r+a+d$。

其中，Q 为热能；r 为反射率；a 为吸收率；d 为透过率。

当吸收率 $a=1$ 时，表明物体能将投射到它表面的热射线全部吸收，称为绝对黑体，简称黑体。当反射率 $r=1$ 时，表明物体能将投射到它表面的热射线全部反射出去，称为绝对白体，简称白体。当 $d=1$ 时，称为绝对透明体，简称透明体，又称介热体、透热体。

（三）热量衡算

当物料经过设备时，如果其动能、位能或对外界所做之功，对于总能量的变化影响甚小可以忽略时，能量守恒定律可以简化为热量衡算。它是建立过程数学模型的一个重要手段，是化工计算的重要组成部分。进行热量衡算，可以确定为达到一定的物理或化学变化须向设备传入或从设备传出的热量；根据热量衡算可确定加热剂或冷却剂的用量以及设备的换热面积，或可建立起进入和离开设备的物料的热状态（包括温度、压力、组成和相态）之间的关系，对于复杂过程，热量衡算往往须与物料衡算联立求解。

（1）控制体：为进行热量衡算，首先必须根据需要划定一个衡算的空间范围，称为控制体。控制体可以是整个生产过程或生产过程的某一部分、单元操作、反应过程或设备的某一部分、微分单元。根据能量守恒定律，在忽略动能、位能和对外做功的条件下对于连续定态过程，控制体内没有热量的积累。如果在控制体内不发生化学反应，又没有采用电加热等热源，则控制体内产生的热量为零。

（2）计算单位：对于间歇过程，采用热量单位 J 作为计算单位；对于连续过程，则采用热流量 J/s。

（3）说明：物质具有的热能，是对照某一基准状态来计量的，相当于物质从基准状态加热到所处状态需要的热量。当物质发生相态变化时，须计入相变时的潜热，如汽化热（或冷凝热）、熔融热（或凝固热）等。不同液体混合时，须计入由于浓度变化而产生的混合热（或溶解热）。工程上常用热力学参数焓表示单位质量物质所具有的热量。单位质量物料状态变化所需的热量，等于两种状态下焓值的差。热量衡算的步骤，与物料衡算大致相同。

第四节　中药炮制热力学基础

中药炮制包括蒸、煮、炖、炒（炒黄、炒焦、炒炭）、炙（醋炙、蜜炙、酒炙、姜汁炙等）、煅（煅淬）、干燥、浸润（气相置换软化）等过程。通过热能或热能与辅料对药物的作用使其产生性状变化，达到炮制所需的目的，是中药炮制的重要内容，常采用火力、火候来描述热能的强弱和热的程度。

中药炮制热力学就是研究药物受热炮制过程的基础原理及规律，研究火力、火候、时间及其相互关系，火力与火候对药物作用的基础原理及其必然规律的科学。本节运用一般热力学的基本原理，研究中药炮制过程与特点，形成和发展具有中医药特点的中药炮制热力学理论，进一步认识和揭示中药炮制的科学内涵，研究解决中药炮制工程的实际问题。

一、中药炮制热力学模型的建立

中药炮制虽然形式多样，设备各不相同，过程差异显著，有蒸、煮、炖、炒、炙、煅之分；有使用液体辅料或固体辅料的，也有不使用辅料的；有些过程只要几分钟，有些过程需要几小时或几天；炮制温度从几十摄氏度到几百摄氏度（如煅至红透），但都离不开热的作用。因此，中药受热炮制都可以看成是由热源、受热体组成的二元炮制热力系统。其中：受热体包括装载容器、药物和辅料等，如图 4-1 所示。热源通过装载容器将热能传递给药物、辅料，使药物发生性状变化。

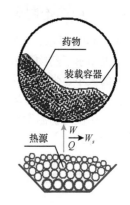

图 4-1　中药受热炮制热力学模型

（一）热力学第一定律的应用

假设热源提供热能为 Q，根据热力学第一定律（能量守恒定律）得到炮制热力系统能量守恒公式：

$$Q=W+W_s \tag{4-1}$$

式中，W 为热源供给受热体的热能或设备输出的有效热能；W_s 为各种损耗热能，包括系统自身温度升高所需的热能。

在实际应用中，不可避免地存在各种热能损失，尤其是设备自身温度升高而增加的热能、向环境散发的热能、排放物带出的热能等。炮制热力系统需要关注的是热源供给受热体的热能 W 和药物吸收的热能 H，并尽可能减少各种损耗的热能，提高药物吸收的热能。热源能够供给受热体的热能为：

$$W=\eta \cdot Q \tag{4-2}$$

式中，η 为小于 1 的热效率系数，是与炮制设备的技术、质量水平有关的重要性能参数。

（二）药物吸收热能的表达式

药物吸收热能的多少除了与热源供给药物的热能 W 有关外，还与热源与受热体的温差、药物的形态与质地、装载方式、辅料的使用及热源与装载容器、装载容器与药物的传热系数等有关。故：

$$H=\beta \cdot W \tag{4-3}$$

式中，H 为药物吸收的热能；β 为综合热传导系数。式（4-3）是用于计算药物吸收热能的基本公式。

二、中药炮制热力学的基础原理

（一）药物内能的组成

中药材是多组分物质的组合，中药受热炮制是一个较为复杂的物理化学过程。药物吸收的热能转化为内能 H，一方面使其温度升高，同时散发部分热能至周围环境；另一方面伴随有物质的蒸发、氧化、分解、聚合、炭化等物理和化学反应，使药物由一个状态变化到另一个不同于原始的状态。药物内能的变化不仅仅停留在分子级，还要深入到分子内部。根据热力学第一定律，药物内能 H 的表达式为：

$$H=H_0+H_t \tag{4-4}$$

式中，H_0 为药物各组分的反应能，吸热反应取正号，放热反应取负号；H_t 为药物温度升高增加的热能，吸热取正号，放热取负号。由式（4-4）得知，中药受热炮制的药物内能 H 等于药物的反应能与热能之和。在大多数情况下，药物吸收的热能转化为反应能和热能，表明炮制过程既有温度升高，又有药物的组分发生变化。若 $H_t=0$，则 $H=H_0$，表明药物吸收的热能全部转化为药物的反应能，药物温度不变，炮制过程为等温反应过程。若 $H_0=0$，则 $H=H_t$，表明药物吸收的热能全部转化为药物的热能，药物温度将升高，炮制过程中药物未进行任何反应，一旦热能释放，药物将恢复到原始状态。通常将这样的过程称为物理炮制过程，将物理炮制过程的最高温度称为该药物的惰性温度。

中药受热炮制过程中的温度升高值可通过下式计算得到：

$$\Delta t=H_t/C \tag{4-5}$$

式中，Δt 为药物温度升高值；C 为药物的热容。

（二）中药炮制火力与火候

式（4-4）显示，药物吸收的热能转化为药物的反应能和热能，而药物的热能 H_t 是温度的函数，温度指示了药物受热炮制过程中"热"的程度和药物进行何种反应。传统意义上的火力通常是指火的大小、强弱，针对火的应用，火力又是指对受热物体的加热能力。根据热力学第二定律得知，热能传递始终是从高温物体进行，温度推动了热能的传递，温差越大热能传递速度越快。火力的作用使药物温度升高，温度升高的快慢除了与火力的大小有关外，还与药物的摩尔质量、持续时间有关。

（1）火力密度：单位时间作用于单位药物的热能，用 P 表示。

根据热能公式推导，得出火力密度的数学表达式：

$$P=\mathrm{d}t/\mathrm{d}s \tag{4-6}$$

式中，P 为火力密度；$\mathrm{d}t$ 为受热体或药物的温度变化值，温度升高取正值，温度降低取负值；$\mathrm{d}s$ 为时间的变化值（min）。式（4-6）给出了火力密度的另一种表达形式，即药物的温升速度。

（2）中药炮制火力：是火的大小、强弱，是使药物温度变化的能力，可以用药物的温升速度进行量化、测量、控制。

中药炮制火力通常用"文火""中火""武火"表示其大小、强弱，也就是说炮制火力已经包含了大小、强弱的概念，因此火力应该被理解为火力的密度。火力密度把传统的火力概念与药物的温升速度联系起来，对于在工程应用中对火力的量化、测量、控制具有实际意义。

（3）中药炮制火候：火候是指炒药时锅的预热温度、炒制火力、时间，以及药物形、色、气、味、质的变化。中药炮制火候包含了加热程度和药物性状的改变等多个方面。

根据火力的定义，不难导出火候的计算公式：

$$\mathrm{d}t=P \cdot \mathrm{d}s \tag{4-7}$$

（4）火候是火力持续作用的结果：是药物在火力作用下达到的热的程度和温度。用手掌感知火候或用麦麸冒烟观察火候等经验测量锅壁热的程度的方法，即温度的一种测量方法。火力的持续作用产生火候，具有高火候的物体，对低火候物体产生火力。

（5）火力、火候与药物物质反应：在中药受热炮制过程中，药物自身环境温度升高，在药物惰性温度以下，药物将不发生任何反应。当温度高于惰性温度时，药物的不同物质将在不同温度下进行不同的反应。若 $P<0$，药物温度降低，释放的热能转化为反应能，是降温反应过程，直至反应停止；若 $P=0$，药物吸收的热能全部转化为反应能，出现等温反应过程，直至反应趋于平衡或完全；若 $P>0$，药物吸收的热能一部分转化为反应能，另一部分转化为热能，药物温度不断升高，呈现升温反应过程。在升温反应过程中，随温度升高药物将按反应能级由低向高进行反应。

由此可见，在中药受热炮制过程中，火候决定了药物进行反应的性质，即何种物质参加了反应，或在该温度下某种物质进行了什么样的反应；火力提供了药物进行反应所需要的热能，并为下一反应建立了新的火候。中药受热炮制的火力通常用文火、中火、武火三种强度表示，文火的下限可以定义为 $P=0$，文火的上限、中火与武火的范围应在进一步研究的基础上作出界定，用 P 值大小表示。

（三）中药炮制过程与药物状态变化

不同物质的反应温度及反应能是不同的。在炮制过程中，药物由一个状态变化到另一个不同于原始的状态，药物组成发生了变化，这种变化的结果表现为炮制要达到的药物状态（或性能、目的）。在药物的状态变化过程中，温度是指示剂，不同温度进行了不同的反应，提供的热能与热能作用时间决定了反应所进行的程度，温度与热能的协同作用，使药物由一个状态变化到另一个状态。中药受热炮制过程与状态变化如图 4-2 所示。

图 4-2 中，纵坐标表示中药炮制的温度，横坐标表示炮制时间 t 和药物达到的状态 K。凡是炮制温度低于药物惰性温度的炮制过程，炮制后的药物状态将回到起始状态；炮制温度高于药物惰性温度的炮制过程，炮制后的药物状态不同于其起始状态。

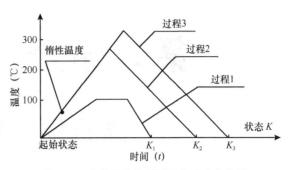

图 4-2　中药受热炮制过程与状态变化图

（四）中药受热炮制与药物组分变化

对于多组分药物的热力系统来说，当 $P>0$ 时，随温度的升高进行了不同药物组分的反应，而且反应可能是不完全的（取决于 P 值的大小、该药物组分的数量与反应能、综合热传导系数等）。据此推断，多组分药物的受热反应可以分为三类。第一类为不参加反应，即反应前的组分 A 反应后仍然是组分 A；第二类为进行了完全反应，即反应前的组分 A 变为了反应后的组分 B，组分 A 不再存在；第三类为进行了不完全反应，即反应前的组分 A 部分变成了组分 B，反应后成为 A 与 B 的混合物。若反应前有 m 种组分，反应中有 n（$n \leq m$）种组分参加了第一类和第二类反应，其余组分参加了第三类反应，则反应后的药物组分可由下式表示：

$$M=2（m-n）+n=2m-n \qquad m \geq n \qquad （4-8）$$

式中，M 为反应后的药物组分；m 为反应前的药物组分；n 为反应中参加第一类和第二类反应的组分总和。

式（4-8）显示了药物受热反应组分变化原理；药物经过受热炮制其组分将发生变化，其中一部分完全变化成与原组分不同的物质，另一部分部分变化成与原组分不同的物质，其余组分不发生变化；药物反应后的组分大于等于反应前的组分。

三、中药炮制热力学的基本定律

在中药受热炮制过程中，若药物吸收的热能小于药物组分进行反应所需要的反应能，则该组分物质的反应是不完全的，该组分将变成两种组分，用表达式 $A \rightarrow A+B$ 表示。中药受热炮制按照炮制程度，还可以划分为"透"与"不透"的炮制，是炮制过程需要控制的重要内容。如"炒至适当程度出锅""炒至微黄""煅至红透"等，都需要对炮制过程进行不同的控制。从理论上分析，凡是"不透"的炮制过程，即 $H<H_0$，药物吸收的热能不能满足药物组分进行反应所需的反应能，药物原组分的部分变成了新的组分。凡是"透"的炮制过程，即 $H \geq H_0$，药物吸收的热能能够满足药物组分进行反应所需的反应能，药物原组分完全变成了新的组分。药物组分的反应部分地揭示中药受热炮制药物的内部变化规律，也揭示了"透"与"不透"炮制过程的本质区别。

从中药受热炮制过程与状态变化得知，中药受热炮制过程的状态是火力、火候、时间的函数，在一定的火力、火候、时间范围内，火力的时间决定了火候，火候决定了药物组分进行反应的性质，药物组分反应的程度又取决于火力与时间。换而言之，不同的火候将有不同的药物组分进行反应，同一火候不同的火力或时间，药物组分反应的程度不同。即：凡是"不透"的受热炮制过程，不同的炮制过程将得到不同的药物（状态）；而通过炮制要使药物达到同样的状态（组分），则炮制过程必然相同。

思考题

1. 简述热力学药物组分反应方式。
2. 举例说明中药炮制过程中传热的形式。

第二部分 各 论

第五章 净 制

学习目标
1. 掌握 不同种类药材的净制方法与设备。
2. 熟悉 饮片的净制设备选择。
3. 了解 净制的质量要求。

净制是指中药在切制、炮制或制剂前，选取规定的药用部位、除去非药用部位和杂质，使其达到药用纯度标准的生产技术。净制过程是中药炮制生产的第一环节，由于中药材的天然属性，常含有非药用部位和杂质，因此，净制过程直接关系到饮片的质量和疗效，甚至关系到临床用药安全。

第一节 净 制 技 术

一、净 制 目 的

净制目的有：①原药材净制后便于切制和炮炙。②除去杂质，便于临床调配和制剂，提高中药净度标准，便于应用。③分离药用部位，保证用药剂量准确。④降低或消除中药的毒性或副作用，以保证临床用药的安全有效。

二、净 制 方 法

中药的净制技术包含净选及分离技术，包括清除杂质，分离和去除非药用部位及其他加工等。清除杂质的方法主要包括：挑选、筛选、风选、水选、干洗、磁选等，具体有：摘、揉、擦、拭、撞、砻、刷、刮、碾、捣、研、颠簸、剪切、敲、挖、剥、轧、燎、水飞等操作。分离和去除非药用部位的方法主要包括：去残根或残茎、去皮壳、去毛、去芦、去枝梗、去心、去瓤、去核、去头尾足翅、去残肉、去杂质及霉败品。

（一）净选技术

（1）挑选：用手工或机械清除混在药物中的杂质及霉变品等，或将药物按大小、粗细等进行分档，以便达到洁净或便于浸润等进一步加工处理。如桑螵蛸、莱菔子、蛇床子等含有木屑；苏叶、藿香、淡竹叶、香薷等常夹有枯枝、腐叶及杂草等；枸杞子、百合、薤白等有霉变品混入；天南星、半夏、白附子、白芍、白术、大黄、木通等药物，都需按大小、粗细分开，以便分别浸润或煮制，便于在软化浸润时控制其湿润的程度或火候，确保炮制品的质量。

（2）筛选：根据药物与其所含杂质的体积大小不同，选用不同规格的筛或箩，以筛去药物中的沙石、杂质，使其达到洁净。有些药物形体大小不等，需用不同孔径的筛子进行筛选分开，使其规格、大小接近一致，以便分别进行炮制，使药物受热均匀，质量一致。筛选也可以除去药物在炮制过程中加入的固体辅料，如麸炒中加入的麦麸、砂炒中加入的河砂、蛤粉炒中加入的蛤粉等。筛选的方法，传统均使用竹筛、铁丝筛、铜筛等进行筛选。目前，筛选多以机械操作。

（3）风选：利用药物和杂质的比重不同，借风力将杂质除去，以达到纯净药物的目的。主要用于果实、种子类药材中杂质的去除，如苏子、车前子、吴茱萸、青葙子、莱菔子、葶苈子、浮小麦等。有些药物通过风选可将果柄、花梗、干瘪之物等非药用部位除去。现代常用风选设备有滑栅吸式风选机、去石机、变频式风选机等。

（4）干洗：是对药材表面进行机械摩擦、挤压，使吸附、黏合、嵌入、夹带在药材表面、缝隙的杂物或药材自身表皮脱落并分离的一种方法。用干洗方法净制药材不需要药材与水接触，因此，可以避免用水清洗药材导致有效成分的流失，减少污水排放量。

（5）水选：是将药物通过水洗或漂除去杂质的常用方法。有些药物常附着泥沙、盐分或不洁之物，用筛选或风选不易除去，故用水选或漂的方法，以使药物洁净，如海藻、昆布、牡蛎、乌梅、山茱萸、大枣、川贝母等。一些有毒的药材，如半夏、天南星、川乌、草乌等，需浸漂较长的时间以降低毒性。洗漂应掌握好时间和水量，勿使药物在水中浸漂过久，以免损失药效；并及时注意干燥，防止霉变，降低疗效。现代常用水选设备有循环水洗药机、喷淋式滚筒洗药机、籽实类药材清洗机等。

（6）磁选：是利用磁性材料吸附含有原磁体物质，将药材与杂物进行分离的一种方法。磁选的主要作用是除去药材或饮片中的铁屑、铁丝、部分含有原磁体的砂石等杂物，以净制药材，保护切制、粉碎等加工机械和操作人员的人身安全。

（二）分离与清除技术

分离和清除非药用部位，是根据中医临床用药的不同要求，结合原药材的具体情况而进行的，分别包括去残根或残茎、去皮壳、去毛、去芦、去枝梗、去心、去瓤、去核、去头尾足翅、去残肉、去杂质及霉败品等。

（1）去残根或残茎：用根、根茎的药材须除去非药用部位的残茎、地上部分。一般在产地加工时，采用挑选、风选、剪切、搓揉等方法除去残根或残茎。

1）去残根：用茎或根茎部分的药物一般须除去残根，一般包括主根、支根、须根等非药用部位。如荆芥、黄连、芦根、石斛、薄荷、藕节、马齿苋、马鞭草、益母草、泽兰等。

2）去残茎：药用部位为根部的药物须除去残茎，使药物纯净。如柴胡、防风、龙胆、丹参、秦艽、白薇、广豆根、威灵仙、续断等，均须将残茎除去。

（2）去皮壳：是指除去残留的果皮、种皮等非药用部位。有些药物的皮有毒，如雷公藤皮，其红黄色外皮剥除不完全，会引起中毒。白首乌中含有毒金属元素高达 946.11mg/kg，去皮白首乌饮片有毒金属元素为 36.50mg/kg，含量大为降低。有些药物的表皮（栓皮）及果皮、种皮属非药用部位，或果皮与种子两者作用不同，如苦杏仁、白扁豆等，须除去或分离，以纯净药物或分离不同的药用部位。

有些药材为便于保存，常在临用时去皮壳；有些药材如知母则需趁鲜及时去皮，否则干后不易除去。树皮类药材，可以用刀刮去栓皮、苔藓及其他不洁之物。果实种子类药材，如巴豆、益智、草果、使君子等，可砸破皮壳，去壳取仁；豆蔻、砂仁等，则采用剥除外壳取仁的方法。苦杏仁、桃仁等，可用焯法去皮。

（3）去毛：去毛主要是避免因毛绒机械性刺激咽喉引起咳嗽而采取的一种操作，如枇杷叶、石韦等。根据不同的药物，去毛可分别采取下列方法。

1）根茎类药材的去毛：如骨碎补、香附、知母等，可用砂烫法烫至鼓起，撞去毛。也可采用转筒式炒药机砂烫法，由于转锅带动河砂与药材快速均匀地摩擦，待茸毛被擦净时取出过筛。

2）叶类药材的去毛：部分叶类药材如枇杷叶、石韦等，可用棕刷刷除绒毛，洗净、润软、切丝、干燥。

3）果实类药材的去毛：金樱子果实内部生有淡黄色绒毛，产地加工时，纵剖二瓣，用手工工具挖净毛核，习称"挖去毛"。现代方法是将金樱子用清水淘洗，润软，置切药机上切 2mm 厚片，筛去已脱落的毛、核，置清水中淘洗，沉去种核，捞出干燥，再进行筛选。

（4）去芦："芦"一般指药物的根头、根茎、残茎、茎基、叶基等部位。通常认为需要去芦的药物有桔梗、续断、牛膝、人参、党参、玄参、西洋参、苦参、山药、地黄、仙茅、红芪、黄芪、草乌、地榆、紫菀、赤芍、茜草等。历代医药学家认为"芦"是非药用部位，故应除去。《修事指南》谓："去芦头者免吐。"如前人将人参与人参芦分别入药，把人参芦作为涌吐剂，用于虚弱患者的催吐。也有观点认为：人参根和人参芦有效成分相近，但在人参皂苷、挥发油、无机元素的含量方面，人参芦比人参高，去芦没有必要。现代研究认为，人参芦中所含的三醇型皂苷较人参高，有明显的溶血作用，不宜和人参同用或代替人参作注射剂。

（5）去枝梗：是指采用挑选、切除等方法除去某些果实、花、叶类药物非药用部位的枝梗，以使其纯净。如桑枝、桑寄生、槲寄生、桂枝、钩藤、西河柳中常混有老的茎枝；桑叶、侧柏叶、荷叶、辛夷、密蒙花、旋覆花、款冬花、槐花、五味子、花椒、连翘、槐角、夏枯草、女贞子、淫羊藿、栀子等混有叶柄、花柄、果柄等。

（6）去心："心"一般指根类药物的木质部或种子的胚芽。去心的作用主要有两个方面，一是除去非药用部位，如五加皮、地骨皮、白鲜皮、牡丹皮、巴戟天的木质心，在产地趁鲜除去，以保证调剂用量准确。二是分离药用部位，如莲子心和肉作用不同，莲子心能清心热，而莲子肉能补脾涩精，须分开入药。

（7）去瓤：有些果实类药物须去瓤。去瓤的目的是除去非药用部分。如枳壳，通常用果肉而不用瓤，瓤无治疗作用。

（8）去核：一般指除去果实类药物中的种子，目前认为核系非药用部位，应除去。如山茱萸、金樱子、诃子、乌梅、山楂、龙眼肉等中药。去核的方法：质地柔软者可砸破，剥取果肉去核；质地坚韧者可用温水洗净润软，再取肉去核。

（9）去头尾足翅：部分动物类或昆虫类药物，有些需要去头尾或足翅，其目的是除去有毒部分或非药用部分。如乌梢蛇、蕲蛇等去头及鳞片；蛤蚧除去头、足及鳞片；斑蝥、红娘子、青娘子等去头、足、翅；蜈蚣去头、足。

（10）去残肉：某些动物类药物，须除去残肉筋膜，如龟甲、鳖甲等。可以采用胰腺净制法或酵母菌法，除去残肉筋膜等。

1）胰腺净制法：胰腺分泌胰蛋白酶，在适宜的条件下（温度40℃，pH=8.4），对不同形式的肽链发生水解作用，使蛋白质水解成氨基酸和多肽。而龟甲上的残肉、残皮含有丰富的蛋白质，可被胰酶水解而除去。该方法除去残肉的优点是产品色泽好，无残肉，设备简单，操作方便，时间短，但对产品质量有影响。

2）酵母菌法：取药材（如龟甲）用冷水浸泡，弃浸泡液，加卡氏罐酵母菌，加水淹过龟甲1/6～1/3 体积，密封。2 天后溶液上面起一层白膜，7 天后将药物捞出，用水冲洗 4～6 次，晒干即得。其优点是酵母菌法比原来传统净制法时间可缩短 5～6 倍，设备简单，去腐干净，对有效成分（动物胶）无损失，出胶率比传统净制品高，适于大量生产。

（11）去杂质及霉败品：采用洗净、挑选、风选等方法，除去土块、沙石、杂草及霉败品。

经过上述处理，可使药材"纯净化"，有利于饮片调配时剂量的准确性，减少服用时的毒副作用。

三、净制质量要求

中药饮片的净度指的是饮片的纯净度，即炮制品中所含杂质及非药用部位的限度。炮制品应有一定的净度标准，以保证调配剂量的准确。饮片的"质"与"量"是影响临床疗效的主要因素。炮制品中不应夹带泥沙、霉烂品、虫蛀品、灰屑、杂质。应该剔除非药用部位如芦头、壳、栓皮、核、头、尾、足、翅等。饮片中所含的杂质，必须符合有关规定。

中药饮片的纯净度将会直接关系中医的临床疗效和安全性。中药净制必须符合《中华人民共和国药典》2020 年版（四部）、《全国中药炮制规范》（1988 年版）和国家中医药管理局关于《中药饮片质量标准通则》（试行）（1994 年版）中的规定要求。

（一）质量要求

经净制后的药材必须按大小粗细分档，无虫蛀、无霉变、无走油泛黑、无杂质。《中华人民共和国药典》2020 年版（四部）通则 2301 杂质检查法中，规定药材和饮片中混存的杂质系指下列各类物质：①来源与规定相同，但其性状或药用部位与规定不符；②来源与规定不同的物质；③无机杂质，如砂石、泥块、尘土等。

（二）质量指标

（1）《中华人民共和国药典》2020 年版（一部）对部分药材的质量指标作了具体规定：五味子杂质不得超过 1%；山茱萸杂质（果核、果梗）不得超过 3%；女贞子杂质不得超过 3%；小茴香杂质不得超过 4%；草乌杂质（残茎）不得超过 5%；酸枣仁杂质（核壳等）不得超过 5%；蒲黄不能通过七号筛的杂质不得超过 10%。

（2）国家中医药管理局关于《中药饮片质量标准通则》（试行）（1994 年版）规定的各类"净药材的质量指标"：

1）按不同用药部位规定：①根、根茎、藤木类：含药屑、杂质不得超过 2%；②果实、种子类：含药屑、杂质不得超过 3%；③全草类：含药屑、杂质不得超过 3%；④叶类：含药屑、杂质不得超过 2%；⑤花类：含药屑、杂质不得超过 2%；⑥皮类：含药屑、杂质不得超过 2%；⑦树脂类：含杂质不得超过 3%；⑧动物类：含杂质不得超过 2%；⑨矿物类：含杂质不得超过 2%；⑩菌藻类：含药屑、杂质不得超过 2%。

2）按不同炮制品种规定：①炒制品中炒黄品、米炒品：含药屑、杂质不得超过 1%；②炒焦品、麸炒品：含药屑、杂质不得超过 2%；③炒炭品、土炒品：含药屑、杂质不得超过 1%；④药汁煮品、豆腐煮品：含药屑、杂质不得超过 2%；⑤煨制品：含药屑、杂质不得超过 3%；⑥煅制品：含药屑、杂质不得超过 2%；⑦发酵制品、发芽制品：含药屑、杂质不得超过 1%。

（3）表面泥土较重的药材，取定量样品置清水中淘（冲）洗，洗水不得有明显沉积物。

（三）杂质检查法

杂质检查法按《中华人民共和国药典》2020 年版（四部）通则 2301 杂质检查法中规定的方法进行。①取适量的供试品，摊开，用肉眼或借助放大镜（5～10 倍）观察，将杂质拣出；如其中有可以筛分的杂质，则通过适当的筛，将杂质分出；②将各类杂质分别称重，计算其在供试品中的含量（%）。

需要注意的是：①药材或饮片中混存的杂质如与正品相似，难以从外观鉴别时，可称取适量，进行显微、化学或物理鉴别试验，证明其为杂质后，计入杂质重量中；②个体大的药材或饮片，必要时可破开，检查有无虫蛀、霉烂或变质情况；③杂质检查所用的供试品量，除另有规定外，按药材和饮片取样法称取。

第二节 净制设备

一、挑选机械设备

被挑选的杂物包括夹杂、缠绕在药材中的杂物和非药用部分等,很难用一般的机械方法除去,因此,目前挑选工作主要由人工操作来完成,见图5-1。

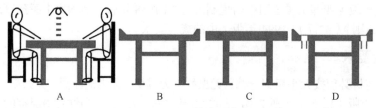

图 5-1 人工挑选工作台

A. 人工挑选;B. 凹面挑选台;C. 平面挑选台;D. 带落料孔挑选台

人工挑选用的工作台一般台面为 1m×2m 的不锈钢工作台,分凹面、平面、带落料孔三种形式,可配置照明装置。其中,凹面工作台可防止药材洒落地面,带落料孔挑选台可及时收集被分拣的物料。

图 5-2 是机械化挑选机结构示意图及实物图。该设备由上料机、匀料器、照明装置、变频调速电机和输送带组成。药材由输送机自动上料,并可控制流量,经匀料器将药材均匀地落在正向输送带上,人工挑拣杂物将其放在反向输送带上,纯净药材由出料口装入料筐,杂物进入匀料器两边的杂物收集箱。上料机采用斗式胶带传动,变速电机通过三角皮带带动胶带及装在胶带上的小料斗,在上料输送机的下半部装有料斗,运转时物料随输送带提升。

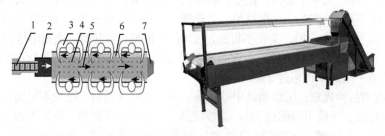

图 5-2 机械化挑选机结构示意图及实物图

1. 上料机;2. 匀料器;3. 工人;4. 正向输送带;5. 物流方向;6. 反向输送带;7. 出料口

二、风选机械设备

1. 风选原理 风选净化药材的原理是基于物料(药物与杂质混合物)因存在质量或体形(包括形状和尺寸大小)差异,在适当风力作用下产生不同位移将物料与杂物分离,以达到净化药材的目的。物料在风(即空气流)的作用下会产生一个沿空气流方向的作用力,简称风力。风力大小取决于物料的形状与尺寸大小。质量相同体形不同的物料产生的风力不同,将产生不同的加速度与位移;体形相同质量不同的物料产生的风力基本相同,但产生的加速度与位移不同。

中药材与杂物通常存在形体或质量的差异,这种差异在风力作用下使药材与杂物产生不同的位移,产生的位移差别越大,药材与杂物就越容易被分离,风选效果优劣在很大程度上取决于药材与杂物的特性。适中的风力使药材与杂物产生的位移差别最大化，以便达到物料与杂质分离的目的。

风选率与风选速度是反映风选效果的主要表现因素：风选速度=单位时间投料量（即投料速度，单位 kg/h）；

$$风选率（\%）= \frac{一次风选分离的物料}{理论风选分离的物料} \times 100\% \tag{5-1}$$

理论风选分离的物料，可以采用低风选速度进行风选或进行多次风选获得。

根据风选分离过程中气流的方向，风选分离可以采用水平气流风选和垂直气流风选两种方式。水平气流风选原理见图 5-3。

不同质量或体形物料在气流层的风力作用下产生水平速度 V_s 和水平位移 S。风速高、物料体形大，作用于物料的风力就大，气流层相对落地点越高，持续时间越长，物料产生的水平速度与位移越大。在相同的风速与同一高度的气流层下，不同形状、尺寸大小的物料都存在一定的迎风面积 S_0，迎风面积越大，作用于物料的风力就越大；质量越大产生的水平加速度越小，水平速度 V_s 也越小，物料所产生的水平位移 S 就越小。水平气流风选是根据物料在各种相关因素的作用下所产生的不同位移进行选别。

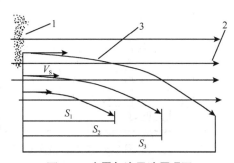

图 5-3　水平气流风选原理图

1. 物料；2. 空气流；3. 药材及杂质运动轨迹

$S \propto F S_0 H/m$，其中 F 为风速；S_0 为物料迎风面积；H 为气流层相对高度；m 为物料质量。

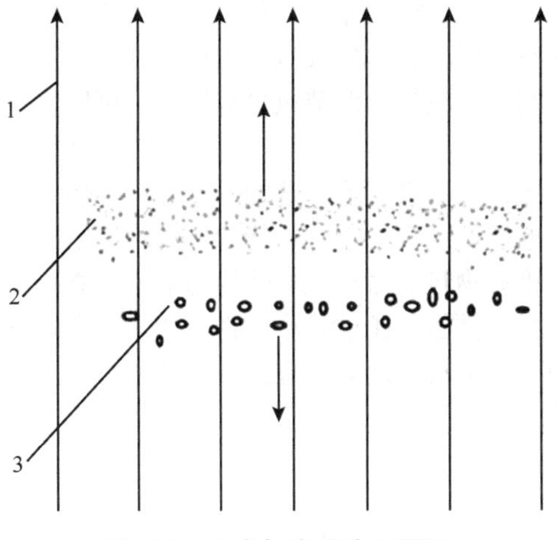

除了上述因素外，影响水平位移的因素还包括气流方向、风选箱形状、投料速度等，各影响因素之间关系十分复杂。如风选箱中心部位与边缘的风速存在差异，而且这种差异随风量的变化而变化，投料速度变化会影响气流方向的变化等。只有根据物料的质量与体形特性，选择适当的风量并控制投料速度，才能达到较好的风选效果。

垂直气流风选原理是不同质量或不同体形的物料受气流层风力的作用，作用于物料上的风力大于物料自身重力的随气流上行被带出，小于物料自身重力的则下行，以分离不同质量与体形的物料。图 5-4 是垂直气流风选原理图。

药材净制生产中，水平气流风选主要用于药材的净制与分级，垂直气流风选主要用于饮片包装前的净制，除去饮片中的药屑和生产过程混入的毛发等。净制效果上，垂直气流风选一般优于水平气流风选。

图 5-4　垂直气流风选原理图

1. 空气流；2. 上行物料；3. 下行物料

2. 风选机械　主要用于质量、体形差异大的物料，尤其是同等体形质量相差较大的物料，也可以对药材、半成品或饮片，按其体形大小分级，或除去药材、半成品，以及饮片中的药屑、泥沙、毛发、棉纱等杂物，具有生产能力大，成本低，设备投资和维护费用少的特点。

变频式风选机为常用的风选机械。利用变频技术，可根据需要调节和控制风机、风速和压力，以达到最佳净选效果，为饮片生产质量管理提供量化依据。变频式风选机有卧式及立式两种机型。卧式风选机可用于药材原料或半成品，按饮片轻重及大小的分级选别，并将部分杂质除去；立式风选机主要用于成品饮片的杂质去除。

图 5-5 为变频卧式风选机的结构示意图及实物图,是水平气流风选在实际中的一个应用实例。本机由风选机和物料输送机组成。风选机由振动送料器、风机、风管和风选箱等组成。风机产生的气流经风管匀速进入风选箱,物料经振动送料器均匀地落在风管上,随气流带入风选箱。

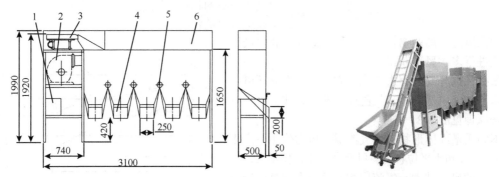

图 5-5 变频卧式风选机(配除尘罩)结构示意图(mm)及实物图

1. 电控箱;2. 风机;3. 振动上料装置;4. 出料口;5. 调节挡板;6. 除尘罩

物料输送机采用斗式胶带传动,变速电机通过三角皮带带动胶带及装在胶带上的小料斗,在输送机的下半部装有进料斗,进料斗的出口处装有出料调节门,用以控制出料数量,进料斗下侧的一块活动板与一凸轮机构相连,运转时活动板不断地摆动,防止物料阻塞,以便使物料顺利地从进料斗流向输送带上的小料斗。

中药材经输送机输送带上小料斗均匀、连续地加入卧式风选机的振动给料机构中。变频器用于控制与调节风量、风速,吸风罩用于平衡风选箱内的空气压力,避免气流从出料口处排出,调节挡板偏转角度,可以调整相邻两出料口的出料量。控制物料流量,调节风量与风速,可以实现不同特性物料风选的需要,并能连续自动化作业。

图 5-6 是一种变频立式风选机的结构示意图及实物图,是垂直气流风选的一个应用实例。本机由风选机和物料提升机组成。风选机由振动送料器、电机、风机、立式风管和风选箱等组成。风机产生的气流经立式风管底部自下而上匀速进入风选箱,物料经振动送料器均匀地落在立式风管中部的开口处,比重大的物料在立式风管底部的下出料口排出,比重较小的物料随气流带入风选箱,经分级后在风选箱下侧的上出料口排出,风选箱两上出料口之间设有调节挡板,以人工方式调节两出料口的等级。物料输送机采用斗式胶带传动。

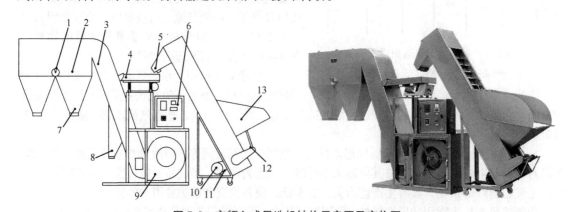

图 5-6 变频立式风选机结构示意图及实物图

1. 摇臂;2. 风选箱;3. 立式风管;4. 振动送料机构;5. 输送机出料斗;6. 电气控制箱;7. 上出料口;8. 下出料口;9. 风机;

10. 变速电机;11. 三角皮带;12. 凸轮机构;13. 提送机大料斗

药材经输送机提升输入立式风选机的振动送料器。药材在振动料斗中被散布后流向前方落下，振动料斗下方配置有变频离心式鼓风机。气流从下往上吹送，比重较大的物料，直接下落从重料出口流出，比重较轻的物料被气流顺管道吹向上方，根据物料的不同比重，较轻的吹向较远处的出口，较重的则从另一出口出料。

输送机送料速度、振动给料斗的振幅、变频离心风机鼓风量及风压都是无级可调的。风选机与输送机的相互位置，根据车间场地或操作需要可排列成"一"字形或"L"形。

立式风选机根据不同的使用要求及物料含杂质情况有两种使用方法。

（1）除重法：主要目的是除去物料中的泥沙、石块、铁钉、铁屑等非药物类重杂质。使用时可以逐渐提高风机的风压与风量（风速），使物料能被吹向上方，从出料口排出，而重杂质则不能被风吹走，直接下落从下面重料出口排出。

（2）除轻法：主要目的是除去物料中的毛发、塑料绳头、细灰尘、草屑等较轻类杂质。使用时，可逐渐减小风压与风量（风速），直至物料在离开振动料斗后，能直接下落至重料出口处，不从上出料口处排出为止。此时，上出料口排出的都是物料中上述这些较轻的杂质。由输送机控制物料流量，匀料器使物料均匀下落到风选箱进行风选，变频器用于控制与调节风量和风速。控制物料流量，调节风量与风速，可以实现不同特性物料风选的需要，并能连续自动化作业。

采用多次风选或将水平与垂直气流风选组合使用，可以提高风选效果。另外，对于药屑、灰尘等杂质，采用其他分离机械会污染生产环境，风选机械不仅能有效除去这些杂质，还可避免生产环境污染。

风选机组（包括卧式或立式）在工作中由于输送机的出料口、振动给料斗的振动，以及离心风机对喂料口的反吹以及对几个出料口的排气，会将细小的粉尘排向周围环境，对车间工作环境造成一定的污染，因而在车间内应设置一些除尘或换气装置。如在出料口处接扎上接料布袋可减少粉尘飞扬，或者将风选机组设置在空旷场地使用，以便及时散去粉尘。

三、筛选机械设备

1. 筛选原理　筛选是物料（混合物）因存在体形差异，在物料与筛网之间相对运动将物料分离的一个过程。筛选效果主要表现为筛选速度与筛选率：

$$筛选速度=单位时间投料（即投料速度，单位\,kg/h）$$

$$筛选率（\%）=\frac{一次筛选分离的物料}{理论筛选分离的物料}\times100\%\qquad（5\text{-}2）$$

理论筛选分离的物料可以采用较大幅度降低筛选速度进行筛选或进行多次筛选获得。

筛选工作原理如图 5-7 所示。将物料均匀分布在筛网面上，使筛网作往复振动或平面回转运动，由于物料的惯性使其与筛网之间产生相对运动，体形小于筛网孔的物料就会落到筛网面下，而体形较大的则留在筛面上，达到按物料体形大小分离物料的目的。物料与筛网的相对运动是筛选的必要条件，根据物料体形选择适当大小的网孔是筛选的目的。

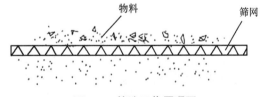

图 5-7　筛选工作原理图

物料与筛网相对运动的特性主要表现为物料与筛网的相对位移与速度，位移越大则筛选率越高；在一定限度内，速度越高则筛选越快，但当速度达到某一极限时，筛选率反而会下降。

理论上分析，往复振动式筛选物料与筛网只有一个方向的位移，而平面回转式筛选物料与筛网具有两个方向的位移，因此，平面回转式筛选的效果优于往复振动式筛选。如果将不同网孔尺寸的筛网自上而下按由大到小组合，则可将物料按体形大小分级筛出。工业用的连续运行筛选的设备，筛网面与水平面成一定的倾斜度，以便于体形大于网孔的物料自动排出。

2. 筛选机械 图 5-8 是三层四出式平面回转式筛选机结构示意图及实物图。筛选机由机架、传动机构、床身、筛网、出料斗和柔性支承等组成。电机通过皮带传动驱动偏心转轴，使筛床、筛网作平面回转运动，三层筛网网孔从上到下依次由疏到密放置，物料在第一层筛网的高端投料，经一层筛网筛分的物料下落到二层筛网进行二次筛分……直至完成三次筛分，在三层筛网面与底板排出不同体形大小的物料，达到筛选分级的目的。倾斜度调节装置用于调节筛选机、筛网面的倾斜度，使物料在筛网面上获得不同的下滑速度，以适应不同物料筛选的需要。

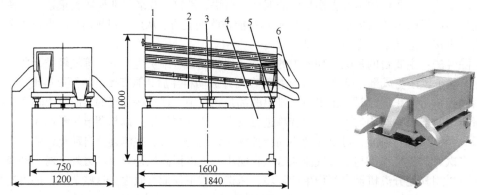

图 5-8 三层四出式平面回转式筛选机结构示意图（mm）及实物图

1. 筛网；2. 床身；3. 传动机构；4. 机架；5. 柔性支撑；6. 出料斗

图 5-9 是一层二出口往复振动式筛选机结构示意图及实物图。电机通过皮带传动驱动曲柄连杆装置，使筛床、筛网沿支撑弹簧钢板的垂直方向作往复振动，物料在筛网的高端投料，经筛网筛分的物料落在底板上，在筛网面与底板排出不同体形大小的物料，达到筛选分级或除去杂质的目的。

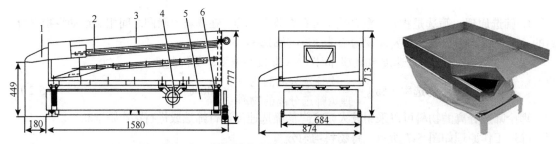

图 5-9 一层二出口往复振动式筛选机结构示意图（mm）及实物图

1. 出料口；2. 筛网；3. 床身；4. 振动电机；5. 机架；6. 支撑弹簧

筛选物料的效果除了与筛网的运动方式（包括平面回转式、往复振动式）、运行频率与幅度、筛网倾斜度有关外，还与筛网面上物料的堆积厚度、物料与筛网面的摩擦系数、物料的质量、体形与大小、筛网面长度、筛网开孔率等有关。一般情况下，物料的堆积厚度越小，物料与筛网面接触就越充分，筛选率就高，但产量降低；质量大、体形趋向于圆形或立方形的物料与筛网容易产生相对位移，利于筛选；筛网面长、开孔率高，增加筛选概率，可提高筛选率；物料与筛网面的摩擦系数大，如湿物料、含糖分或质软等物料，需要增大筛网运行幅度才能达到较好的筛选效果。

3. 筛选机械的用途 一是对原药材按体形或大小进行分级；二是去除夹杂在原药材中体形、大小与原药材不同的杂质，如泥沙、碎屑等；三是在饮片切制过程中分离出较大尺寸部分，以便进行再次切制；四是分离炒制饮片的固体辅料、药屑或饮片干燥后的药屑。由于平面回转式筛选机运行频率相对较低且运行幅度较大，适用于体形大、与筛网面摩擦系数大的药材或饮片的筛选，如原药材筛选、切制过程中的分级筛选；而往复振动式筛选机的运行频率较高而运行幅度较小，适合于体形较小饮片的筛选，如干燥、炒制后的饮片。

振动筛在工作中，会产生粉尘，影响车间的环境。因此，筛选粉尘较大的物料时，可在振动筛床身上方安置吸尘罩或把筛床上面封闭起来留出加料口及排尘口，可以减少扬尘对环境的污染。

四、水选机械设备

1. 水选原理　水选是利用水的浸泡、溶解、卷离等作用，使附着在药材表面的杂物脱离。

2. 水选机械

（1）洗药池：通常由混凝土制作，内衬不锈钢板。水池底部的排水管道与下水道相连，出口处装有放水阀，下水道上设置沉淀池，以避免泥沙堵塞下水道。进水管道上装有流量计和阀门，可以显示用水量和控制进水。水池的一个侧面通常设有小门，以方便药材用小车装载。小容量水池宜采用不锈钢板直接焊制成水槽，便于维护与日后移动，除侧面开门外，其余结构、配置与水池基本相同。洗药池池底应制成向排水口倾斜状，以排尽污水，便于清理。另外，用不锈钢板衬里洗药池时，应预埋金属嵌件，不锈钢板衬里应与水泥池施工同时进行，以便不锈钢板与水泥面牢固结合，提高其使用寿命。

利用水池进行洗药通常先放入药材再放水；水槽洗药可以先装药材再放水，也可以先放水再放药材。清洗过程中均由人工翻动、搅拌药材，以提高清洗效果。

（2）转鼓式循环水洗药机：图5-10是一种转鼓式循环水洗药机的结构示意图及实物图。转鼓式循环水洗药机由电机、减速器、滚筒外圈和滚筒组成机械传动系统。洗药机的主体部分是一壁面开有许多小孔的鼓式转筒，由电机通过皮带直接驱动转筒旋转。转筒下部是V型水箱，V型水箱的水经过泥沙过滤器由水泵将其增压后，通过喷淋水管、喷嘴喷向转筒内的药材。由于转筒部分浸入水箱，药材被充分浸泡，再通过喷淋水冲刷、转筒旋转使药材相互摩擦等作用，使易于附着在药材表面的杂物脱落并残留在水中，达到清洗药材之目的。本机采用V型水箱结构，避免了清洗残留物的积留和卫生死角，能快速地把水箱内的脏水和杂质清除掉，极大减小了清理的难度和工作量。

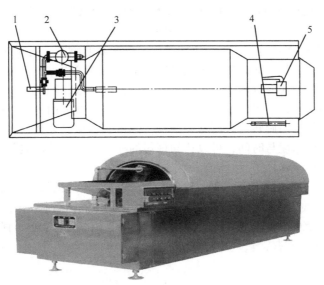

图5-10　转鼓式循环水洗药机结构示意图及实物图

1. 进水口；2. 管道泵接线；3. 电机接线；4. 溢流管接口；5. 排污口

（3）喷淋式滚筒洗药机：图 5-11 是一种喷淋式滚筒洗药机的结构示意图及实物图。用水浸泡、溶解附着在药材表面的杂物是水洗药材的必要条件。但水浸泡附着在药材表面杂物的同时也浸泡了药材，可能会导致药效成分流失，增加后续干燥能耗。为避免药材"伤水"，可以采用提高转筒旋转速度、缩短水洗时间等进行抢水洗药，缩短药材被水浸泡的时间。提高洗药机喷淋水的冲刷力，增强药材之间及药材与转筒的摩擦作用，加强人工翻动、搅拌药材等，都十分有利于洗净药材。

洗药机一般适合于形状规则、形态短小、不易缠绕等药材的清洗，生产效率高、清洗均匀、不易"伤水"，物料被筒体内螺旋板推进，受高压水流喷淋冲洗，污水进入水箱经沉淀、过滤后可重复使用。水箱、水槽一般适合于形状复杂、形态细长等药材的清洗，生产效率低、劳动强度大、清洗时间长、药材含水率高。

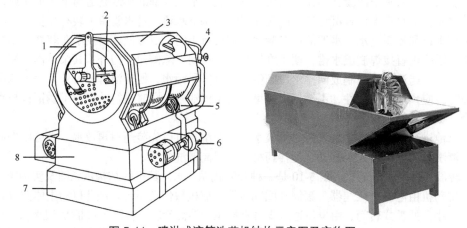

图 5-11 喷淋式滚筒洗药机结构示意图及实物图

1. 滚筒；2. 冲洗管；3. 防护罩；4. 二次冲洗管；5. 导轮；6. 水泵；7. 水槽；8. 水箱

五、干洗机械设备

1. 干洗原理 干洗是对药材表面进行机械摩擦、挤压，使吸附、黏合、夹带或嵌入在药材表面、缝隙的杂物或药材自身表皮脱落并分离的一种方法。

2. 干洗机械 图 5-12 是转筒式干洗机的结构示意图及实物图。从进料口投入药材，转筒内壁装有螺旋板，当转筒作正向旋转时螺旋板将药材推入转筒内，转筒横截面形状可以是圆形、方形或多角形，控制转筒旋转速度，使药材在转筒内翻滚，利用药材之间、药材与筒壁之间的挤压、摩擦等作用，使吸附、黏合、夹带、嵌入在药材表面、缝隙的杂物或药材的表皮剥离、脱落。转筒作反向旋转便将药材和杂物一起推到出料口处排出，经筛选得到干法净制药材。控制转筒运行速度与时间，可以达到理想的净制效果。转筒尾部连接的除尘器，用于除去灰尘、净化作业环境。

由于这种干洗方式，不用水接触药材，避免了用水清洗药材导致的有效成分流失，减少了饮片厂的污水排放量。根据需要，接触药材的滚筒可用不锈钢或碳钢制造，滚筒形状可制成方形柱（XGF 型）或六棱柱（XGL 型），有利于滚筒内物料翻滚互相擦碰，物料不宜装得过多，一般装料体积为滚筒容积的 30% 左右。

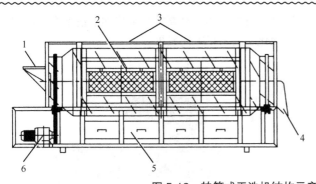
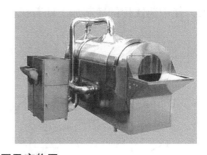

图 5-12 转筒式干洗机结构示意图及实物图

1. 进料口；2. 筛网；3. 除尘口；4. 出料口；5. 除尘收集抽屉；6. 传动电机

六、磁选机械设备

中药材的磁选是利用磁性材料能够吸附含有原磁体物质，将药材与杂物进行分离的一种方法。

1. 磁选原理 对外产生磁性的物质被称为磁性材料。在铁、钴、镍等金属和部分矿物中存在原磁体，在无外磁场作用时，这些原磁体排列紊乱，它们的磁性相互抵消，对外不显示磁性。当磁性材料靠近含有原磁体物质时，这些原磁体在磁性的作用下，整齐地排列起来，与磁性材料相互吸引。中药材一般不存在原磁体，也就不会被磁性材料吸引。砂石中所含的原磁体较少，往往需要用强磁性材料才能除去。磁选原理图见图 5-13。

2. 磁选机械 磁选机械主要有带式磁选机和棒式磁选机。磁选机由振动送料和磁选两部分组成。振动送料部分将物料均匀地撒落到输送带或磁选箱上，进行磁选。

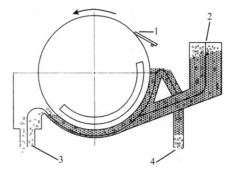

图 5-13 磁选原理图

1. 刮板；2. 投料口；3、4. 物料及杂质出口

带式磁选机由振动上料装置、磁吸式输送装置两大部分组成，其中磁吸式输送装置由机架、脚轮、驱动电机、主动轴、从动磁选轴、输送带、防护罩、出料斗、除杂斗等组成，见图 5-14A。带式磁选机的一只轧辊具有强磁性，当物料经振动装置匀料后送入输送带，输送带下方的强磁性从动磁选轴在转动过程中将物料中的铁磁性杂物吸附在输送带上，其他物料在重力作用下经出料斗排出，而吸附在输送带上的杂质继续沿着辊轴圆周转动到辊轴的下方，随着辊轴继续旋转，吸附在输送带上的杂质远离磁性辊轴，当吸引力小于杂物重力时，杂物便脱离输送带，下落在杂物出料口排出，自动除去药材中的铁性杂质，实现铁性杂质与物料的自动分离。未自动掉落铁磁性杂质及灰尘等被清洁刷刷落入除杂斗。

带式磁选机适用于中药材原料、半成品或饮片成品中非药物杂质的净选，对铁性杂质除净率可达到 99.9%，便于实现自动化流水作业。

棒式磁选机的磁选箱均匀地安装了磁棒，当物料受重力作用下落，经过磁选箱时，含原磁体杂质受强磁力作用被吸附在磁棒上，物料则通过磁选箱进入料筐，使杂质与物料自动分离。被吸附在磁棒上的杂质，由人工定期进行清除。工作原理见图 5-14B。

另外，机械化净选机组是将风选、筛选、挑选、磁选等单机设备，经优化组合设计，配备输送装置、除尘器等，组成以风选、筛选、磁选等机械化净选为主，人工辅助挑选相结合的自动化成套净选设备，可对饮片进行多方位的净制处理。该机组对不能用机械方式除净的杂质由人工进行处理,如挑拣、刮削、剪切、刷、擦等。该机组将传统的净制要求与现代加工技术有机地结合起来,使中药饮片的净制加工朝着机械化、自动化、高效率方向发展。

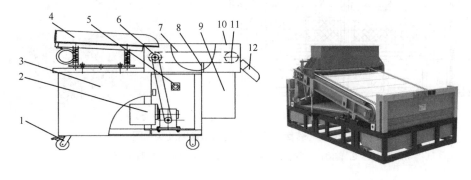

A. 带式磁选机

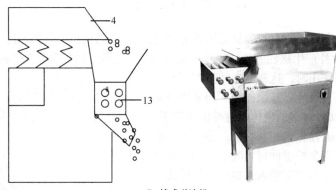

B. 棒式磁选机

图 5-14 带式和棒式磁选机结构示意图及实物图

1. 脚轮;2. 驱动电机;3. 机架;4. 振动上料装置;5. 电源开关;6. 主动轴;7. 输送带;8. 毛刷;9. 除杂斗;10. 防护罩;
11. 从动磁选轴;12. 出料斗;13. 磁棒

第三节 典型案例

紫 苏 子

【药材来源】 本品为唇形科植物紫苏 *Perilla frutescens*(L.)Britt.的干燥成熟果实。

【炮制方法】 除去杂质,洗净,干燥。

【质量要求】 紫苏子呈卵圆形或类球形,表面灰褐色或灰棕色,压碎有香气,味微辛。本品水分含量不得过 8.0%;以干燥品计,含迷迭香酸($C_{18}H_{16}O_8$)不得少于 0.25%。

【炮制作用】 紫苏子味辛,性温。归肺经。具有降气化痰,止咳平喘,润肠通便之功效。用于痰壅气逆,咳嗽气喘,肠燥便秘。经净制,除去杂质。

案例 5-1   **紫苏子净制工艺**

1. 工艺描述与工艺参数

(1)净选:①整理:称取紫苏子药材置挑选工作台上,人工挑出杂质;②清洗:用清水冲洗挑选好的紫苏子,除去泥土等杂质。

（2）干燥：将紫苏子摊放于烘箱内，控制温度干燥。

（3）包装：紫苏子饮片按每包装袋1kg称重，装入相应的塑料包装袋内，封口，贴上标签。

2. 工艺流程图（※为质量控制点）

取紫苏子原药材 —合格品→ 净选 —挑选、清洗※→ 干燥 —温度※/时间※→ 中间站 —QA监控/QC检验→ 包装 —装袋称量/封口贴签→ 成品 —QA监控/QC检验→ 入库

3. 工艺关键点

工序	生产过程质量控制项目
领料、称量	名称、数量
净选	杂质、异物、非药用部分
干燥	水分、温度、时间、装量
包装	包装数量、物料标卡、封口严密性

4. 思考题

如何有效地控制机械化挑选机净制的程度？

5. 知识拓展

采用薄层色谱法（thin-layer chromatography，TLC），以木犀草素、芹菜素和迷迭香酸3种成分为指标，对紫苏子进行定性鉴别；采用高效液相色谱法（high performance liquid chromatography，HPLC），设置检测波长为330 nm，对迷迭香酸进行含量测定，适用于紫苏子药材和饮片的质量控制。

使 君 子 仁

【药材来源】 本品为使君子科植物使君子 *Quisqualis indica* L.的干燥成熟果实。

【炮制方法】 取净使君子，除去外壳。

【质量要求】 使君子仁呈长椭圆形或者纺锤形，长约2 cm，直径约1 cm。表面棕褐色或黑褐色，有多数纵皱纹，种皮易剥离，子叶2，黄白色，有油性，断面有裂隙。气微香，味微甜。本品水分不得过13.0%；按干燥品计，含胡芦巴碱（$C_7H_7NO_2$）不得少于0.20%。

【炮制作用】 使君子味甘，性温。归脾、胃经。具有杀虫消积之功，用于蛔虫病、蛲虫病，以及虫积腹痛，小儿疳积。使君子仁与带壳使君子功用相同，入煎剂可直接用使君子捣碎入药，使君子仁多入丸、散剂或嚼食。生品杀虫力强。经净制，除去外壳及杂质。

案例 5-2　　　　　使君子仁净制工艺

1. 工艺描述与工艺参数

（1）净选：①整理：称取使君子药材，使用轧碎机轧碎果壳；②挑选：选用1.2 cm方眼筛子或风选机，除去灰屑、泥屑或果壳等杂质，置竹匾内，除去霉粒、油。

（2）包装：使君子仁饮片按每包装袋1kg称重，装入相应的塑料包装袋内，封口，贴上标签。

2. 工艺流程图（※为质量控制点）

取使君子原药材 $\xrightarrow{合格品}$ 净选 $\xrightarrow{压扁、挑选※}$ 中间站 $\xrightarrow{\frac{QA监控}{QC检验}}$ 包装 $\xrightarrow{装袋称量\ 封口贴签}$ 成品 $\xrightarrow{\frac{QA监控}{QC检验}}$ 入库

3. 工艺关键点

工序	生产过程质量控制项目
领料、称量	名称、数量
净选	杂质、异物、非药用部分
包装	包装数量、物料标卡、封口严密性

4. 思考题

在使君子仁净制过程中最影响其洁净度的是哪一步骤？如何改进该工艺？

5. 知识拓展

采用固相微萃取结合气相色谱-质谱法（gas chromatography-mass spectrometry，GC-MS）分析使君子药材的挥发性成分，主要包括烷烃类、烯类、醇类、酸类、酯类等，其中壬醛是含量最高的物质。其中有一些具有较强驱虫杀菌作用的化学物质，是其具有明显驱虫杀菌作用的物质基础。

莱 菔 子

【药材来源】 本品为十字花科植物萝卜 *Raphanus sativus* L.的干燥成熟种子。

【炮制方法】 除去杂质，洗净，干燥。用时捣碎。

【质量要求】 莱菔子呈类卵圆形或者椭圆形，长 2.5～4 mm，宽 2～3 mm。表面黄棕色、红棕色或灰棕色，一端有深棕色圆形种脐，一侧有数条纵沟。气微，味淡，微苦辛。本品水分含量不得过 8.0%，总灰分不得过 6.0%，酸不溶性灰分不得过 2.0%；乙醇浸出物不得少于 10.0%；按干燥品计，含芥子碱硫氰酸盐（$C_{16}H_{24}NO_5 \cdot SCN$）不得少于 0.40%。

【炮制作用】 莱菔子味辛、甘，性平。归肺、脾、胃经。具有消食除胀，降气化痰之功。用于饮食停滞，脘腹胀痛，大便秘结，积滞泻痢，痰壅喘咳。经净制，除去杂质。

案例 5-3   **莱菔子净制工艺**

1. 工艺描述与工艺参数

（1）净选：①整理：称取莱菔子药材，选用 24 目筛筛去灰屑，置整理工作台上或竹匾内，拣去杂质；②清洗：缸内放好水，将原药倒入淘箩内，放入水缸内进行快速淘洗，淘净，取出，装入盛器。

（2）干燥：将莱菔子摊放于烘箱内，控制温度干燥。

（3）包装：莱菔子饮片按每包装袋 1 kg 称重，装入相应的塑料包装袋内，封口，贴上标签。

2.工艺流程图（※为质量控制点）

取莱菔子原药材 $\xrightarrow{合格品}$ 净选 $\xrightarrow{整理、清洗※}$ 干燥 $\xrightarrow{\frac{温度※}{时间※}}$ 中间站 $\xrightarrow{\frac{QA监控}{QC检验}}$ 包装 $\xrightarrow{\frac{装袋称量}{封口贴签}}$ 成品 $\xrightarrow{\frac{QA监控}{QC检验}}$ 入库

3. 工艺关键点

工序	生产过程质量控制项目
领料、称量	名称、数量
净选	杂质、异物、非药用部分
干燥	水分、温度、时间、装量
包装	包装数量、物料标卡、封口严密性

4. 思考题

在莱菔子净制过程中最影响其洁净度的是哪一步骤？如何结合现代工艺技术进行改进？

5. 知识拓展

莱菔子作为果实种子类药物入药，从宋代即载有"淘择洗"。至明、清一直有"淘泽"（明代《医宗必读》）、"淘洗净"（清代《本草述》）的记载。实际调研证明，莱菔子在夏季采收后，原料中杂质和非药用部位主要有果荚残片、枝梗、泥土、瘪粒，以及与药物大小相近的土块、砂石等。

结合中药饮片生产实际，确定了莱菔子风选与水淘洗的净制工艺。通过风选能有效地去除质轻的果荚残片、枝梗、土粉、瘪粒。而与药物大小相近的土块、砂石只有通过水淘洗，方能有效去除。因莱菔子种皮致密，水洗中不会造成药效成分流失，洗后容易干燥。通过对其风选、水淘洗工艺的选择，对比其杂质含量的变化，确定净制工艺及其参数，为将原药材用电动扬药机风选，再用水淘洗，80℃以下烘干。

柏 子 仁

【药材来源】 本品为柏科植物侧柏 *Platycladus orientalis*（L.）Franco 的干燥成熟种仁。

【炮制方法】 除去杂质和残留的种皮。

【质量要求】 柏子仁呈长椭圆形或者长卵形，长 4～7 mm，直径 1.5～3 mm。表面黄白色或淡黄棕色，外包膜质内种皮，顶端略尖，有深褐色的小点，基部钝圆。质软，富油性，气微香，味淡。本品水分不得过 6.0%；酸值不得过 40.0，羰基值不得过 30.0，过氧化值不得过 0.26；每 1000 g 含黄曲霉毒素 B_1 不得过 5 μg，黄曲霉毒素 G_2、黄曲霉毒素 G_1、黄曲霉毒素 B_2 和黄曲霉毒素 B_1 总量不得过 10 μg。

【炮制作用】 柏子仁味甘，性平。归心、肾、大肠经。具有养心安神，润肠通便，止汗之功。用于阴血不足，虚烦失眠，心悸怔忡，肠燥便秘，阴虚盗汗。经净制，除去杂质和残留的种皮。

案例 5-4 柏子仁净制工艺

1. 工艺描述与工艺参数

（1）净选：称取柏子仁药材，用两种（灰筛、米筛）不同孔径的筛子反复进行筛选，除去残留硬壳、黑色油粒、灰屑以及其他非药用部分，置盛器。

本品也可用风选机进行预整理，用上述方法除去硬壳、杂质、泛油变色粒等杂质。

（2）包装：柏子仁饮片按每包装袋 1 kg 称重，装入相应的塑料包装袋内，封口，贴上标签。

2. 工艺流程图（※为质量控制点）

取柏子仁原药材 →(合格品) 净选 →过筛、除杂※ →中间站 →(QA监控/QC检验) 包装 →(装袋称量/封口贴签) 成品

→(QA监控/QC检验) 入库

3. 工艺关键点

工序	生产过程质量控制项目
领料、称量	名称、数量
筛选	筛去泥沙、灰屑
挑选	杂质、异物、非药用部分
包装	包装数量、物料标卡、封口严密性

4. 思考题

如何结合现代工艺技术对柏子仁的净制工艺进行改进？

5. 知识拓展

穿心莲内酯是典型的半日花烷型二萜类化合物，柏子仁主要含有半日花烷型为母核的二萜类成分，故选用穿心莲内酯为指标成分进行总二萜成分含量的比色法测定。实验表明：采用香草醛-高氯酸显色法显色时，供试品溶液和穿心莲内酯对照品溶液在 554 nm 处均有最大特征吸收，且为单一吸收峰，与文献报道中总二萜含量测定选用的方法一致，该方法稳定可行，为柏子仁质量标准的建立提供了参考。实验中测定了不同产地柏子仁药材中总二萜和脂肪油的含量，经相关度计算表明：脂肪油和总二萜的含量有较强的正相关性。

薄　荷

【药材来源】　本品为唇形科植物薄荷 *Mentha haplocalyx* Briq.的干燥地上部分。

【炮制方法】　除去老茎和杂质，略喷清水，稍润，切短段，及时低温干燥。

【质量要求】　薄荷呈不规则的段。茎方柱形，表面紫棕色或淡绿色，具纵棱线，棱角处具茸毛。揉搓后有特殊清凉香气，味辛凉。本品水分含量不得过 13.0%，含挥发油不得少于 0.40%（mL/g）；按干燥品计，含薄荷脑（$C_{10}H_{20}O$）不得少于 0.13%。

【炮制作用】　薄荷味辛，性凉。归肺、肝经。具有疏散风热，清利头目，利咽，透疹，疏肝行气之功。用于风热感冒，风温初起，头痛，目赤，喉痹，口疮，风疹，麻疹，胸胁胀闷。经净制，除去老茎和杂质。

案例 5-5　　　　　　　　　　薄荷净制工艺

1. 工艺描述与工艺参数

（1）净选：①整理：称取薄荷药材置工作台或竹匾，拣净杂质，除去残根，先将叶抖下，另放。排齐理顺或捆扎成把，然后装入盛器内。②清洗：先在缸内放适量的水，将整理后的薄荷放在缸内，抢水洗，取出装入盛器中，润软，一般中途不需淋水。

（2）干燥：将薄荷摊放于烘箱内，低温干燥。

（3）包装：薄荷饮片按每包装袋 1 kg 称重，装入相应的塑料包装袋内，封口，贴上标签。

2. 工艺流程图（※为质量控制点）

取薄荷原药材 →(合格品) 净选 →整理、清洗※ →干燥 →(温度※/时间※) 中间站 →(QA监控/QC检验) 包装

$$\xrightarrow[\text{封口贴签}]{\text{装袋称量}} 成品 \xrightarrow[\text{QC检验}]{\text{QA监控}} 入库$$

3. 工艺关键点

工序	生产过程质量控制项目
领料、称量	名称、数量
净选	杂质、异物、非药用部分
干燥	水分、温度、时间、装量
包装	包装数量、物料标卡、封口严密性

4. 思考题

影响薄荷净制的主要是哪一步骤？如何改进工艺使其净制速度及程度均有提高？

5. 知识拓展

目前，薄荷的质量控制常以指纹图谱的技术手段来研究分析。对不同产地薄荷中挥发油的指纹图谱进行了研究，以水蒸气蒸馏法提取薄荷中的挥发油，采用 GC 技术建立薄荷挥发油的共有指纹图谱。然后通过指纹图谱相似性软件建立共有模式，并对不同产地的 10 批薄荷挥发油进行比较，相似度达到 90% 以上，共有 15 个峰。经考察精密度、稳定性和重复性，证明该方法稳定可控，可以作为一种有效的技术手段进行薄荷的质量控制。建立了薄荷素油的气相特征图谱，并同时测定了薄荷素油中的 6 种成分的含量，结果表明，特征图谱结合多组分的含量测定，能更好地控制薄荷素油的质量。对薄荷药材的 HPLC 特征图谱进行了研究，结果 12 批薄荷共标示出 24 个共有峰，表明所建立的方法准确可靠，重复性好，可以为薄荷药材和饮片的质量控制提供依据。此外采用 HPLC 建立了薄荷水提物的特征图谱，图谱中有 17 个共有峰，此方法稳定性、重复性、精密度均较好，可用于薄荷药材和饮片的质量控制和综合评价。

广 藿 香

【药材来源】 本品为唇形科植物广藿香 *Pogostemon cablin*（Blanco）Benth.的干燥地上部分。

【炮制方法】 除去残根和杂质，先抖下叶，筛净另放；茎洗净，润透，切段，晒干，再与叶混匀。

【质量要求】 广藿香呈不规则的段。茎略呈方柱形，表面灰褐色、灰黄色或带红棕色，被柔毛。切面有白色髓。叶破碎或皱缩成团，完整者展平后呈卵形或椭圆形，两面均被灰白色绒毛；基部楔形或钝圆，边缘具大小不规则的钝齿；叶柄细，被柔毛。气香特异，味微苦。

【炮制作用】 广藿香味辛，性微温。归脾、胃、肺经。具有芳香化浊，和中止呕，发表解暑之功。用于湿浊中阻，脘痞呕吐，暑湿表证，湿温初起，发热倦怠，胸闷不舒，寒湿闭暑，腹痛吐泻，鼻渊头痛。经净制，除去残根和杂质。

案例 5-6 **广藿香净制工艺**

1. 工艺描述与工艺参数

（1）净选：①整理：称取广藿香药材置竹匾或工作台上，拣净杂质，除去残根，先将叶抖下，另放；②清洗：先在缸内放适量的水，将茎洗净，近根下半段略浸，取出装入盛器中，润软。

（2）干燥：将广藿香摊放于烘箱内，低温干燥。

（3）包装：广藿香饮片按每包装袋 1 kg 称重，装入相应的塑料包装袋内，封口，贴上标签。

2. 工艺流程图（※为质量控制点）

取广藿香原药材 —合格品→ 净选 —整理、清洗※→ 干燥 —温度※／时间※→ 中间站 —QA监控／QC检验→ 包装 —装袋称量／封口贴签→ 成品 —QA监控／QC检验→ 入库

3. 工艺关键点

工序	生产过程质量控制项目
领料、称量	名称、数量
净选	杂质、异物、非药用部分
干燥	水分、温度、时间、装量
包装	包装数量、物料标卡、封口严密性

4. 思考题

在保证药材洁净度的前提下，结合现代净制工艺技术及设备，如何提高广藿香的净制效率？

5. 知识拓展

挥发油是广藿香的主要药效成分，其对热敏感，且茎、叶的质地差异大，因此将茎和叶分开处理，能较好地将不同部位的药效成分保留下来。通过广藿香不同软化方式对比、机润方式考察和优化等，最终确定广藿香茎和叶的最佳炮制工艺：茎抢水清洗 1 次，置真空气相置换润药机中 50℃润制 2.0 h，取出后，切制成段（4 mm 左右），再于 50℃干燥 1.5 h；叶抢水清洗 1 次，置 50℃干燥 135 min。经验证，广藿香茎与叶的炮制工艺均较稳定，可用于实际生产。

款 冬 花

【药材来源】　本品为菊科植物款冬 *Tussilago farfara* L.的干燥花蕾。

【炮制方法】　除去杂质及残梗。

【质量要求】　款冬花呈长圆棒状。长 1～2.5 cm，直径 0.5～1 cm。上端较粗，下端渐细或带有短梗，外面被有多数鱼鳞状苞片。苞片外表面紫红色或淡红色，内表面密被白色絮状茸毛。体轻，撕开后可见白色茸毛。气香，味微苦而辛。本品醇溶性浸出物不得少于 20.0%；按干燥品计，含款冬酮（$C_{23}H_{34}O_5$）不得少于 0.070%。

【炮制作用】　款冬花味辛、微苦，性温。归肺经。具有润肺下气，止咳化痰之功。用于新久咳嗽，喘咳痰多，劳嗽咯血。经净制，除去杂质和残梗。

案例 5-7　　　　　　　　　款冬花净制工艺

1. 工艺描述与工艺参数

（1）净选：称取款冬花药材置竹匾或工作台上，除去杂质及残留的梗，用 24 目筛，筛去灰屑，装入盛器。

（2）包装：款冬花饮片按每包装袋 1 kg 称重，装入相应的塑料包装袋内，封口，贴上标签。

2. 工艺流程图（※为质量控制点）

取款冬花原药材 ——合格品—→ 净选 ——除杂、去残梗※—→ 中间站 ——QA监控/QC检验—→ 包装 ——装袋称量/封口贴签—→ 成品

——QA监控/QC检验—→ 入库

3. 工艺关键点

工序	生产过程质量控制项目
领料、称量	名称、数量
净选	杂质、异物、非药用部分
包装	包装数量、物料标卡、封口严密性

4. 思考题

如何结合现代工艺技术对款冬花的净制工艺进行改进？

5. 知识拓展

款冬花药用历史悠久，在临床上应用较为广泛。款冬花药材现行质量标准主要依据《中华人民共和国药典》2020年版，包括性状、鉴别、浸出物和含量测定等四个方面。鉴别含显微鉴别和理化鉴别，主要通过显微观察辨别药材的结构，通过 TLC 对款冬酮进行定性检测。含量测定主要是采用 HPLC 法对款冬酮含量进行测定，规定款冬酮含量不得少于万分之七。浸出物采用热浸法测定，以乙醇作溶剂，不得少于 20.0%。

款冬花作为天然植物，在国外药典中也有记载，被用于治疗呼吸道疾病。美国草药典（American Herbal Pharmacopoeia）对款冬花的植物性状进行了描述，并介绍了款冬花和伪品蜂斗菜属植物的区别，但是未对款冬花成分进行控制。日本药典、欧洲药典均未对款冬花植物进行记载。

在现有基本标准的基础之上，提出合理的多指标多参数质控体系，获取高纯度组分标品，建立针对款冬花中化学组分的高效测试方法，完善现有的质量控制指标，在现阶段仍有重要的研究价值和实用意义。

大 青 叶

【药材来源】 本品为十字花科植物菘蓝 *Isatis indigotica* Fort.的干燥叶。

【炮制方法】 除去杂质，抢水洗，切碎，干燥。

【质量要求】 大青叶为不规则的碎段。叶片暗灰绿色，叶上表面有的可见色较深稍突起的小点；叶柄碎片淡棕黄色。质脆。气微，味微酸、苦、涩。本品水分不得过 10.0%；醇溶性浸出物不得少于 16.0%；按干燥品计，含靛玉红（$C_{16}H_{10}N_2O_2$）不得少于 0.020%。

【炮制作用】 大青叶味苦，性寒。归心、胃经。有清热解毒，凉血消斑之功。用于温病高热，神昏，发斑发疹，痄腮，喉痹，丹毒，痈肿。净制，除去杂质，切碎，便于调剂和制剂。

案例 5-8 **大青叶净制工艺**

1. 工艺描述与工艺参数

（1）净选：①挑选：称取大青叶置挑选工作台上，人工挑出杂质；②水洗：挑选后的大青叶用循环水洗药机洗去尘土杂质。

（2）软化：①喷淋：用清水喷淋净大青叶；②润：喷淋后的净大青叶放置适当时间至软化合格。

（3）切制：启动高速截断往复式切药机，将净大青叶切成规格为 5～10 mm 段。

（4）干燥：将大青叶饮片摊放在烘干箱中，控制温度和时间干燥。

（5）过筛：将大青叶饮片过孔径 2 mm 筛。

（6）包装：大青叶饮片按每包装袋 1 kg 称重，装入相应的塑料包装袋内，封口，贴上标签。

2. 工艺流程图（※为质量控制点）

取大青叶原药材 →合格品→ 净选 →挑选、清洗※→ 软化 →喷淋、润※→ 切制 → 干燥 →温度※时间※→ 过筛 →孔径※→ 中间站 →QA监控 QC检验→ 包装 →装袋称量 封口贴签→ 成品 →QA监控 QC检验→ 入库

3. 工艺关键点

工序	生产过程质量控制项目
领料、称量	名称、数量
净选	杂质、异物、非药用部分
软化	润药均匀度、软化程度
切制	规格大小
干燥	水分、温度、时间、装量
过筛	孔径
包装	包装数量、物料标卡、封口严密性

4. 思考题

大青叶净制有多个步骤，其中对洁净度影响最大的是哪一步骤？如何结合现代工艺进行改进？

5. 知识拓展

以有机酸中的邻氨基苯甲酸为考察指标，建立 HPLC 检测大青叶有机酸含量方法，并优选得到了大青叶中有机酸的提取纯化工艺：乙醇浓度75%，溶剂用量10倍，提取次数2次，提取时间1.5 h；从不同的大孔吸附树脂中优选出 X-5 为最佳；有机酸提取物上 X-5 大孔吸附树脂，浓度为 0.18 mg/mL，pH 为 3，洗脱流速为 2 BV/h，洗脱剂乙醇浓度为 65%。

金 银 花

【药材来源】　本品为忍冬科植物忍冬 Lonicera japonica Thunb. 的干燥花蕾或带初开的花。

【炮制方法】　除去杂质。

【质量要求】　金银花呈棒状，上粗下细，略弯曲，长 2～3 cm，上部直径约 3 mm，下部直径约 1.5 mm。表面黄白色或绿白色（贮久色渐深），密被短柔毛。气清香，味淡、微苦。本品水分含量不得过 12.0%，总灰分不得过 10.0%，酸不溶性灰分不得过 3.0%；铅不得过 5 mg/kg，镉不得过 1 mg/kg，砷不得过 2 mg/kg，汞不得过 0.2 mg/kg，铜不得过 20 mg/kg；按干燥品计，含绿原酸（$C_{16}H_{18}O_9$）不得少于 1.5%；含酚酸类以绿原酸（$C_{16}H_{18}O_9$）、3,5-二-O-咖啡酰奎宁酸（$C_{25}H_{24}O_{12}$）和 4,5-二-O-咖啡酰奎宁酸（$C_{25}H_{24}O_{12}$）的总量计，不得少于 3.8%；含木犀草苷（$C_{21}H_{20}O_{11}$）不得少于 0.050%。

【炮制作用】　金银花味甘，性寒。归肺、心、胃经。具有清热解毒，疏散风热之功。用于痈肿疔疮，喉痹，丹毒，热毒血痢，风热感冒，温病发热。经净制，除去杂质。

案例 5-9   **金银花净制工艺**

1. 工艺描述与工艺参数

（1）净选：称取金银花药材置竹匾内，用簸法除去梗和杂质。或用变频卧式风选机除去叶，用 24 目筛筛去灰屑。

（2）包装：金银花饮片按每包装袋 1 kg 称重，装入相应的塑料包装袋内，封口，贴上标签。

2. 工艺流程图（※为质量控制点）

取金银花原药材 —合格品→ 净选 —除杂、去残梗※→ 中间站 —QA监控/QC检验→ 包装 —装袋称量/封口贴签→ 成品 —QA监控/QC检验→ 入库

3. 工艺关键点

工序	生产过程质量控制项目
领料、称量	名称、数量
净选	杂质、异物、非药用部分
包装	包装数量、物料标卡、封口严密性

4. 思考题

如何结合现代工艺技术对金银花的净制工艺进行改进？

5. 知识拓展

中药材的现场快速检测是中药鉴定技术运用于生产实际和贸易交流的最终方式。突破中药材 DNA 快速提取困难和 DNA 标记检测技术慢两大技术瓶颈，通过开发的试剂盒及配套仪器，建立了基于分子鉴定的金银花现场快速检测技术。该套技术可在 40～60 min 内实现金银花的定性鉴别，但目前无法实现药材和饮片质量优劣评价。

各种鉴定技术均存在其优势与局限性，在实际运用中应根据样品情况及检测需要选择鉴定方法，以达到快速准确鉴定的目的，有时需要多种鉴定方法结合使用才可达到理想效果。李峰等提出金银花多元多息鉴定法即是通过多种鉴定手段实现金银花的准确鉴定。

柴　胡

【药材来源】　本品为伞形科植物柴胡 *Bupleurum chinense* DC.或狭叶柴胡 *Bupleurum scorzonerifolium* Willd.的干燥根。按性状不同，分别习称"北柴胡"和"南柴胡"。

【炮制方法】　北柴胡：除去杂质和残茎，洗净，润透，切厚片，干燥。南柴胡：除去杂质，洗净，润透，切厚片，干燥。

【质量要求】　北柴胡：本品呈不规则厚片。外表皮黑褐色或浅棕色，具纵皱纹和支根痕。切面淡黄白色，纤维性。质硬。气微香，味微苦。南柴胡：本品呈类圆形或不规则片。外表皮红棕色或黑褐色。有时可见根头处具细密环纹或有细毛状枯叶纤维。切面黄白色，平坦。具败油气。北柴胡饮片水分含量不得过 10.0%，总灰分不得过 8.0%，酸不溶性灰分不得过 3.0%；醇溶性浸出物不得少于 11.0%。按干燥品计，含柴胡皂苷 a（$C_{42}H_{68}O_{13}$）和柴胡皂苷 d（$C_{42}H_{68}O_{13}$）的总量不得少于 0.30%。

【炮制作用】　柴胡味辛、苦，性微寒。归肝、胆、肺经。具有疏散退热，疏肝解郁，升举阳气之功。用于感冒发热，寒热往来，胸胁胀痛，月经不调，子宫脱垂，脱肛。经净制，除去杂质。

案例 5-10　　　　　　　　　　柴胡净制工艺

1. 工艺描述与工艺参数

（1）净选：①整理：称取柴胡药材置工作台上或竹匾内，除去残留的残茎等杂质，放入盛器内；②清洗：先在池内放入适量的水，将整理后的柴胡倒入水池中，洗净，撩起，装盛器，然后用清水冲洗，润透。

（2）干燥：将柴胡摊放于烘箱内，控制温度干燥。

（3）包装：柴胡饮片按每包装袋 1kg 称重，装入相应的塑料包装袋内，封口，贴上标签。

2. 工艺流程图（※为质量控制点）

取柴胡原药材 —合格品→ 净选 —整理、清洗※→ 干燥 —温度※/时间※→ 中间站 —QA监控/QC检验→ 包装 —装袋称量/封口贴签→ 成品 —QA监控/QC检验→ 入库

3. 炮制工艺关键控制点

工序	生产过程质量控制项目
领料、称量	名称、数量
净选	杂质、异物、非药用部分
干燥	水分、温度、时间、装量
包装	包装数量、物料标卡、封口严密性

4. 思考题

净制过程中的哪一步骤可以结合现代净制工艺技术及设备进行改进，以提高柴胡的净制效率？

5. 知识拓展

柴胡净制主要以去苗，去芦以及去须洗净为主。汉代《华氏中藏经》提到柴胡"去苗"。南北朝时期《雷公炮炙论》提到柴胡净制要求"凡采得后，去髭并头，用银刀削上赤薄皮少许，却以粗布拭了"。宋代《疮疡经验全书》中有"硬柴胡去芦，软柴胡去芦水洗"以及《普济本事方》中的"去苗洗净"，明代《证治准绳》中有"去毛芦洗"等。迄今为止，对于柴胡净制在各个标准以及炮制规范中尚没有统一，而净制工艺是饮片生产过程中最先也是较为关键的一步。不同产区、不同品种的柴胡对于净制工艺是否有影响还需对其进行深入研究，以期找到最佳净制工艺。

地　黄

【**药材来源**】　本品为玄参科植物地黄 *Rehmannia glutinosa* Libosch. 的新鲜或干燥块根。除去芦头、须根及泥沙，鲜用，习称"鲜地黄"；或将地黄缓缓烘焙至约八成干，习称"生地黄"。

【**炮制方法**】　除去杂质，洗净，闷润，切厚片，干燥。

【**质量要求**】　地黄呈类圆形或不规则的厚片。外表皮棕黑色或棕灰色，极皱缩，具不规则的横曲纹。切面棕黑色或乌黑色，有光泽，具黏性。气微，味微甜。本品水分不得过 15.0%，总灰分不得过 8.0%，酸不溶性灰分不得过 3.0%；水溶性浸出物不得少于 65.0%；按干燥品计，含梓醇（$C_{15}H_{22}O_{10}$）不得少于 0.20%，含地黄苷 D（$C_{27}H_{42}O_{20}$）不得少于 0.10%。

【**炮制作用**】　鲜地黄：味甘、苦，性寒。归心、肝、肾经。具有清热生津，凉血，止血之功。用于热病伤阴，舌绛烦渴，温毒发斑，吐血，衄血，咽喉肿痛。生地黄：味甘，性寒。归心、肝、肾经。具有清热凉血，养阴生津之功。用于热入营血，温毒发斑，吐血衄血，热病伤阴，舌绛烦

渴，津伤便秘，阴虚发热，骨蒸劳热，内热消渴。经净制，除去杂质。

案例 5-11 　　　　　　　　　　　**地黄净制工艺**

　　1. 工艺描述与工艺参数

　　（1）净选：①整理：称取地黄药材置工作台上，除去残留的芦头，拣去杂质后放入盛器；②清洗：将地黄置水池或淘药机内用清水洗净，取出，置盛器内，润软。

　　（2）干燥：将地黄摊放于烘箱内，控制温度干燥。

　　（3）包装：地黄饮片按每包包装袋 1 kg 称重，装入相应的塑料包装袋内，封口，贴上标签。

　　2. 工艺流程图（※为质量控制点）

取地黄原药材 $\xrightarrow{\text{合格品}}$ 净选 $\xrightarrow{\text{整理、清洗※}}$ 干燥 $\xrightarrow[\text{时间※}]{\text{温度※}}$ 中间站 $\xrightarrow[\text{QC检验}]{\text{QA监控}}$ 包装 $\xrightarrow[\text{封口贴签}]{\text{装袋称量}}$ 成品 $\xrightarrow[\text{QC检验}]{\text{QA监控}}$ 入库

　　3. 工艺关键点

工序	生产过程质量控制项目
领料、称量	名称、数量
净选	杂质、异物、非药用部分
干燥	水分、温度、时间、装量
包装	包装数量、物料标卡、封口严密性

　　4. 思考题

　　结合现代净制工艺及设备，如何提高地黄的净制效率与洁净度？

　　5. 知识拓展

　　对地黄的化学成分研究最早始于 20 世纪 80 年代，鲜地黄中含梓醇和其他的环烯醚萜类如地黄苷 A、地黄苷 B、地黄苷 C、地黄苷 D、益母草苷、桃叶珊瑚苷、密力特苷。近年来许多学者对地黄的化学成分进行深入的研究，从怀庆地黄和笕桥地黄中分离出糖类、氨基酸。从地黄的叶和根中分离出黄酮类、环烯醚萜葡萄糖苷、糖类、氨基酸，其中根中还含有水苏糖、毛蕊花糖等。

　　地黄现有的质量控制方法主要有中药指纹图谱技术、生物活性测定技术、中药多指标质量控制的"一测多评"等方法。地黄的质量控制除了测定化学成分外，主要是从性状上进行评价。《中华人民共和国药典》2020 年版即从性状、显微、理化及有效成分的含量测定方面进行质量控制，而现有的《76 种药材商品规格标准》则是按表面颜色，有无老母、芦头、虫蛀、霉变，每公斤含有多少支等规定了地黄商品规格等级。

石　　斛

　　【药材来源】　　本品为兰科植物金钗石斛 *Dendrobium nobile* Lindl.、霍山石斛 *Dendrobium huoshanense* C. Z. Tang et S. J. Cheng、鼓槌石斛 *Dendrobium chrysotoxum* Lindl.或流苏石斛 *Dendrobium fimbriatum* Hook.的栽培品及其同属植物近似种的新鲜或干燥茎。

　　【炮制方法】　　除去残根，洗净，切段，干燥。霍山石斛除去杂质。

　　【质量要求】　　干石斛：呈扁圆柱形或圆柱形的段。表面金黄色、绿黄色或棕黄色，有光泽，有深纵沟或纵棱，有的可见棕褐色的节。切面黄白色至黄褐色，有多数散在的筋脉点。气微，味淡或微苦，嚼之有黏性。

　　干石斛水分含量不得过 12.0%，总灰分不得过 5.0%；金钗石斛以干燥品计，含石斛碱

（$C_{16}H_{25}NO_2$）不得少于 0.40%；霍山石斛以干燥品计，含多糖以无水葡萄糖（$C_6H_{12}O_6$）计，不得少于 17.0%；鼓槌石斛以干燥品计，含毛兰素（$C_{18}H_{22}O_5$）不得少于 0.030%。

【炮制作用】　石斛味甘，性微寒。归胃、肾经。具有益胃生津，滋阴清热之功。用于热病津伤，口干烦渴，胃阴不足，食少干呕，病后虚热不退，阴虚火旺，骨蒸劳热，目暗不明，筋骨痿软。经净制，除去杂质和残根。

案例 5-12　　　　　　　　　　　石斛净制工艺

1. 工艺描述与工艺参数

（1）净选：①整理：称取石斛药材放在竹匾内挑选，拣净杂质/霉变部分，除去残根，排齐或捆扎成把，装入盛器内；②清洗：将整理好的石斛置水池快洗，取出，中途淋水，置盛器内。

（2）干燥：将石斛摊放于烘箱内，控制温度干燥。

（3）包装：石斛饮片按每包装袋 1 kg 称重，装入相应的塑料包装袋内，封口，贴上标签。

2. 工艺流程图（※为质量控制点）

取石斛原药材 →合格品→ 净选 —整理、清洗※→ 干燥 →温度※／时间※→ 中间站 →QA监控／QC检验→ 包装 →装袋称量／封口贴签→ 成品 →QA监控／QC检验→ 入库

3. 工艺关键点

工序	生产过程质量控制项目
领料、称量	名称、数量
净选	杂质、异物、非药用部分
干燥	水分、温度、时间、装量
包装	包装数量、物料标卡、封口严密性

4. 思考题

影响石斛洁净度的因素有哪些？采取何种措施可以提高其洁净度？

5. 知识拓展

市场上石斛来源众多，约 50 种均可作石斛流通，鱼龙混杂，其质量评价备受关注。石斛含有丰富的多糖、生物碱、氨基酸等活性成分，但是由于缺乏统一的指标，以化学成分为评价指标体系难以全面评价石斛药材的质量。目前，市场上依然采用"看货议价""辨状论质"。市场上对石斛的质量评价要素包括了种质、产地、加工以及性状等。

水　　蛭

【药材来源】　本品为水蛭科动物蚂蟥 *Whitmania pigra* Whitman、水蛭 *Hirudo nipponica* Whitman 或柳叶蚂蟥 *Whitmania acranulata* Whitman 的干燥全体。

【炮制方法】　洗净，切断，干燥。

【质量要求】　本品呈不规则段状，扁块状或扁圆柱状。背部表面黑褐色，稍隆起，腹面棕褐色，均可见细密横环纹。切面灰白色至棕黄色，胶质状。质脆，气微腥。本品水分不得过 14.0%，总水分不得过 10.0%，酸不溶性灰分不得过 3.0%；酸碱度为 5.0～7.5。重金属及有害元素：铅不得过 10 mg/kg，镉不得过 1 mg/kg，砷不得过 5 mg/kg；汞不得过 1 mg/kg；每 1000g 含黄曲霉毒素 B_1 不得过 5 μg，黄曲霉毒素 G_2、黄曲霉毒素 G_1、黄曲霉毒素 B_2 和黄曲霉毒素 B_1 总量不得过 10 μg。

【炮制作用】 水蛭味咸、苦，性平；有小毒。归肝经。具有破血通经，逐瘀消癥之功。用于血瘀经闭，癥瘕痞块，中风偏瘫，跌扑损伤。

案例 5-13 　　　　　　　　　　**水蛭净制工艺**

1. 工艺描述与工艺参数

（1）净选：①整理：称取水蛭药材用小方眼筛，筛去灰屑，放工作台上拣去杂质，置盛器；②清洗：将整理好的水蛭，倒入盛有水的缸内，略浸，水要超过水蛭20 cm，捞起，再放入缸内淘净，置盛器，用清水冲洗至水无明显浑浊为度。

（2）干燥：将水蛭摊放于烘箱内，控制温度干燥。

（3）包装：水蛭饮片按每包装袋1 kg称重，装入相应的塑料包装袋内，封口，贴上标签。

2. 工艺流程图（※为质量控制点）

取水蛭原药材 —合格品→ 净选 —整理、清洗※→ 干燥 —温度※/时间※→ 中间站 —QA监控/QC检验→ 包装

—装袋称量/封口贴签→ 成品 —QA监控/QC检验→ 入库

3. 工艺关键点

工序	生产过程质量控制项目
领料、称量	名称、数量
净选	杂质、异物、非药用部分
干燥	水分、温度、时间、装量
包装	包装数量、物料标卡、封口严密性

4. 思考题

影响水蛭洁净度的关键步骤有哪些？采取何种措施可以提高其洁净度？

5. 知识拓展

《神农本草经》未言其有毒。《名医别录》云："有毒。"《本草经疏》言："有大毒。"汉代《伤寒论》中则有"暖水洗去腥"之净制法和《金匮玉函经》中的"熬去子杵碎"之水火共制法的记载。宋代《证类本草》有"细锉"切制法的记载，又有"极难修制，须细锉后用微火炒令黄乃熟"之炒制的记载，还有"新瓦上焙干，为细末"之焙制记载等。《普济本事方》载有"炒焦"和"炙"法。

现代医学研究证明：水蛭含有多肽类、肝素、抗血栓素、氨基酸以及镇痛酶、抗炎酶和溶血酶等主要成分，其中分离出的活性成分可分为两大类：第一类是直接作用于凝血系统的成分，包括凝血酶抑制剂，以及其他抑制血液凝固的物质：如水蛭素（hirudin）、菲牛蛭素（bufrudin）等；第二类是其他蛋白酶抑制剂及其他活性成分，小分子肽类及蛋白酶，如水蛭透明质酸酶、失稳酶（destabilase）、水蛭蛋白抑制酶伊格林（eglin）、抗栓肽待可森（decorsin）、博待啉（bdellin）等。

全　　蝎

【药材来源】 本品为钳蝎科动物东亚钳蝎 *Buthus martensii* Karsch 的干燥体。

【炮制方法】 除去杂质，洗净，干燥。

【质量要求】 全蝎头胸部与前腹部呈扁平长椭圆形，后腹部呈尾状，皱缩弯曲，完整者体长约6 cm。头胸部呈绿褐色，前面有1对短小的螯肢和1对较长大的钳状脚须，形似蟹螯，背面覆有梯形背甲，腹面有足4对，均为7节，末端各具2爪钩；前腹部由7节组成，第7节色深，背甲上有5条隆脊线。背面绿褐色，后腹部棕黄色，6节，节上均有纵沟，末节有锐钩状毒刺，毒

刺下方无距。气微腥，味咸。本品水分不得过 20.0%，总灰分不得过 17.0%，酸不溶性灰分不得过 3.0%；每 1000 g 含黄曲霉毒素 B_1 不得过 5 μg，黄曲霉毒素 G_2、黄曲霉毒素 G_1、黄曲霉毒素 B_2 和黄曲霉毒素 B_1 总量不得过 10 μg；乙醇浸出物不得少于 18.0%。

【炮制作用】　全蝎味辛，性平；有毒。归肝经。具有息风镇痉，通络止痛，攻毒散结之功。用于肝风内动，痉挛抽搐，小儿惊风，中风口㖞，半身不遂，破伤风，风湿顽痹，偏正头痛，疮疡，瘰疬。经净制，除去杂质。

案例 5-14　　　　　　　　　　　　**全蝎净制工艺**

1. 工艺描述与工艺参数

（1）净选：①整理：称取全蝎药材放入竹匾或工作台上挑选，除去杂质，置盛器内；②清洗：在缸或水池内放上适量的水，将全蝎倒入盛器内，入水浸泡 2～3 天，每天换水 2 次，至几无咸味，洗净取出，装入盛器。

（2）干燥：将全蝎摊放于烘箱内，控制温度干燥。

（3）包装：全蝎饮片按每包装袋 1 kg 称重，装入相应的塑料包装袋内，封口，贴上标签。

2. 工艺流程图（※为质量控制点）

取全蝎原药材 —合格品→ 净选 —整理、清洗※→ 干燥 —温度※／时间※→ 中间站 —QA监控／QC检验→ 包装 —装袋称量／封口贴签→ 成品 —QA监控／QC检验→ 入库

3. 工艺关键点

工序	生产过程质量控制项目
领料、称量	名称、数量
净选	杂质、异物、非药用部分
干燥	水分、温度、时间、装量
包装	包装数量、物料标卡、封口严密性

4. 思考题

结合现代净制工艺技术及设备，如何提高全蝎的净制效率？

5. 知识拓展

全蝎生长发育期间与土壤密切接触，加工时经常采用盐水煮，因此其杂质主要是泥土和盐分，净制目的是去除泥土、盐及非药用成分。成书于宋代的《本草衍义》称："医家用之，皆悉去土。"《洪氏集验方》谓："汤浸泡去腹内土。"此外，《太平圣惠方》要求"生用去足""热水洗去盐毒"，《圣济总录》要求"去足，去尾"，《小儿药证直诀》要求"去毒"，《是斋百一选方》要求"微去梢"，《仁斋直指方论》要求"去头"，《世医得效方》要求"去翅足"，《寿世保元》要求"洗去臊"，《奇方类编》要求"石灰水洗，去头尾"，《仁术便览》要求"全蝎，水洗去盐"等。

以醇浸出物得率、水溶性蛋白和抗肿瘤活性为指标，研究不同炮制方法对全蝎有效成分和活性的影响，该检测方法适用于全蝎的质量控制，采用新型冻干全蝎法可有效提高全蝎质量。

地　龙

【药材来源】　本品为钜蚓科动物参环毛蚓 *Pheretima aspergillum*（E.Perrier）、通俗环毛蚓 *Pheretima vulgaris* Chen、威廉环毛蚓 *Pheretima guillelmi*（Michaelsen）或栉盲环毛蚓 *Pheretima*

pectinifera Michaelsen 的干燥体。前一种习称"广地龙",后三种习称"沪地龙"。

【炮制方法】 除去杂质,洗净,切段,干燥。

【质量要求】 广地龙:呈长条状薄片,弯曲,边缘略卷,长 15～20 cm,宽 1～2 cm。全体具环节,背部棕褐色至紫灰色,腹部浅黄棕色;第 14～16 环节为生殖带,习称"白颈",较光亮。体轻,略呈革质,不易折断,气腥,味微咸。沪地龙:长 8～15 cm,宽 0.5～1.5 cm。全体具环节,背部棕褐色至黄褐色,腹部浅黄棕色;第 14～16 环节为生殖带,较光亮。第 18 环节有一对雄生殖孔。通俗环毛蚓的雄交配腔能全部翻出,呈花菜状或阴茎状;威廉环毛蚓的雄交配腔孔呈纵向裂缝状;栉盲环毛蚓的雄生殖孔内侧有 1 个或多个小乳突。受精囊 3 对,在 6/7 至 8/9 环节间。本品每 1000 g 含黄曲霉毒素 B_1 不得过 5 μg,黄曲霉毒素 G_2、黄曲霉毒素 G_1、黄曲霉毒素 B_2 和黄曲霉毒素 B_1 总量不得过 10 μg;水溶性浸出物不得少于 16.0%。

【炮制作用】 地龙味咸,性寒。归肝、脾、膀胱经。具有清热定惊,通络,平喘,利尿之功。用于高热神昏,惊痫抽搐,关节痹痛,肢体麻木,半身不遂,肺热喘咳,水肿尿少。经净制,除去杂质。

案例 5-15 　　　　　　　　　　**地龙净制工艺**

1. 工艺描述与工艺参数

(1)净选:①整理:称取地龙药材置竹匾内,除去杂质,置盛器内;②清洗:先在缸内放适量的水,将切制好的地龙放在缸内,抢水洗快洗,取出装入盛器中,用清水冲洗至水无明显浑浊为度。

(2)干燥:将地龙摊放于烘箱内,控制温度干燥。

(3)包装:地龙饮片按每包装袋 1 kg 称重,装入相应的塑料包装袋内,封口,贴上标签。

2.工艺流程图(※为质量控制点)

取地龙原药材 —合格品→ 净选 —整理、清洗※→ 干燥 —温度※/时间※→ 中间站 —QA监控/QC检验→ 包装 —装袋称量/封口贴签→ 成品 —QA监控/QC检验→ 入库

3. 工艺关键点

工序	生产过程质量控制项目
领料、称量	名称、数量
净选	杂质、异物、非药用部分
干燥	水分、温度、时间、装量
包装	包装数量、物料标卡、封口严密性

4. 思考题

地龙净制过程中最关键的是哪一步骤?结合现代工艺及设备,如何提高其净制效率和洁净度?

5. 知识拓展

地龙炮制的记载最早见于《神农本草经》,"二月取阴干"。梁代《本草经集注》曰:"若服干蚓,须焙作屑。"唐代前主要对地龙进行去土净制处理。宋代是地龙炮制发展的鼎盛时期,归纳主要有药制法、炙法、炒制法、醋制法、熬制法、焙制法等。如《雷公炮炙论》:"凡使,收得后,用糯米水浸一宿至明漉出,以无灰酒浸一日,至夜漉出,焙令干后,细切,取蜀椒并糯米及切了蚯蚓三件同熬之,待糯米熟,去米、椒了,拣净用之,凡修事二两使米一分,椒一分为准。"《太平圣惠方》:"炙干。"《重修政和经史证类备用本草》:"炙

干为末。"《博济方》："醋内炒过。"《圣济总录》："去土瓦上爆过。"元代及明代对地龙的炮制方法有所新突破,元代主要增加了酒制法(《丹溪心法》)、油制法(《世医得效方》)两种炮制方法。明代又增加了蛤粉炒(《普济方》)、盐制(《本草蒙筌》)。清代主要沿袭前人炮制方法,仅增加了一种炒炭法(《幼科释谜》)。现代各省炮制规范中对地龙的炮制方法主要有:酒制法、酒拌砂炒法(《浙江省中药炮制规范》)、滑石粉炒制(《辽宁省中药炮制规范》)、甘草汁制(《广东省中药材加工炮制手册》)、砂炒法(《中药炮制经验集成》)。另外还有蛤粉炒制、醋制、盐制等。

为提高地龙的质量,保证处方的用量准确,对地龙必须净制(除去内脏及泥沙)后再用于临床。

牡 蛎

【药材来源】 本品为牡蛎科动物长牡蛎 *Ostrea gigas* Thunberg、大连湾牡蛎 *Ostrea talienwhanensis* Crosse 或近江牡蛎 *Ostrea rivularis* Gould 的贝壳。

【炮制方法】 洗净,干燥,碾碎。

【质量要求】 牡蛎呈不规则碎块,白色,质硬,断面层状,气微,味微咸。本品含碳酸钙($CaCO_3$)不能少于94.0%。

【炮制作用】 牡蛎味咸,性微寒。归肝、胆、肾经。具有重镇安神,潜阳补阴,软坚散结之功。用于惊悸失眠,眩晕耳鸣,瘰疬痰核,癥瘕痞块。经净制,除去杂质。

案例 5-16   **牡蛎净制工艺**

1. 工艺描述与工艺参数

(1)净选:①整理:称取牡蛎药材置于工作台上;手工敲去壳外附着物,除去杂质;②清洗:将挑选后的牡蛎入水池内淘洗干净,取出,置盛器内。

(2)干燥:将牡蛎摊放于烘箱内,控制温度干燥。

(3)包装:牡蛎饮片按每包装袋 1 kg 称重,装入相应的塑料包装袋内,封口,贴上标签。

2. 工艺流程图(※为质量控制点)

取牡蛎原药材 —合格品→ 净选 —整理、清洗※→ 干燥 —温度※/时间※→ 中间站 —QA监控/QC检验→ 包装

装袋称量/封口贴签 —→ 成品 —QA监控/QC检验→ 入库

3. 工艺关键点

工序	生产过程质量控制项目
领料、称量	名称、数量
净选	杂质、异物、非药用部分
干燥	水分、温度、时间、装量
包装	包装数量、物料标卡、封口严密性

4. 思考题

净制过程中的哪一步骤可以结合现代净制工艺技术及设备进行改进,以提高牡蛎的净制效率?

5. 知识拓展

牡蛎壳是有机质通过生物矿化调节形成,即以少量有机质大分子(蛋白质、糖蛋白或多

糖）为框架，以碳酸钙为单位进行分子操作，组成高度有序的多重微层结构。牡蛎壳的物质组成成分为无机质和有机质两部分。无机质以碳酸钙为主，占牡蛎壳质量的90%以上，其中钙元素占39.78%±0.23%，此外还含有铜、铁、锌、锰、锶等20多种微量元素；有机质又分为可溶性有机质和不溶性有机质，其含量随贝壳种类和生长期不同而异。

龙 骨

【药材来源】 本品为古代哺乳动物如三趾马、犀类、鹿类、牛类、象类等的骨骼化石或象类门齿的化石 *Osdradonis*，前者习称"龙骨"，后者习称"五花龙骨"。

【炮制方法】 取原药材，除去杂质，加工成碎块。

【质量要求】 龙骨：为不规则的碎块。表面类白色、灰白色、黄白色或淡棕色，较为平滑。断面不平坦，有的具蜂窝状小孔。质硬，不易破碎。具吸湿性，有粘舌感。气微，味淡。五花龙骨：表面淡黄白色，加有蓝灰色及红棕色的花纹，深浅粗细不等。质硬，较酥脆，易成片状剥落。

【炮制作用】 龙骨性味甘、涩，平。归肝、心、肾经。具有镇惊安神，敛汗涩精，生肌敛疮之功。用于神志不安，惊悸不眠，自汗盗汗，遗精，白带，崩漏。外用治脱肛，衄血，溃疡久不收口。经净制，除去杂质。

案例 5-17   **龙骨净制工艺**

1. 工艺描述与工艺参数

（1）净选：将药材置工作台上，除去泥块等杂质。过1cm方眼筛，将大者用轧碎机打碎，反复操作。过50目筛，置盛器内。

（2）包装：龙骨饮片按每包装袋1kg称重，装入相应的塑料包装袋内，封口，贴上标签。

2. 工艺流程图（※为质量控制点）

取龙骨原药材 —合格品→ 净选 —除杂质、去异物※→ 中间站 —QA监控/QC检验→ 包装 —装袋称量/封口贴签→ 成品 —QA监控/QC检验→ 入库

3. 工艺关键点

工序	生产过程质量控制项目
领料、称量	名称、数量
净选	杂质、异物、非药用部分
包装	包装数量、物料标卡、封口严密性

4. 思考题

如何结合现代工艺技术对龙骨的净制工艺进行改进？

5. 知识拓展

龙骨是古代哺乳动物的化石，是一种常用的化石类矿物药，因其资源的不可再生性及国家对古生物化石保护力度的加大，龙骨的资源与临床应用的矛盾日益突出，市场上龙骨的质量鱼龙混杂。将龙骨生品与煅制品进行X射线衍射图谱叠加后可以直观地鉴别龙骨生品与煅制品。使用X射线衍射图谱鉴定龙骨及其煅制品是一种非常简便、准确的方法。

第六章　洗润切制

洗润是干燥的药材切制成饮片前采取的不同程度的水处理操作，亦称为软化。药材水处理的目的主要是药材吸收相当量的水分后，水分经过表面毛细管和细胞间隙渗入内部组织细胞，使药材质地由硬变软，便于切制，同时除去泥沙杂质，使药物洁净，并能缓和药性，降低某些药物的毒性与副作用。药材软化得当，既保证质量，又可减少有效成分损耗，故有"七分润工，三分切工"之说。

切制是将洗润软化过的植物类中药材进行软化，并切成一定规格的片、块、段、丝的炮制过程，古称"咬咀"。将中药材切制成饮片便于有效成分煎出，并可避免药材细粉在煎煮过程中出现糊化、粘锅等现象。切制饮片利于炮炙、调配和制剂，便于鉴别，利于贮存。

第一节　洗润切制技术

一、洗润切制目的

1. 洗润目的　将净选后的药材经过淋、洗、泡、漂后配合润法，使药材外部的水分逐渐渗入药材组织内部，达到内外湿度一致、利于切制。

2. 切制目的
（1）便于有效成分的溶出。
（2）利于炮炙。
（3）利于调剂和制剂。
（4）便于鉴别。

二、洗润切制方法

（一）药材软化方法

动植物药材几乎都含有蛋白质、淀粉、纤维素等大量亲水物质，是药材能够被水软化的必要条件。干燥药材的软化方法之一是基于药材的亲水物质遇水后吸收水分、增加柔软性、降低硬度、便于切制的一种方法。药材软化的途径包括自然水浸润、蒸煮、气相置换等。

1. 自然水浸润法　是将药材直接与水接触进行软化的一种方法，包括淋法、洗法、漂法、泡法、润法等。用这种方法对药材进行软化使药材表面先湿润、吸水，从而在药材表面与中心之间形成湿度差，使水逐渐向中心部位渗透，随着水不断向中心部位渗透，药材表面水分先达到饱和，而药材中心部位最后达到饱和状态，直至药材全被浸透。药材被全浸透的过程往往十分缓慢，除了与其体形大小有关外，还与药材的组织结构、水温等有关。

2. 蒸煮法 是将药材应用蒸或煮进行软化的一种方法，是将软化方法与炮制方法相结合的综合性应用。其是经蒸、煮等处理，既进行了炮制，又使之软化，可进行切制操作的方法。通过蒸或煮的方式加热使水分子的运动加快，水分加速进入到药材内部，使内部细胞快速吸水膨胀，从而使药材整体变软，便于切制。同时通过高温加热可以破坏药材内部大量的酶，保存苷类成分，达到杀酶保苷的作用。适用于部分质地坚硬，水分不易渗入，但水处理会造成有效成分流失的药材。

3. 气相置换法 干燥植物具有两个特性：一是干燥植物由于大量水分散失内部存在大量的空隙；二是死亡细胞的原生质层（主要包括细胞膜、液泡膜及两层膜之间的细胞质）是一层全透膜，所有气体、液体都能通过。这两个特性是"汽-气"置换软化药材的必要条件。气相置换法软化药材是将装有药材的密闭箱体抽成真空，使药材内部空隙也成真空状态，而形成空穴，当有水蒸气注入时，水蒸气进入药材内部的空隙，药材的亲水物质便吸水而软化。在软化过程中，水蒸气被吸收后，药材内部空隙的压力小于外部水蒸气的压力，外部水蒸气就会不断地补充这些空隙，直至水分饱和。

用液态水浸泡药材，水是沿着植物细胞壁或微小空隙壁面进行缓慢流动、渗透的，这种由外向内的流动或渗透，造成药材体积越大、空隙越多，流程越长、时间越长，而且药材内部的空气还会阻碍水的流动，使药材软化时间变长，含水量不均匀。气态水能沿着微小空隙进行扩散、漂移，不仅分子运动快速，路程也最短，软化时间短，含水量比较均匀。这是水浸泡法与气相置换法软化药材的最大区别。

（二）切制方法

1. 饮片类型及选择原则 中药饮片类型规格多样，根据切制后成品的不同形状，形成不同的饮片类型，不仅美观，而且会直接影响到饮片疗效。饮片的厚薄、长短及粒度的大小、粗细与煎出物都有着密切的联系。中药是特殊商品，在保证内在质量的同时，也要注重外在质量，切制操作是提高饮片外在质量的重要途径。

（1）中药饮片类型

1）按饮片切制厚度划分

A. 极薄片：厚度为 0.5 mm 以下，对于木质类及动物骨、角质类药材，根据需要，可分别切制成极薄片。

B. 薄片：厚度为 1～2 mm，适宜质地致密坚实、切薄片不易破碎的药材。

C. 厚片：厚度为 2～4 mm，适宜质地松泡、淀粉性强、易破碎的药材。

D. 丝片：指丝条状的饮片，包括细丝片和宽丝片，适宜皮类、叶类和较薄果皮类药材。细丝片为皮类切制成宽 2～3 mm，也称皮丝片；宽丝片为叶类药材切制而成宽 5～10 mm，也称叶丝片。

E. 段：为切制的短节状饮片。传统将段分为三种：①长段（雨节段）又称"节"，长段长 3 cm；②中段长 15 mm；③短段（小段、米粒段、米节）称"咀"，短段长 5～14 mm，适宜全草类和形态细长、成分易于煎出的药材。

F. 块：指近方形或不规则的块状饮片，边长 8～12 mm。有些饮片煎熬时，易糊化，需切成大小不等的块状。

2）按切制方法划分

A. 顶刀片：又称顶头片、圆片、横片，指将根茎药材切面与切药刀成垂直方向所切出的横片，如白芍、白芷等药材横切的片，其片形为药材的横断面。

B. 顺刀片：指将药材长轴与切药刀成平行方向所切出的片，如白术、川乌等。

C. 直片：指先将药材腰断后再纵切成的片，厚度为 2～4 mm，适宜形状肥大、组织致密、色泽鲜艳和需突出其鉴别特征的药材，如大黄、天花粉、何首乌、防己等。

D. 斜片：指将药材与刀成一定倾斜度切制的片型，厚度为 2～4 mm，适宜长条形而纤维性强或组织致密的条形药材，如干姜片等。倾斜度小的称瓜子片，如桂枝、桑枝等；倾斜度稍大而药材较细者称柳叶片，如甘草、黄芪、川牛膝等。倾斜度更大而体粗者称马蹄片，如鸡血藤、山药等。

3）按切成饮片的形状划分

A. 蝴蝶片：适用于不规则块根或菌类药材，如白术、川芎等。川芎药材呈不规则结节状拳形团块，节盘突出，茎常数个丛生（近似并排分枝），中间高，两边低，顶（底）端有类圆形凹陷的茎（根）痕。以拳形正面为切面，纵切，厚约 0.2 cm，饮片与蝴蝶相似而得名。

B. 凤眼片（鸡眼片）：指细条圆筒状皮类药材的横切薄片，中间有圆孔，形似鸡眼，如牡丹皮、枳壳等。

C. 燕窝片：软化的某些药材以小刀逢中顺切一定深度去掉木心，将其内部向外翻转达，形似燕窝，如天冬、麦冬等。

D. 盘香片：指卷筒形皮类药材的横切丝片，呈圆形盘状，似蚊香，如厚朴。

E. 肾形片：指扁圆球形药材直切成 1 mm 厚的片型，形似肾脏，如浙贝母。浙贝母的单瓣鳞叶可分为高、宽、基底（根）部与顶部。宽面的外表面凸出，内表面凹入；基底部微微凹入，尤以根处最甚，相当于肾脏的肾门和蚕豆的种脐；鳞叶顶部呈一弧形微微凸出。以鳞叶的宽面为切面，纵切，厚约 0.3 cm，片形如肾。

F. 铜钱片：泽泻药材的形状有圆形、椭圆形和倒卵形，在切制过程中，根据泽泻的形状特征，只能横切，所有饮片呈一圆形，厚约 0.4 cm。

G. 鬼脸片：为升麻的斜片，其片面色灰黑蓝草绿，边缘微黑色，内有青绿空洞及网状花纹，纹内呈交叉的青绿黄色形似鬼脸。

H. 阴阳片：是将药材切制成具两种不同颜色表面的饮片，如黄柏阴阳片、黄芪阴阳片。

I. 双飞片：软化后的桔梗药材，以小刀逢中顺切一定深度，将其内部向外翻转达并砸扁平，称为桔梗双飞片。

J. 骨牌片：指杜仲、黄柏等长方形片状药材，先切成长段，再纵切成的片。

（2）饮片类型的选择原则：①对于木质类及动物骨、角质类药材，根据需要，入药时，可切制成极薄片。②质地致密坚实、切薄片不易破碎的药材，宜切薄片。③质地松泡、粉性大者、切薄片易破碎的药材，宜切厚片。④形状肥大、组织致密、色泽鲜艳和需突出其鉴别特征的药材，为了突出鉴别特征，或为了饮片外形的美观，或为了方便切制操作，视不同情况，选择直片及特型饮片等。如大黄、何首乌、川芎、升麻等。⑤长条形而纤维性强或组织致密的条形药材，可切成斜片，如黄芪、桂枝、桑枝、山药等。⑥全草类和形态细长，内含成分又易于煎出的药材，可切制成一定长度的段。如木贼、荆芥、薄荷、益母草等。⑦皮类药材和宽大的叶类药材，可切制成一定宽度的丝。如陈皮、黄柏、荷叶、枇杷叶等。⑧为了方便对药材进行炮炙（如酒蒸）或避免煎煮糊化，切制时，可选择一定规格的丁块。如大黄、何首乌、葛根、茯苓等。

2. 切制原理 切制是使药材形态发生变化的一种加工形式，如图 6-1 所示。刀具具有锋利的刀刃，其硬度远远高于药材，刀具接触药材并施加压力，刀刃克服药材组织的结合力（即切制阻力），使物料一分为二。

刀具的两个面所构成的刀刃角用 θ 表示，切片厚度用 δ 表示，切片的效果及切制难易程度除了与药材自身的质地有关外，还与刀刃角 θ、切片厚度 δ、药材软化程度密切

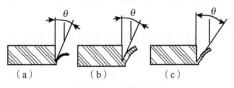

图 6-1 刃角切制

a. 切薄片；b. 切厚片；c. 较大刀

相关。在相同材质及同一软化程度的情况下，刀刃角 θ 越小[见图 6-1（a）、（b）]，切片所形成的折弯半径越小，与刀具斜面产生的摩擦力就越小，切片不易破碎，切制阻力也小，药材容易被切制。切片厚度 δ 越小，切片的变形能力相对较大，切制阻力小，药材也容易被切制。反之，刀刃角 θ 与切片厚度 δ 越大[见图 6-1（c）]，切片的变形能力小，切片容易破裂，切制阻力大，药材不易被切制。

采用机器切制药材，由于机器的结构、刀具与切制面的摩擦、药材进给方式、刀具运动轨迹的不同等，实际切制的破碎率要高于理想切制的破碎率。药材在切制前通常需要进行软化处理，其目的是提高其柔软性，增强抗弯曲能力，减少切片破碎率。另外，在机器切制过程中，为了保持药材相对固定，通常需要施加外力，外力越大越易将药材压碎，药材过度软化或软化不足也易将药材压碎或切碎。药材软化要求中的"软硬适度"是以适合切制为前提，首先，应根据药材的质地和刀具的耐磨性选择刀刃角 θ，再根据切片厚度和片形完整性要求确定药材的软硬程度；其次是制定药材的软化技术要求，掌握好药材的软硬程度率。

（三）方法的分类

切制方法的分类主要分为切口式和切垫式。

1. 切口式 如图 6-2 所示。输送带一般为金属履带，输送带一端进料，另一端为出料口即切口，药材被两条具有一定夹角、同向运动的输送带压紧并输送至切口处，刀具在切口外侧作往复或旋转运动切制药材。

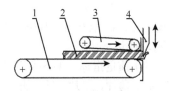

图 6-2 切口式

1. 金属履带；2. 物料；3. 压紧装置；4. 切刀

切口式切药机的刀具需要越过切口才能切断药材，刀刃与切口构成剪切口，故称为切口式。刀具平面与切口需要保持一定的间隙才能保证机器正常运行，切制时药材的一端被压紧在切口处，另一端相对自由，作用在药材上的切制力与托力呈不对称状态，较短小的药材在切制时越易产生移动，越影响切制片形。

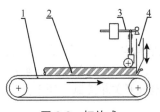

图 6-3 切垫式

1. 输送带；2. 物料；3. 压料机构；4. 切刀

2. 切垫式 如图 6-3 所示。输送带一般为柔性带，由无毒橡胶材料制成，输送带一端进料，另一端装有压料机构，压料机构由加压装置、刀门、压料滚轴等组成，加压装置使压料滚轴与刀门始终以恒定的压力压紧药材，刀门与输送带之间形成药材通道，通道高度可随药材数量的增减而变化，输送带和具有与输送带相同线速度的压料滚轴将药材压紧并送至药材通道，刀具在刀门外侧的药材通道处作往复运动切制药材。

切垫式切药机刀具的切制力通过药材直接作用在输送带上，故称为切垫式。切制时药材的一端被压紧在药材通道上，另一端仍然被衬托在输送带上，作用在药材上的切制力与托力呈对称状态，适合切制药材的范围较宽。

三、洗润切制质量要求

1. 药材软化的质量要求

（1）"软硬适度"：是指药材的切制硬度，即药材达到适合切制所需的硬度值，是药材的一个硬度指标。药材的硬度与含水率一般是成反比关系，即含水率低药材硬度高，含水率高药材硬度低，药材的不同含水率都对应了一个硬度指标。不同药材切制所需的硬度值需要通过切制试验确定。"软硬适度"规定了药材硬度，也就是药材的平均含水率。

（2）"药透水尽"：是指药材在进行适当水处理后，药材各部分水分的渗透速度为零。即药材各个部分的含水量相同。干药材和全浸透药材是"药透水尽"的两种极端状态。采用水浸泡法软化药材，在达到全浸透以前，水分始终从高浓度向低浓度方向渗透，直至被全浸透。由于全浸透必然导致"伤水"，为了避免药材被全浸透，常采用淋润、堆润、闷润等传统润药方法。

（3）"避免伤水"：是指避免药材因水而伤害其药性。从药物药性的角度进一步规定了药材软化需要控制的含水率。

（4）软硬度传统检查方法：①弯曲法：长条状药材软化后握于手中，大拇指向外推，其余四指向内缩，药材应弯曲而不易折断；②指掐法：团块状药材软化后用指甲应能掐入药材表面；③穿刺法（针刺法）：粗大块状药材软化后用铁钎能穿刺药材，药材中心无坚硬感；④手捏法：不规则的根与根茎类药材软化后用手捏粗的一端，感觉其较柔软为宜。

（5）质量指标：①淋法：采用淋法软化的药材，未润透或水分过大者不得超过总药材的 5%；②洗法：采用洗法软化的药材，未润透或水分过大者不得超过总药材的 5%；③泡法：采用泡法软化的药材，未泡透的不得超过总药材的 5%，伤水的不得超过总药材的 3%；④闷润：采用闷润软化的药材，未润透的不超过总药材的 10%。

2. 切制的质量要求 切制后的饮片应均匀、整齐、表面光洁，片面无机油污染，无整体，无长梗，无连刀片和无斧头片。

（1）检查方法：取定量样品，检出不合格片、破碎片和斜长片，分别计算。①不合格片率%=不规格片重量/取样量×100%；②破碎片率%=破碎片重量/取样量×100%；③斜长片率%=斜长片重量/取样量×100%。

（2）质量指标：①各类不规格饮片不得超过 10%。其中，极薄片不得超过该品种标准厚度的0.5 mm；薄片、厚片、丝、块不得超过标准的 1 mm；段不得超过标准的 2 mm。②破碎片（碎丝）率不得超过 8%。③斜长片率不得超过 5%。④以上总的异形片率不得超过 15%。

第二节 洗润切制设备

一、减压冷浸软化机

1. 结构 如图 6-4 所示，该机采用旋片式真空泵，经缓冲罐抽真空。主体罐盖靠垫片密封，罐盖上的螺栓需拧紧压严密封，罐盖的开启和移位采用液压传动，罐体由行星摆线针轮减速机0.8r/min 低速转动，可正反旋转 360°。所有动作均由工作台上的电气开关箱控制，便于操作。

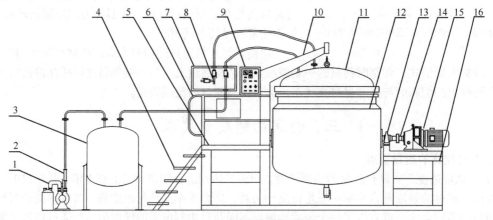

图 6-4 减压冷浸软化机示意图

1. 真空泵；2. 减振胶管；3. 缓冲罐；4. 梯子；5. 工作台；6. 扶手；7. 管线架；8. 液压动力；9. 开关箱；10. 移位架；11. 罐盖；12. 减速机；13. 轴承座；14. 联轴器；15. 电机减速机；16. 机架

2. 原理 该机的工作原理是利用抽真空减压的方法，抽出药材组织间隙中的空气。然后，将水注入罐内至浸没药材，恢复常压，使水迅速进入药材组织内部，达到与传统浸润方法相似的吸水量，将药材润至可切，以提高软化效果。

3. 特点 减压冷浸是用水在常温下浸润药材，浸润时间短，水溶性成分流失少，不会发热，不发酵，无霉变。吸水过程迅速均匀，药材表面不黏滑，便于机切操作。饮片色泽鲜艳，气味纯正，饮片成形率高，片形美观，能保持传统饮片质量。减轻劳动强度，缩短生产周期，节省工时，提高生产效率。设备操作简便，适用于大量生产，便于推广等。

4. 操作

（1）将药材投入罐内，上盖，抽气，减压至 95 kPa 真空度，维持压力不变。然后向罐内加水至浸没药材，恢复常压（或适当延长减压时间再恢复常压），迅速出料（或常压浸泡一段时间后出料），晾润至透即可。适用于槟榔、甘草、地榆、赤芍、猪苓等药材。

（2）将药材投入罐内，加水浸泡，抽气，减压至 53 kPa 真空度，恢复常压后浸泡几分钟，出料，晾润约 20 min 即可切制。适用于木通、升麻等药材。

（3）将药材略加浸洗，随即投入罐内（不加水浸没药材），上盖，减压至 93 kPa 真空度，恢复常压，出料，晾润约 30 min 后即可切制。适用于桔梗、前胡、桑白皮等药材。

（4）要进行日常维护、保养，如每班对仪表、阀门进行检查，检查各管道、真空泵和减速机工作是否正常。每年对各仪器、仪表进行校验，对设备整体进行彻底维护一次。

二、立式真空加温润药机

1. 结构 图 6-5 为立式真空加温润药机结构示意图及实物图。该设备主要由润药筒、转动装置、蒸汽部分等组成。其中润药筒是润软药材的容器，用 3 mm 不锈钢卷成，上下盖与筒体用法兰连接；筒口直孔活板，可沥水和开合。另有上下密封盖，装在固定的支架上用液压机构开闭，上盖接真空筒，并装有真空表和温度计；下盖接蒸汽管。

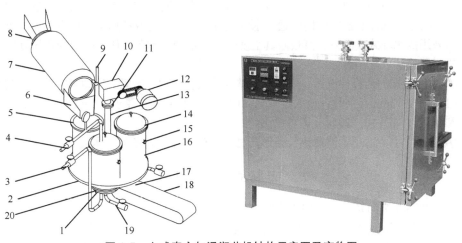

图 6-5 立式真空加温润药机结构示意图及实物图

1. 底盖；2. 转盘固定架；3. 蒸汽进口；4. 抽真空管路；5. 润药进料口；6. 清洗出料口；7. 洗药机；8. 清洗进料口；9. 进水管；10. 减速机；11. 联轴器；12. 电机；13. 转动轴；14. 顶盖；15. 定位灯；16. 保温筒；17. 出料口；18. 输送带；19. 放水口；20. 测温口

2. 原理 润药筒共 3～4 只，成"品"字形或"田"字形等距离排列，通过中心轴转动，几只筒轮流操作：接装洗净药材→减压蒸汽闷润→润软后放出切片，依次循环。转动装置中心轴系直径为 30 cm 的无缝钢管，上端装有减速箱，定时使几只润药筒转动定位。采用 W$_3$ 型真空泵 1 台（或用 E$_5$B-60 型水冲泵），用于润药筒的减压，要求在 2 min 内使筒内达到负压 93 kPa（700 mmHg）以上。使用锅炉饱和蒸汽，锅炉容量在 500～1000 kg。

3. 特点 真空温润是在低压蒸汽下浸润药材的，浸润时间短，水溶性成分流失少。吸水迅速均匀，便于操作。可减轻劳动强度，缩短生产周期，提高劳动生产率。改善了操作环境和生产条件。

4. 操作 药材经洗药机洗净后，自动投入圆柱形筒内；待水沥干后，密封上下两端筒盖；然后打开真空泵，使筒内真空度上升至 83 kPa 以上（即不到一个大气压）；约 4 min 后，开始放入蒸汽，这时筒内真空度逐步下降，温度逐步上升到规定的范围（可自行调节），此时真空泵自动关闭；保温 15～20 min 后，关闭蒸汽（时间可根据药物性能掌握）；然后由输送带将药材输送到切药机上，进行切片。

三、卧式真空加温润药机

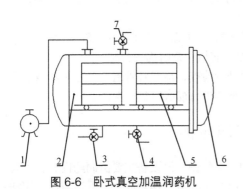

图 6-6 卧式真空加温润药机

1. 真空泵；2. 润药箱；3. 进水阀；4. 排水阀；5. 药材；
6. 快开门；7. 蒸汽阀

1. 结构 图 6-6 是卧式真空加温润药机的结构图。该机是用一直径 100 cm、长 200 cm 的铁筒制成，一头固封，一头是可开闭的密封盖，横卧在固定架上，药材通常由料筐、料车装载。铁筒内底部铺有多孔钢板，便于排水和通蒸汽；筒内铁板上装有滚轴，便于药物进出。筒底部接蒸汽管，上部接真空管，并装有真空表和温度计。真空泵和蒸汽部分与立式相同。

2. 原理 工作时将药材装载于圆柱筒体内，关上密封门抽真空，当筒体内减压至负压 0.07 MPa 时，注水浸润适当时间，放水、取出药材，完成水浸泡法药材软化过程。由于是减压注水润药，其过程比水池浸润、洗润更加快捷。为了进一步提高减压注水润药工作效率，该机还能进行加压、加温润药。其方法是：在注水浸润的同时通入水蒸气进行适当加温或利用蒸汽压力对筒体进行适当加压。该机采用的水环式真空泵，其极限真空度受限于水的饱和蒸汽压，一般为负压 0.07 MPa，不适合用气相置换法软化药材。

3. 操作 将净选的药材冲洗后，用盛器或整捆堆放在筒内，盖紧。启动真空泵，当筒内减压至负压 87 kPa（650 mmHg）时，放入蒸汽至筒内温度升高到预定要求（一般 60℃左右）时，关闭真空泵和蒸汽，闷润 10～20 min 即可放出切片。

4. 适用范围 主要适用于整捆或长条形药材，如夜交藤、忍冬藤、木通、鸡血藤、甘草等。

四、回转式全浸润罐

1. 结构 图 6-7 为回转式全浸润罐外形图。该设备由主罐体、左右支座、自动控制装置、电机及减速装置组成。辅助设备有真空泵、空气压缩机等。主罐体为中间圆柱两头圆锥体组合而成，全部用不锈钢材料制造，长径比约为 1∶1。主罐体的圆柱体圆柱表面中间固定两个水平方向的横轴，罐体可以绕着此横轴作慢速正反回转。主罐体的加料和排料采用一口两用的快开门机构，门的开启与关闭采用气动操作。左、右支座作为回转主罐体的机架，设备有自动控制操作面板及电机传动减速装置。

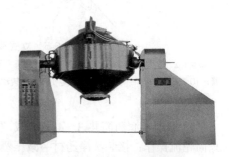

图 6-7 回转式全浸润罐

2. 原理 主罐体为夹层结构，内通热蒸汽或热水可对罐体内物料实现加温，罐体两头的圆锥体使罐体在回转的过程中，有利于罐内物料定时作分流及合流，回转式全浸润罐使物料充分得到浸润液的浸润。主罐体的双向运转采取两级传动，即电动机-减速器-罐体主轴。它们分别用标准套筒滚子链条和 V 型带传动。在传动环节中装有制动器，可以使主罐体停在任何位置上，以方便加料、排料、安装和维护。罐体的起动、报警、转向、自动、手动及空压机和真空泵都设置于配套的控制柜中，便于操作。

3. 特点 该设备可确定正确的加水量，达到润药"少泡多润，药透水尽"的目的，减少中药材浸泡带来的损失。在动态情况下，满足多种中药的加压、减压、加温及常压浸润等工艺要求，改善了操作环境和生产条件。

4. 操作 净药材加入主罐，封盖后对罐体抽真空减压，达负压 0.07 MPa 静置 30 min，开启进水阀，向罐体注入定量的浸润水，按每间隔 5 min 慢速旋转一周（约 1 min），旋转数周，再对罐体加压或加温，将主机转到自动状态，经 50 min 后出料。注入药材的水量需先行试验，以保证做到"药透水尽"。

五、浸泡蒸煮罐

1. 结构 如图 6-8 所示是浸泡蒸煮罐结构示意图。本设备主要由罐体、加（出）料口、蒸汽阀门等部分组成，集浸泡、蒸煮、搅拌于一体，自动化程度高，生产效率高。

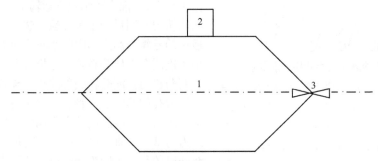

图 6-8 浸泡蒸煮罐的结构示意图

1. 罐体；2. 加（出）料口；3. 蒸汽阀门

2. 操作

（1）加料：将浸泡蒸煮罐旋转至加料口向上，打开加料口，将需浸泡的中药材加入浸泡罐中，加料量以设备容积的 1/3～1/2 为宜，加入饮用水至设备容积的 1/2～2/3 处，盖上加料盖并拧紧旋钮，分别顺、逆时针旋转浸泡罐 3 圈，记录好开始浸泡的时间和温度。

（2）加热、控温、浸泡：打开浸泡蒸煮罐的蒸汽阀门，在罐体旋转的状态向罐内通入蒸汽，当浸泡温度上升到工艺规定的温度时，关闭蒸汽阀门，使罐体再旋转 3～5 圈，记录时间和温度。保持恒温，并且每间隔 2 h 倒顺旋转各 3～5 圈，旋转停止，保持加料口朝上。根据工艺要求的浸泡程度，取样 2～3 次，切开药材剖面观察或口尝，判断是否达到工艺要求。

（3）煎煮：当工艺要求煎煮时，打开浸泡蒸煮罐的蒸汽阀门，在罐体旋转的状态向罐内通入蒸汽，当温度上升到工艺规定的温度时，关闭蒸汽阀门，保温，记录时间和温度，根据工艺要求的浸泡程度，取样 2～3 次，切开药材剖面观察或口尝，判断是否达到工艺要求。

（4）出料：先轻轻放松螺丝，减压放气，待罐内无气压时，再放出余水，再用适量清水冲洗。打开出料口（出料口即加料口）上的小球阀，旋转罐体，使水从出料口的小阀门流出。放水结束，打开出料口，若浸泡罐内温度较高时，应当敞口 30 min 后再出料。

3. 注意事项

（1）每次开机前检查浸泡蒸煮罐的电源、水路、蒸汽管路、温度仪表等是否正常，将浸泡罐分别顺、逆时针空转几圈，无异常后方可进行下一步的操作。

（2）设备运行期间，严禁罐下站人，以免发生人身事故。

（3）煎煮过程中注意每次开口检查时要减压放气，以免烫伤。

（4）出料时若浸泡罐内温度较高，操作人头面、身体应注意不要正对出料口，以免被蒸汽灼伤。

4. 维护与保养

（1）转动链条每次运行检查润滑情况，必要时加润滑油。转动轴和套每运行 200h，检查加油孔，加油一次。

（2）变速箱一年更换一次机油。

六、水蓄冷真空气相置换式润药机

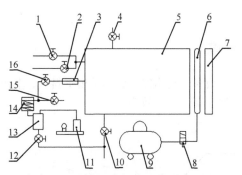

图 6-9 水蓄冷真空气相置换式润药机

1. 蒸汽阀；2. 进水阀；3. 压力指示器；4. 安全阀；5. 真空润药箱；6. 密封条；7. 箱门；8. 充放气电磁阀；9. 空气压缩泵；10. 排污阀；11. 真空泵；12. 出水阀；13. 集水箱；14. 冷凝设备；15. 放空阀；16. 真空阀

1. 结构 图 6-9 是水蓄冷真空气相置换式润药机，为机电一体化润药设备。外形为一长方体，分为前后两部分，前部为可密封的润药箱体，箱体容积可按需要制成 $2\sim6\ m^3$ 的容积，端部有带铰链的气压密封门装置，将需润的药材放在带通气孔的层叠料筐中，层叠料筐置于底部开通的手推小车上，手推小车则立于运输平板车的导轨上，润药箱内有同样的小车导轨，装料时，将运输平板车的导轨与润药箱内的小车导轨对齐，将手推小车连同车上层叠料筐一起推入润药箱，然后封闭润药箱门。润药箱底部除小车导轨外还有一根两侧带孔的蒸汽引入管、排水（污）孔。箱顶有蒸汽压力表、减压阀及安全阀门，保证箱体工作压力为常压，抽真空时箱内负压允许达 0.1 MPa。润药机的另一头为润药箱体的抽真空装置、空气压缩泵、水蓄冷空气除湿装置、蒸汽引入管接头及各管道的电子及气压控制阀，外侧面配置有仪表控制盘，可显示润药箱内真空度、温度、时间，显示所设定的操作时间以及各操纵开关。

2. 原理 图 6-10 是水蓄冷真空气相置换式润药机的工作原理图。润药箱一般是方形箱体，以利于提高药材装载容积率。润药过程与卧式真空润药机基本相同，不同的是润药箱负压达到 0.095 MPa 以上，随后注入水蒸气，适当时间后取出药材，完成气相置换法药材软化过程。润药机配套的蓄冷式真空气流除水装置用于除去真空气流中的水分，以确保润药过程所需真空度。采用气相置换法软化药材，润药箱内的空气几乎为真空，注入的水蒸气必定全部占据药材内部原先被空气占据的空间，使药材与水的接触面积达到最大值。任何残留的空气都会影响药材与水的接触，因此较高的真空度是进行气相置换法软化药材的前提条件，对于不同的药材具有不同的真空度，一般为 ≤-0.07 MPa，理论上真空度越高，气相置换润药效果越好。

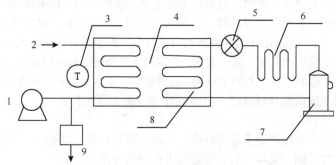

图 6-10 水蓄冷真空气相置换式润药机工作原理图

1. 真空泵；2. 润药箱内空气；3. 温控仪；4. 冷水箱；5. 膨胀阀；6. 冷凝器；7. 制冷压缩机；8. 蒸发器；9. 排水

气相置换润药的特点是水蒸气完全占据了药材内部的空隙，药材组织完全暴露在"水分"环境中，水分无须借助于药材组织的渗透，而是通过药材内部空隙的扩散、漂移到达药材组织，因此具有快速与均匀的特点。由于水蒸气的密度远远小于液态水，通过控制润药时间很容易控制药材含水率。气态水液化成液态水才能被药材吸收，液化过程是水蒸气的放热过程，气相置换润药过程还是药材的一个吸热过程，一定量的药材吸水越多、吸热越多、升温越高，故不适合热敏性药材的软化。在实际应用中必须根据药材的性能，按照"软硬适度"的润药要求确定药材含水率来控制蒸汽用量，可以避免药材升温过高而影响药效。

润药机在连续使用时，由于润药箱内免不了存在积水、残余水汽，加上药材自身含有的水汽，在抽真空时，就会将大量水分吸入真空泵内，凝结的水分就混在真空泵的润滑油池内，润滑油内水分超过一定限度会大大影响真空泵工作能力，以致达不到一定的真空度。为此，必须重新更换润滑油。这样很麻烦且浪费时间。水蓄冷除湿装置能很好地解决这一问题。制冷压缩机将制冷量提供给冷水箱，使冷水箱保持 5℃左右的温度，真空泵从润药箱内抽出来的湿空气，使其经过一冷凝盘管后再引入真空泵，冷凝盘管则浸在冷水机的恒温冷水槽中，盘管内的湿空气经换热后到达露点，使湿空气中的水分不断凝露在出口中积集并被排出，经过处理的湿空气，出口时已是含湿量很低的"干"空气，能确保真空泵的正常工作。

3. 特点

（1）配置蓄冷式真空气流除水装置，确保润药高真空度；方形容器的有效容积率达 100%。

（2）气相置换润药：药材含水率低且可控，软化均匀且快速，避免有效成分流失。

（3）自动化功能：开机、多种阀门开闭、箱体密封、抽真空、真空度控制、润药时间、关机等过程自动完成。

（4）多种工作模式：具有气相置换润药、蒸药等功能。

（5）智能化功能：包括润药过程参数设定、自动调整、储存与调用等。

4. 操作

（1）进料：先将内推车放在外推车上，固定，把药材装入专用的放料箱，再放置于内推车上，打开箱门，用外推车推至箱体门口，推入内推车，锁闭箱门。

（2）参数设定：调节抽真空时间开关，设定在 20～30 min；调节软化时间开关，设定在 10～60 min，并根据不同药材的软化要求确定其软化（润药）时间；调节压力开关，控制器压力设定在 0.005～0.01 MPa。按下启动按钮，软化（润药）过程便可自动完成。

（3）开机：按下启动按钮，并自动完成以下过程：门密封、抽真空、充蒸汽、药浸润、结束报警。

（4）停机取药：按下停止按钮，关闭真空阀开关、蜂鸣器，切断电源，等 3～5 min，打开润药箱的门，用外推车把内推车从润药箱内拉出，并挂上待验状态标志。如需多次润药，则重复上述步骤。

5. 注意事项 运行时，务必确认机门紧闭！否则密封条将有可能承受不住密封压力而破裂，以致设备不能正常运转。正常运行时，如真空仪表的指针未指向高真空度端，请检查箱门的密封是否良好或蒸汽阀、出水阀、放空阀是否处于关闭状态，出现故障应及时排除。本机的密封机构适合高真空密封，箱体不得承受内压力或用水来浸润药材。开关箱门的时候应轻轻开合，避免箱门撞击变形和密封圈破损。润药过程中严禁开启箱门。保持真空泵的干燥、清洁。设备外壳必须可靠接地，避免发生意外事故。

6. 维护与保养 机器每年应作一次保养。认真执行安全操作规程，加强安全教育，做好生产安全工作，防止意外发生。

七、金属履带往复式切药机

1. 结构 金属履带往复式切药机结构示意图见图 6-11。该机主要由切刀机构、药材输送机构、机架及电动机、V 型带传动机构等组成。切刀机构为曲柄-摇杆机构，曲柄为装在机身左下方大飞轮轴上的曲轴臂，连杆为连接曲轴臂与刀架体（15）之间的支架杆（10），摇杆则是以机架为旋转中心的刀架撑杆（20）。并与刀架体（15）、支架杆（10）铰接，切刀就装在刀架体上，随着曲柄曲轴的转动，连杆（支架杆）就带动摇杆（刀架撑杆）作上下弧形摆动。切刀与固定在机体上的出料口（14）间的间隙应调整在 0.5 mm 以上，此间隙值的调整由两边刀架撑杆的撑杆调节螺丝（19）实现。切刀下方紧挨出料口处装设有一条用硬橡胶制成的"砧板"（12），物料将在此处被切断。药材输送机构由料盘（18）、上输送链、下输送链及输送链步进机构组成。两输送链轴端装有一对互相啮合的转动齿轮（11），转动齿轮由与五星轮同轴的间歇运动小齿轮带动。大飞轮（4）端面装有偏心调节螺丝（5），形成与飞轮转动中心有一定偏心距的曲柄，此曲柄与步进机构连杆、五星轮（9）组成间歇进给的另一个曲柄-摇杆步进机构。五星轮（9）为一可变向的超越离合器。其上有"进""退""停"三操控挡位，五星轮运动环的间歇摆动，通过五星轮内的滚柱间歇受挤压、放松来带动五星轮轴间歇转动。飞轮每旋转一圈，步进机构的曲柄也旋转一圈，并通过连杆推动摇杆五星轮（9）作一次摆动，通过五星轮轴小齿轮带动输送链作一定移距的步进运动，步进距离的大小通过调节偏心调节螺母（6）的偏心距以达到控制切片厚度的目的。上、下两条输送链的松紧度各由上、下输送链调节螺丝进行调节。待切药材排放在用不锈钢制成的料盘（18）上，靠人工将药材送入输送链入口，上、下输送链呈张口喇叭形，将药材压送向出料口（14），经出料口后由切刀切制，切刀下切时，输送链不运动，待切刀上行时，输送链作药材送进运动，送进量的大小根据所需切制药材的片厚或段长去调节步进机构的曲柄偏心量。切片机机座底部放置电动机，动力由电动机上小 V 型带轮通过 V 型带带动大飞轮（4）上的大 V 型带轮，使整机协调运动，被切过的药材通过出料斗引出。

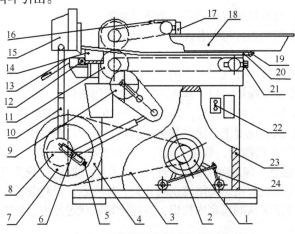

图 6-11 金属履带往复式切药机结构

1. 电动机；2. 小飞轮；3. 三角胶带；4. 大飞轮；5. 偏心调节螺丝；6. 偏心调节螺母；7. 甩心盘；8. 偏心轮；9. 五星轮；
10. 支架杆；11. 转动齿轮；12. 砧板；13. 出料斗；14. 出料口；15. 刀架体；16. 上输送链紧固螺丝；17. 上输送链调节螺丝；
18. 料盘；19. 撑杆调节螺丝；20. 刀架撑杆；21. 下输送链调节螺丝；22. 按钮开关；23. 机壳；24. 电动机底板调节螺丝

2. 设备特点

（1）结构刚度大，配用电机功率大，切制力强。

（2）剁刀式切药机主要适用于截切全草、根茎、皮叶类的药材，不适用于颗粒状、果实类药材的切制。

（3）本机的切刀运动轨迹是弧形，药材切片形状也带弧形，要求切片薄且平直者难以达到。

（4）每次送料时，要求使物料均匀充满出料口，加料不足，易导致切制的片形差。由于药材的一对输送辊链与切刀刀口之间存在一段距离，药材切到最后，这段距离的药材就无法切制。

（5）由于输送链节之间、输送链与挡板之间存在缝隙，药材容易嵌塞其中，易造成堵塞，输送药材不畅，甚至引起机器超负荷、漏料。此时应停机，将五星轮上手柄位置换到"退"这一挡位，再开机退出物料，进一步清理输送链各部位。

八、金属履带转盘式切药机

1. 结构 金属履带转盘式切药机结构示意图见图 6-12。整机由切刀结构、上输送链与下输送链组成的送料装置、动力与变速箱、机架和料盘组成。

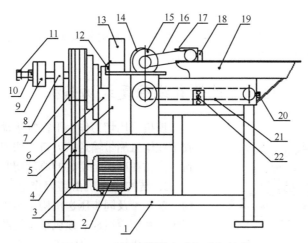

图 6-12 金属覆带转盘式切药机结构

1. 机架；2. 电动机；3. 小带轮；4. 三角胶带；5. 减速箱；6. 被动轴；7. 切刀盘驱动机构；8. 主动轴轴承；9. 调节螺母；10. 锁紧螺母；11. 顶头螺钉；12. 变速手柄；13. 刀盘防护罩；14. 齿轮防护罩；15. 传动齿轮；16. 上输送链；17. 上输送链紧固螺母；18. 上输送链调节螺钉；19. 进料盘；20. 下输送链调节螺钉；21. 下输送链；22. 电气按钮开关

切刀机构由动刀盘及定刀口（出料口）组成剪切药材的装置，定刀口即矩形的出料口与上、下输送链出口相接，切刀为一旋转圆盘，其上在 180°方向装有二把直刀，刀刃凸出刀盘压板表面一定距离，这一距离即切片厚度。根据所需饮片厚度调整刀盘压板与刀口的距离。调整方法是先松开转盘空心轴后的锁紧螺母（10），再松开顶头螺钉（11），然后旋转调节螺母（9），使刀口与刀盘压板产生相对位移。若使调节螺母（9）作顺时针旋转，则刀盘压板向前，刀口与压板距离变小，切出饮片由厚变薄。达所需距离时，拧紧顶头螺钉，再将锁紧螺母（10）拧紧，如果调节螺母（9）作逆时针旋转时，则刀盘压板往后退，刀口与压板距离增大，切出饮片的片厚也增大，间距调整好后，调节螺母（9）应向顺时针方向稍微转动一下，将螺纹间隙消除，最后将顶头螺钉（11）及锁紧螺母（10）拧紧。

下输送链（21）由装在机架轴承上的前后链轴支承为水平位置；链条用不锈钢或碳钢铸成，不易生锈或打滑，输送能力强。链条松紧由下输送链调节螺钉（20）进行调节。上输送链（16）也由前后两根链轮轴支承，但稍作倾斜使其与下输送链组成喇叭口状。上输送链的松紧也由后面的上输送链调节螺钉（18）调节。位于前面的两根链轮轴一端装有一对相互啮合的齿轮使上下两输送链等速运动。在输送链后有进料盘（19）与之相接，将料盘上的物料布排均匀，再以人工送料入输送链。

动力传送变速箱安装在机架（1）的右侧。动力由电动机（2）通过 V 型带带动切刀盘驱动机构（7）使刀盘转动，刀盘轴上还装有宝塔变速箱，通过 V 型带带动，位于切药机右侧。变速箱的动力由电动机（2）通过 V 型带驱动切刀盘驱动机构（7），使刀盘旋转，刀盘轴上还装有宝塔 V 型带轮，可选择两挡速度，以 V 型带驱动减速箱上的输入宝塔 V 型带轮。变速箱由齿轮-蜗杆二级变速器组成。先经滑移齿轮实现一级变速后，再经蜗杆蜗轮进行二级变速，动力由蜗轮轴输出。下输送链（21）的前链轮轴，右端与蜗轮轴同轴，左端装有齿轮与上输送链（16）链轮轴上装有的齿轮互相啮合，使上、下输送链同步将待切物料压送入切刀口。

2. 操作 据需切饮片的片厚，调整好转盘上刀盘压板与刀口的距离、刀口与刀门出口的距离，应调整在 0.5～1 mm，然后调整变速箱手柄到相应切片厚度位置。经过润药软化的药材均匀地排放在进料盘（19）上，由人工将药材推到输送链的入口，药材被上、下输送链压送进入刀门，刀门相当于定刀口，转盘刀相当于动刀，药材被输送链推出顶着刀盘压板，动刀截切，得到预先调节好的一定片厚的饮片。

3. 设备特点

（1）该切药机的切制原理为动刀、定刀间的剪切，配用电机功率大，故产量高。

（2）可适用切制全草、根茎及果实类药材。

九、柔性带直线往复式切药机

该机采用切刀作上下往复运动而物料由食品级橡胶带或聚氨酯带输送入刀口，切刀直接在输送带上切料，模仿在砧板上切料的原理切制药材。

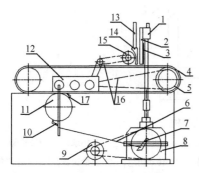

图 6-13 柔性带直线往复式切药机结构

1. 刀架机构；2. 装刀杆；3. 切刀；4. 输送带；5. 输送带轮；6. 连杆；7. 偏心块；8. 曲轴箱；9. 电动机；10. 驱动棘爪；11. 棘轮；12. 齿轮箱；13. 压送机构；14. L 型铝块；15. 小滚轮；16. 链条；17. 止动棘爪

1. 结构 该机由切刀作上下往复运动的刀架机构、输送带及同步压送机构、步进送料变速机构及机架传动系统等组成。该机结构见图 6-13。

刀架机构（1）为一双柱刀架，双柱在机身导套上可以上下运动，刀架上有装刀杆（2），其上装有切刀（3）、压刀杆。刀架机构双柱的下方与曲轴箱上左右两个上下运动滑块连接提供刀架的上、下运动。

输送带（4）支承在前后两个输送带轮（5）上，输送带轮装在机架轴承上，靠近刀架的输送带轮为主动轮，它作间歇运动，动力由齿轮箱（12）输出轴通过链条（16）传动提供。压送机构（13）紧靠在刀架机构的后面，也是一个带双柱的横梁，横梁上装有带齿的压料小滚轮（15）、引导药材的 L 型铝块（14），双柱可以在机架的导套间作上下滑动，压料小滚轮也由齿轮箱输出轴通过链条提供间歇转动。压料机构附加一定的配重以保持对药材一定的压送力，整个压料机构由一杠杆手柄操纵其升抬位置。

在切药机的左侧装有一个步进送料变速齿轮箱（12），内有三根齿轮轴，九只齿轮，左、右两轴上装有可用手柄操作的滑移齿轮，每个手柄有三个位置，不同的手柄位置可以搭配出七种不同的传动比。变速箱左边轴为动力输入轴，轴上装有棘轮（11）、驱动棘爪（10）和止动棘爪（17），变速箱的动力来自刀架机构下的曲轴箱（8）。曲轴箱左侧伸出一装有大 V 型皮带轮的传动轴，大 V 型皮带轮（2）上装有一偏心调节机构（1），见图 6-14。它与变速箱上的棘轮摆动轴（4）和连杆（3）组成"曲柄-

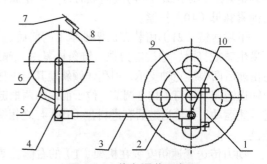

图 6-14 偏心调节示意图

1. 偏心调节机构；2. V 型皮带轮；3. 连杆；4. 棘轮摆动轴；5. 驱动爪；6. 棘轮；7. 压板；8. 止动爪；9. 皮带轮中心；10. 偏心块

摇杆"机构。改变偏心调节螺杆上滑块的偏心距即可调节曲柄-摇杆机构中曲柄的长短（即偏心的大小），也就调节了摇杆（即棘轮摆动轴）的摆动角度。变速箱右边的输出轴通过变速的间歇转动转角，输出轴上装有二个链轮，一个带动输送带前面的主动轮作间歇转动，从而使其上的输送带作步进运动。另一个链轮则带动压送机构上的压料滚轮一端的链轮，使压料滚轮与输送带作同步的间歇运动，将物料推向刀门供切制。

机架由槽钢焊成一整体构架，具有足够的强度与刚度，在底座上装有电动机，通过V型带带动曲轴箱外的大带轮，曲轴箱内为"曲柄-滑块机构"。曲轴为机构中的曲柄，箱内连杆一头与之铰接，另一头与箱体左右两侧作上下运动的导杆（滑块）相联。伸出箱外的左右两导杆，再与刀架机构上的双柱连接在一起，带动切刀作上下往复运动。切刀的上下运动与输送带的进给运动应相互配合，这在机器装配时已调整好，即切刀下切时送料进给运动停止，切刀退出时，输送带才进给。

2. 操作

（1）装料与切片长度：将已经软化的药材整齐均匀排布在装料盘上，装料厚度宜在5 cm以下，如料层较松可稍微超出5 cm，经压送机构压出料层厚度保持在4 cm以下，以保证不超过刀片升起高度。待切物料由输送带及压料机构自动压送进入刀口切制，切片厚度可通过调节变速箱的左、右手柄位置搭配及调节偏心螺杆上滑块的偏心量达到要求。变速箱上的"截断长度-齿轮挡位配位表"所载的切片厚度是指棘轮转动一个齿时的数据，当调节偏心块调节机构的偏心量（曲柄-摇杆机构的曲柄长度），使摇杆每摆动一次能拨过2个齿时，表列切片厚度应乘2，同样如能调到棘轮拨过3个齿则表列值乘3，以此类推可获得应有的切片厚度。推动棘轮齿数最大不超过10齿。

（2）切刀安装与调整：切刀切入输送带深度应调整准确。切入过浅则药材切不断，切入过深则易伤及输送带，影响输送带使用寿命，切刀深度应针对不同物料仔细调试，以能切断药材又不伤及输送带为度。此外，装刀的刀刃与输送带平齐与否以及刀刃的锋利程度也与切药机能否正常工作有关。

（3）精制饮片切制：该机切制的最薄片为0.7 mm，最大长度为60 mm。由于采用齿轮-棘轮机构进行步进式输送药材，送料尺寸十分精确，误差可以控制在切制尺寸的10%以内，能切制尺寸统一、片形整齐的精制饮片。将已经软化的药材整齐均匀排布在输送带上，药材的长度方向与切刀面需垂直（否则易出现斜切现象），除草类、叶类药材外料层厚度不宜过厚外，一般为药材当量直径的2倍左右。

（4）颗粒饮片切制：将已经软化的药材堆放在输送带上，在理想情况下，经一次切制成片状饮片，经二次切制成为条状饮片，再经三次切制便成为颗粒饮片。但在实际切制时药材不可能排布得非常整齐、均匀，因此经第三次切制的饮片需要筛选后进行再次切制，直到全部过筛为止。通常情况下，颗粒饮片的尺寸是指平均尺寸，颗粒饮片的最大和最小尺寸由筛网孔的大小决定，切药机的切制尺寸宜适当大于颗粒饮片的平均尺寸，一般为10%~20%，这样可以减少切制的碎末，提高生产效率。

3. 设备特点

（1）该机可切药材种类适应范围广，如根茎、草叶、块根、果实类药材都可以切制。该机切药原理为"切刀+砧板"方式，切刀直落在输送带上，切制片型平整，切口平整光洁，切制碎末较其他切制方法少5%~8%。

（2）切刀运动与输送带运动得到较好配合，不会产生切刀下切时物料还在运动的情况，采用齿轮-棘轮机构进行步进式输送药材，故切片尺寸准确、片型好、成品得率高。

（3）输送带替代输送链，物料输送面平整光滑，避免了药材嵌塞、漏料等弊病。

（4）该机的电动机带有变频调速器，因而电机转速可以无级调速，用户可以根据药材的物理性能、切片厚度、产量调节合适的切制速度。但若调至最高工作频率时截切药材的片厚（长度）应限制在 6 mm 以下，切制料段长度越长，切刀的工作频率（电机转速）应越低。

（5）机器运转时，应注意防止物料漏入下侧输送带上，应及时清理之，尤其对一些黏性的药料，粘在输送带内侧，不及时清理，会带到前面的主动输送带轮表面上，引起砧切面抬高而切伤输送带。

（6）该机可配用切制颗粒饮片的专用成形刀具，可切制出 4～12 mm 的颗粒饮片。

十、高速万能截断机

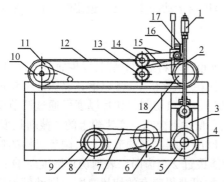

图6-15 高速万能截断机结构

1. 切刀机构；2. 连架杆；3. 连杆；4. 曲轴；5. 大带轮；6. 电机；7. V 型带；8. 从动小带轮；9. 从动大带轮；10. 反向逆止器；11. 后输送带轮；12. 输送带；13. 齿轮；14. 中链轮；15. 链条；16. 压送机构；17. L 型铝块；18. 输送带轮

该机是在直线往复式切药机的基础上改进而成，具有易清洗、不漏料、噪声小等特点。

1. 结构 整机由上、下往复运动的切刀机构、输送带及同步压送机构、送料曲柄-摇杆机构及机架与传动系统组成。该设备结构见图6-15。

该机切刀机构（1）为一双柱，刀架用一对连架杆（2）固定在机身的上、下两个导套间作上下滑动，刀架上有装刀钩头便于刀片定位并用压刀板将其固定在刀架上。刀架机构的双柱连架杆下端与下方的两个连杆（3）以铰链连接。连杆再和曲轴（4）、曲柄组成切刀的曲柄-滑块机构。

输送带支承在机架的前后两个输送带轮上，输送带轮由轮轴支承在机架滚动轴承座上，近切刀机构处的带轮为主动轮，轮轴一端装有链轮。

为了防止在逆止器向下摆动的空行程中，可能因为摩擦作用带动主动带轮反转，在输送带的后带轮轴上，还装有另一个反向逆止器，它可以确保输送带只能向一个方向运动，不能反向运动。紧挨在切刀机构后面的压送机构（16）也是一个带双柱的横梁，横梁上装有带齿的压送滚轮，引导药材的 L 型铝块（17），双柱可以在机架的导套间作上下滑动，压料滚轮与输送带作同步间歇运动，以便可靠地将待切药材送向切刀口。为使输送带带速与压料滚轮线速度保持一致，从输送带轮通过两级链传动和齿轮传动，再传至压送滚轮。压送机构加有一定的配重，使压送滚轮对待切药材施加一定压力，能可靠地压送药材，压送机构上方配置一杠杆手柄，可以方便地提升压送滚轮以便喂进药材。

机架由槽钢及角钢焊接成一整体机架，整机具有足够的强度与刚度，在底座上装有电机（6），电动机上的小 V 型带轮通过 V 型带（7）带动中间轴上的从动大带轮（9），实现一级减速，再从中间轴另一头上的从动小带轮（8）带动曲轴一端的大带轮（5）二次减速。曲轴转动通过"曲柄-滑块机构"使切刀机构作上、下往复运动。曲轴另一端的"曲柄-摇杆机构"则通过逆止器带动输送带及压送滚轮作同步间歇运动。机器设计装配中应保证在切刀下切时输送带停止运动，只有待切刀上移后输送带方作进给运动。

机架料斗及侧板可用不锈钢制成，为了清理及清洗机器方便，该机输送滚轮带作为整体与机器的其他部分用一个整体料斗分隔，这样可用水冲洗输送带，不怕水进入电机等传动部分，而且所切制物料也不会漏到机身其他部位，全部可以承接在整体料斗中，清理维护方便，物料损耗减少。

2. 操作 该机的操作方法与直线往复式切药机基本相同，不同的是物料步进输送装置。该物料步进输送装置采用"曲柄-摇杆机构"和逆止器，通过偏心调节块的位置即逆止器摆动角度调节切制尺寸。

3. 设备特点

（1）切制尺寸无级可调，以适应各种不同切制尺寸的需要。

（2）采用逆止器作步进送料机构，机器噪声比直线往复式切药机低 5 dB 以上。

（3）该机有一个整体料斗使输送切制部分与机器隔开，物料不易落入传动部位，使机器更容易清理，可以用水冲洗，而且减少了药物的切制损失，更符合 GMP 要求。

十一、旋料式切药机

1. 结构　上述切药机在药材切制过程中都是切刀运动，物料不动待切，旋料式切药机一改上述切制原理，切刀固定不动，物料相对切刀作切向圆周运动，模仿人手持水果用刀削片的原理。图 6-16 为旋料式切片机的外形图。图 6-17 为其右视的切片机结构图。整机由投料、切片、出料及机架、动力传动系统组成。

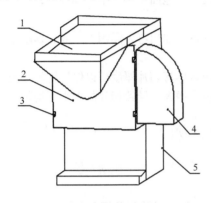

图 6-16　旋料式切片机外形图

1. 进料斗；2. 料斗前盖门；3. 料斗盖扣；4. 出料口；
5. 机架

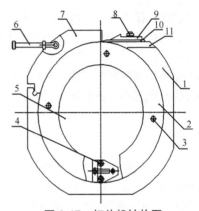

图 6-17　切片机结构图

1. 定子外圈；2. 转盘盖板；3. 盖板螺母；4. 推料块；
5. 转盘；6. 活动外圈调节螺栓；7. 活动外圈；8. 压紧螺母；9. 压刀块；10. 切刀片；11. 外圈镶块

2. 原理　切片机由定子外圈（1）、转盘（5）及推料块（4）组成。定子外圈为一内圆外方的机匣，用不锈钢材料制成，被固定在机体上，上面装有外圈镶块（11）、切刀片（10）、压刀块（9）及压紧螺母（8），刀片处于内圆的切线方向，刀刃处于内圆柱母线上。与刀刃相对装有活动外圈（7）。活动外圈约占整个定子外圈的 1/4。一端以铰链与定子外圈铰接，另一端与刀刃靠平，活动外圈中间连接有调节螺栓（6），其把手伸出在机壳外，旋转调节螺栓可使活动外圈绕着铰链转动，可以控制切口的大小，从而调节物料切片厚度。

切片机的转盘为一圆盘，其上装有四周均布的 2～4 块推料块，推料块为角铁状，一面与圆盘面以螺钉固定，另一面则与圆盘面垂直，旋转时起推料作用，此面顶端开着螺纹孔用以固定转盘盖板（2），推料块竖直高度加转盘盖板的厚度与定子端面齐平。盖板为中空圆环，中空部分为切片机入料口，转盘高速旋转时，进入转盘的物料受自身离心力作用将贴向四周定子内圆柱壁上，转盘上的推料块将物料推向定子上的切刀口，物料就被"削"去一片。被切下的片状物料飞出定子外进入出料口。刀盘及推料块全部用不锈钢制成。

在刀盘端面、盖板中空处，进料斗的投料口由此伸入。进料斗与料斗前盖门做成一体，旁侧有门铰接及盖扣，只有在停机需清理维护机器或需换刀时，才能打开前盖门。机身右侧装有出料口，切成的饮片由此出料口导出，出料口两侧也各装有门铰接及锁扣，以便于清理、维护。进出料斗及导向板均用不锈钢制成。机架用角钢及槽钢焊接而成，整体强度及刚度好。在机座上有电动机底座，其上安装电动机，电动机轴通过联轴器与切片机构的转盘相联。在机身出料斗反面一侧面板上装有控制按钮，以及电表和切片厚度调节旋钮。

3. 操作　将经过软化的块、段状药材逐渐喂入进料斗，经投料口进入转盘中心，进入盘中的物料被转盘高速带动，物料自身质量产生的离心力把物料甩向四壁，在转盘上推料块的推动下，物料被推向定子上的刀口，被切下的切片顺着刀刃口的切向飞向出料口。

在大量切制某种药材前，应先行试切，先开动机器，待切药机转盘达到稳定转速时，调节切片厚度旋钮，切出的片厚达到要求后，即可进行正式切制。有的被切药材具有较大的黏性，机器切制中会发出异常响声，只要在进料口加入少量清水即可顺利切制。切忌投入棉纱、布料、石块、铁器等杂物，它们将会引起切刀损坏或机器卡死。

4. 设备特点

（1）该机切药原理为旋片式切削，切片厚度调节方便可靠，物料产生的离心力、切制力与料自身质量成正比，故具有自适应性，单机产量高。

（2）整机由于动力传动方式简单，结构相当紧凑，设备占地面积小，结构部件少，运动件平衡，运转稳定，操作方便，故障少，易清洗及保养。

（3）该机适用于切制根茎、果实、大粒种子及块状物料，如川芎、泽泻、半夏、延胡索、生（熟）地黄、玄参、生姜、芍药等，生产效率高。

（4）该机切制物料的部位具有随机性，环状或块状物料尽管切片厚度可以保持均匀一致，但初始切片的面积较小，随着被旋切表面的增大，切片面积会增大，导致切片的大小不均匀。

十二、多功能切药机

多功能切药机属于小型的中药切片机，整机体积小、重量轻，便于搬动及携带，多用于切制少量药材或贵重药材，适合中药房配置使用。

1. 结构　切制原理其实与前述的转盘式切药机一样，只是将转盘及切刀轴线由卧式改为立式，没有转盘式切药机的输送装置，改为用手工输送切片，一般在转盘上呈180°方向上装有二把切刀，进药的输送口一般开有多种形式：竖直进药、不同倾斜角度进药及方管或圆管状进药口等。药材的切片厚度可调节切刀与刀下的刀盘压板之间的距离，刀盘压板联有调整螺杆，其手柄伸出在台面上方，与之相配的螺旋副则固定在机架上，旋转调整螺杆手柄即可方便地改变切片厚度。经切过的饮片就从切刀盘下方落到下面的接料斗内。

2. 操作　小型的多功能切药机操作简单，接通电源后，打开电动机开关使刀盘旋转，根据要求可先对软化过的药材进行试切，有的切片机调节杆上还有切片厚度参考刻度可供借鉴。开始时可先行试切，试切成功后，根据不同切片片型要求如直片、斜片（瓜子片、柳叶片）等不同要求，将药材送入不同的进药口，进药时最好使药材充满入药管，切出片型较整齐，药材送入料口后，应用推料手柄继续推送药材，直到料头全部切完。

3. 设备特点

（1）机器尺寸紧凑、重量轻、结构简单、容易操作。可切制各种茎秆、块根及果实类药材。

（2）切药机不同的进药口可以切制瓜子片、柳叶片、指甲片等。

（3）电机功率小、产量小，适宜于药房等作代加工饮片。

第三节　典型案例

板　蓝　根

【药材来源】　本品为十字花科植物菘蓝 *Isatis indigotica* Fort. 的干燥根。

【炮制方法】 除去杂质,洗净,润透,切厚片,干燥。

【质量要求】 板蓝根呈圆形的厚片,外表皮淡灰黄色至淡棕黄色,有纵皱纹。切面皮部黄白色,木部黄色。气微,味微甜后苦涩。本品水分不得过 13.0%,总灰分不得过 8.0%,酸不溶性灰分不得过 2.0%;醇溶性浸出物不得少于 2.5%。按干燥品计,含（R,S)-告依春（C_5H_7NOS）不得少于 0.020%。

【炮制作用】 板蓝根味苦,性寒。归心、肾经。清热解毒、凉血利咽。用于温疫时毒,发热咽痛,温毒发斑,痄腮,烂喉丹痧,大头瘟疫,丹毒,痈肿。净制除去杂质,切制饮片,便于临床调剂和制剂。

案例 6-1   **板蓝根洗润切制工艺**

1. 工艺描述与工艺参数

（1）净选:①挑选:称取板蓝根原药材,置挑选工作台上,人工挑出杂质;②水选:挑选后板蓝根用循环水洗药机洗去尘土杂质。

（2）软化:①水淋:用清水喷淋净板蓝根;②润:喷淋后的净板蓝根放置闷润。

（3）切制:启动高速截断往复式切药机,将净板蓝根切成规格为 2～4 mm 厚片。

（4）干燥:将板蓝根饮片摊放在烘干箱,控制温度和时间至干燥。

（5）包装:板蓝根饮片按每包装袋 1 kg 称重,装入相应的塑料包装袋内,封口,贴上标签。

2. 工艺流程图（※为质量控制点）

取板蓝根原药材 →合格品→ 净选 →挑选、水选※→ 软化 →淋洗、闷润※→ 切制 →厚片→ 干燥

温度※/时间※ → 中间站 →QA监控/QC检验→ 包装 →装袋称量/封口贴签→ 成品 →QA监控/QC检验→ 入库

3. 工艺关键点

工序	生产过程质量控制项目
领料、称量	名称、数量
净选	杂质、异物、非药用部分
软化	润药均匀度、软化程度
切制	规格大小
干燥	水分、温度、时间、装量
包装	包装数量、物料标卡、封口严密性

4. 思考题

板蓝根的切制设备为何选用高速截断往复式切药机?如何控制该设备切制的饮片厚度?

5. 知识拓展

关于板蓝根饮片的切制规格,《中华人民共和国药典》和各地中药炮制规范不一,《中华人民共和国药典》2020 年版规定切厚片;《全国中药炮制规范》1988 年版规定切薄片;《湖南省中药材炮制规范》1983 年版规定切段。在实际生产过程中,由于板蓝根质地较为松脆,厚片易破碎,为了保证产品得率,常切制成 5～10 mm 的短段。但就产品质量而言,板蓝根片型越薄,质量越好。以（R,S)-告依春、水浸出物、醇浸出物的含量为综合评价指标,选取药材浸润用水量、浸润时间、饮片厚度为考察因素,通过正交设计法优选板蓝根饮片的浸润切制工艺条件。结果显示:影响板蓝根饮片浸润切制的主要因素为切片厚度,其次为浸润时间和浸润用水量。优选的板蓝根饮片的浸润切制工艺为:板蓝根药材加 0.6 倍量水,浸润 20 h,切片厚度 3 mm,60℃烘干。

鸡 血 藤

【药材来源】 本品为豆科植物密花豆 *Spatholobus suberectus* Dunn 的干燥藤茎。

【炮制方法】 除去枝叶，切片，晒干。

【质量要求】 鸡血藤为椭圆形、长矩圆形或不规则的斜切片，厚 0.3～1 cm。栓皮灰棕色，有的可见灰白色斑，栓皮脱落处显红棕色。质坚硬。气微，味涩。

【炮制作用】 鸡血藤味苦、甘，性温。归肝、肾经。活血补血，调经止痛，舒筋活络。用于月经不调、痛经、闭经、风湿痹痛，麻木瘫痪，血虚萎黄。净制除去杂质，切制饮片，便于临床调剂和制剂。

案例 6-2　　　　　　　　　**鸡血藤洗润切制工艺**

1. 工艺描述与工艺参数

（1）净选：称取鸡血藤原药材，置挑选工作台上，人工挑出杂质。

（2）软化：①水淋：用清水喷淋净鸡血藤；②润：喷淋后的净鸡血藤放置闷润。

（3）切制：启动高速截断往复式切药机，将净鸡血藤切成规格为 2～4 mm 厚片。

（4）干燥：将鸡血藤饮片摊放在烘干箱中，控制温度和时间至干燥。

（5）包装：鸡血藤饮片按每包装袋 1 kg 称重，装入相应的塑料包装袋内，封口，贴上标签。

2. 工艺流程图（※为质量控制点）

取鸡血藤原药材 —合格品→ 净选 —除杂、去枝叶※→ 软化 —淋洗、闷润※→ 切制 —厚片→ 干燥

—温度※／时间※→ 中间站 —QA监控／QC检验→ 包装 —装袋称量／封口贴签→ 成品 —QA监控／QC检验→ 入库

3. 工艺关键点

工序	生产过程质量控制项目
领料、称量	名称、数量
净选	杂质、异物、非药用部分
软化	润药均匀度、软化程度
切制	规格大小
干燥	水分、温度、时间、装量
包装	包装数量、物料标卡、封口严密性

4. 思考题

鸡血藤有粗细大小之分，如何保证洗润过程以及切制过程饮片质量的均一稳定？

5. 知识拓展

不同切制规格及不同浸泡时间对鸡血藤饮片水煎物的含量影响不同。选取 4 mm 厚的鸡血藤厚片、2 mm 厚的鸡血藤薄片、2～4 mm 厚的鸡血藤碎块、2～3 mm 厚的鸡血藤细丝 4 组中药饮片，每组各 3 份，分别浸泡 0.5 h、1 h、1.5 h，采用水煎法处理后测定 4 种不同规格鸡血藤饮片浸泡不同时间的水煎物含量。结果显示，鸡血藤水煎物含量以 2～3 mm 厚的鸡血藤细丝为最高，浸泡 0.5 h 后煎煮可达 8.01%。

白 芷

【药材来源】 本品为伞形科植物白芷 *Angelica dahurica*（Fisch.ex Hoffm.）Benth. et Hook. f. 或杭白芷 *Angelica dahurica*（Fisch.ex Hoffm.）Benth. et Hook. f. var. *formosana*（Boiss.）Shan et Yuan

的干燥根。

【炮制方法】 除去杂质，大小分开，略浸，润透，切厚片，干燥。

【质量要求】 白芷呈类圆形的厚片。外表皮灰棕色或黄棕色，切面白色或灰白色，具粉性，形成层环棕色，近方形或近圆形，皮部散有多数棕色油点。气芳香，味辛、微苦。本品水分不得过 14.0%，总灰分不得过 5.0%；醇溶性浸出物不得少于 15.0%；按干燥品计，含欧前胡素（$C_{16}H_{14}O_4$）不得少于 0.080%。

【炮制作用】 白芷味辛，性温。归胃、大肠、肺经。解表散寒，祛风止痛，宣通鼻窍，燥湿止带，消肿排脓。用于感冒头痛，眉棱骨痛，鼻塞流涕、鼻鼽、鼻渊，牙痛，带下，疮疡肿痛。净制除去杂质，切制饮片，便于临床调剂和制剂。

案例 6-3 **白芷洗润切制工艺**

1. 工艺描述与工艺参数

（1）净选：称取白芷原药材，置挑选工作台上，人工挑出杂质。

（2）软化：①水淋：用清水喷淋净白芷；②润：喷淋后的净白芷放置至软。

（3）切制：启动直线往复式切药机，将净白芷切成规格为 2~4 mm 厚片。

（4）干燥：将白芷摊放在烘干箱中，控制温度和时间至干燥。

（5）包装：白芷饮片按每包装袋 1 kg 称重，装入相应的塑料包装袋内，封口，贴上标签。

2. 工艺流程图（※为质量控制点）

取白芷原药材 —合格品→ 净选 —除去杂质※→ 软化 —喷淋、润※→ 切制 —厚片→ 干燥 —温度※ 时间※→

中间站 —QA监控 QC检验→ 包装 —装袋称量 封口贴签→ 成品 —QA监控 QC检验→ 入库

3. 工艺关键点

工序	生产过程质量控制项目
领料、称量	名称、数量
净选	杂质、异物、非药用部分
软化	润药均匀度、软化程度
切制	规格大小
干燥	水分、温度、时间、装量
包装	包装数量、物料标卡、封口严密性

4. 思考题

白芷的切制设备为什么可以选择直线往复式切药机？试分析哪些原因导致白芷的片型应该为厚片？

5. 知识拓展

白芷的传统加工炮制方法，需要对干药材进行再次清洗、软化。近年来，有研究开展了鲜切白芷饮片和传统白芷饮片炮制工艺和药效作用的对比研究，结果白芷传统炮制工艺最佳工艺条件为水温 25℃，加 4 倍量水，浸泡 6 h，润透，切片，60℃干燥 3 h；白芷鲜切工艺最佳工艺条件为含水量 35% 时，切制，60℃干燥 12 h；鲜切白芷饮片在有效成分含量上高于传统白芷饮片，指纹图谱两者没有显著的差异，脂溶性成分种类大部分相同，但所占比例和含量上存在一定差异。鲜切白芷饮片和传统白芷饮片均能提高小鼠痛阈值，降低小鼠耳片的肿胀度，以鲜切白芷效果较优，且鲜切白芷肝毒性比传统饮片更低。在安全性上，测得鲜切饮片的小鼠口服最大耐受量为 177.87 g（生药）/kg（体重），传统饮片的小鼠口服最大耐受量为 93.1 g（生药）/kg（体重），前者显著高于后者。

天　麻

【药材来源】　　本品为兰科植物天麻 *Gastrodia elata* Bl.的干燥块茎。

【炮制方法】　　洗净，润透或蒸软，切薄片，干燥。

【质量要求】　　天麻呈不规则的薄皮。外表皮淡黄色至黄棕色，有时可见点状排成的横环纹。切面黄白色至淡棕色。角质样，半透明。气微，味甘。水分不得过 12.0%，总灰分不得过 4.5%，二氧化硫残留量不得过 400 mg/kg；醇溶性浸出物不得少于 15.0%；按干燥品计，含天麻素（$C_{13}H_{18}O_7$）和对羟基苯甲醇（$C_7H_8O_2$）的总量不得少于 0.25%。

【炮制作用】　　天麻味甘，性平。归肝经。息风止痉，平抑肝阳，祛风通络。用于小儿惊风，癫痫抽搐，破伤风，头痛眩晕，手足不遂，肢体麻木、风湿痹痛。净制除去杂质，切制饮片，便于临床调剂和制剂。

案例 6-4　　　　　　　　　　　**天麻洗润切制工艺**

1. 工艺描述与工艺参数

（1）净选：①挑选：称取天麻原药材，置挑选工作台上，人工挑出杂质；②水选：用循环水洗药机淘洗挑选好的天麻，除去泥土杂质等。

（2）软化：将净选后的净天麻置润药机中，调整压力控制温度和时间润透。

（3）切制：启动直线往复式切药机，将天麻切成规格为薄片 1～2 mm。

（4）干燥：将切好的天麻干燥，温度 70℃，烘干时间为 6 h。至干燥时取出。

（5）包装：天麻饮片按每包装袋 1 kg 称重，装入相应的塑料包装袋内，封口，贴上标签。

2. 工艺流程图（※为质量控制点）

取天麻原药材 →合格品→ 净选 →挑选、清洗※→ 软化 →温度、时间※→ 切制 →薄片→ 干燥 →温度※、时间※→ 中间站 →QA监控 QC检验→ 包装 →装袋称量 封口贴签→ 成品 →QA监控 QC检验→ 入库

3. 工艺关键点

工序	生产过程质量控制项目
领料、称量	名称、数量
净选	杂质、异物、非药用部分
软化	润药均匀度、软化程度
切制	规格大小
干燥	水分、温度、时间、装量
包装	包装数量、物料标卡、封口严密性

4. 思考题

天麻的润制可以选择哪种润制设备？为什么可以切制成薄片？

5. 知识拓展

关于天麻饮片的切制规格，有一种天麻原形切片加工方法的发明专利，包括以下步骤：将鲜天麻洗净，于 80～90℃下隔水蒸煮 30～45 min 以杀青；将杀青后的天麻切成 1～2 mm 的薄片，切片过程中确保按照天麻原有麻形的样式摆放整齐，切完后即将切好的薄片按照天麻原有麻形的样式拼在一起，保持与原天麻形状相同，然后用竹签将整个天麻串在一起；将串在一起的整个天麻分别进行 5 次烘干、4 次回汗，得干品，即可。该方法能保持天麻原有麻形，降低天麻硬度，标准易于控制。

猪 苓

【药材来源】 本品为多孔菌科真菌猪苓 *Polyporus umbellatus*（Pers.）Fries 的干燥菌核。

【炮制方法】 除去杂质，浸泡，洗净，润透，切厚片，干燥。

【质量要求】 猪苓呈类圆形或不规则的厚片。外表皮黑色或棕黑色，皱缩，切面类白色或黄白色，略呈颗粒状。气微，味淡。水分不得过 13.0%，总灰分不得过 10.0%；按干燥品计算，含麦角甾醇（$C_{28}H_{44}O$）不得少于 0.050%。

【炮制作用】 猪苓味甘、淡，性平。归肾、膀胱经。利水渗湿。用于小便不利，水肿、泄泻、淋浊、带下。净制除去杂质，切制饮片，便于临床调剂和制剂。

案例 6-5 　　　　　　　　　　**猪苓洗润切制工艺**

1. 工艺描述与工艺参数

（1）净选：①挑选：称取猪苓原药材，置挑选工作台上，人工挑出杂质；②水选：用循环水洗药机淘洗挑选好的猪苓，除去泥土杂质等。

（2）软化：将净选后的猪苓浸泡 3 h，水淋 30 min，淋洗 3 次，放置 4 h。

（3）切制：启动直线往复式切药机。将猪苓切成规格为厚片 2～4 mm。

（4）干燥：将切制好的猪苓饮片在烘箱内摊平，温度 80℃，烘干时间为 4.5 h。至干燥时取出。

（5）包装：猪苓饮片按每包装袋 1 kg 称重，装入相应的塑料包装袋内，封口，贴上标签。

2. 工艺流程图（※为质量控制点）

取猪苓原药材 →合格品→ 净选 →挑选、水选※→ 软化 →浸泡、淋洗※→ 切制 →厚片→ 干燥 →温度※/时间※→ 中间站 →QA监控/QC检验→ 包装 →装袋称量/封口贴签→ 成品 →QA监控/QC检验→ 入库

3. 炮制工艺关键控制点

工序	生产过程质量控制项目
领料、称量	名称、数量
净选	杂质、异物、非药用部分
软化	润药均匀度、软化程度
切制	规格大小
干燥	水分、温度、时间、装量
包装	包装数量、物料标卡、封口严密性

4. 思考题

猪苓的软化工艺参数如何确定？在软化过程中如何实现"少泡多润"？

5. 知识拓展

不同干燥温度及不同干燥加工方法对猪苓中甾体类、多糖成分含量影响显著。采用 80℃烘干干燥及微波干燥法对多糖成分有保留作用；采用 50～60℃干燥饮片时，抗氧化活性较强。结合综合评分法考察猪苓中麦角甾醇含量、多糖含量、麦角甾酮含量、抗氧化活性及浸出物含量，结果表明采用饮片 80℃烘干干燥时，药材中各指标综合效果最佳，确定为猪苓产地加工一体化干燥工艺。

茯 苓

【药材来源】 本品为多孔菌科真菌茯苓 *Poria cocos*（Schw.）Wolf 的干燥菌核。

【炮制方法】　取茯苓个，浸泡，洗净，润后稍蒸，及时削去外皮，切制成块或切厚片，晒干。

【质量要求】　茯苓为去皮后切制的茯苓，呈立方块状或方块状厚片，大小不一。白色、淡红色或淡棕色。本品水分不得过18.0%，总灰分不得过2.0%；乙醇浸出物不得少于2.5%。

【炮制作用】　茯苓味甘、淡，性平。归心、肺、脾、肾经。利水渗湿，健脾，宁心。用于水肿尿少，痰饮眩悸，脾虚食少，便溏泄泻，心神不安，惊悸失眠。净制除去杂质，切制饮片，便于临床调剂和制剂。

案例 6-6　　　　　　　　　**茯苓洗润切制工艺**

1. 工艺描述与工艺参数

（1）净制：①挑选：称取茯苓原药材，置挑选工作台上，人工挑出杂质；②水选：用循环水洗药机淘洗挑选好的茯苓，除去泥土杂质等。

（2）软化：将净选后的净茯苓浸泡30 min，水淋洗3次，置润药机中，100℃润制60 min（压力：0.01～0.02 MPa）。

（3）切制：启动直线往复式切药机。将茯苓切成规格为立方块或厚片。

（4）干燥：将切制好的茯苓饮片在烘箱内摊平，温度60～80℃，烘干时间为4.5 h。至干燥时取出。

（5）包装：茯苓饮片按每包装袋1 kg称重，装入相应的塑料包装袋内，封口，贴上标签。

2. 工艺流程图（※为质量控制点）

取茯苓原药材 --合格品--> 净选 --除去杂质※--> 软化 --浸泡、淋洗※--> 切制 --立方块或厚片--> 干燥

温度※/时间※ --> 中间站 --QA监控/QC检验--> 包装 --装袋称量/封口贴签--> 成品 --QA监控/QC检验--> 入库

3. 工艺关键点

工序	生产过程质量控制项目
领料、称量	名称、数量
净选	杂质、异物、非药用部分
软化	润药均匀度、软化程度
切制	规格大小
干燥	水分、温度、时间、装量
包装	包装数量、物料标卡、封口严密性

4. 思考题

茯苓软化过程中，为什么要先浸泡30 min后，再放入润药机中进行软化？

5. 知识拓展

观察不同加工方法对茯苓中茯苓酸和茯苓多糖含量的影响，优化茯苓饮片的最佳切制工艺。以茯苓酸和茯苓多糖含量的综合作用为指标，采用正交试验设计综合评分法，对发汗次数、饮片规格和烘干温度进行考察。结果优选出茯苓饮片最佳炮制工艺为：趁鲜去皮，切制成厚片或丁，70℃烘干。

蒲 公 英

【药材来源】　本品为菊科植物蒲公英 *Taraxacum mongolicum* Hand.-Mazz.、碱地蒲公英 *Taraxacum borealisinense* Kitam.或同属数种植物的干燥全草。

【炮制方法】　除去杂质，洗净，切段，干燥。

【质量要求】　蒲公英为不规则的段。根表面棕褐色，抽皱；根头部有棕褐色或黄白色的茸毛，

有的已脱落。叶多皱缩破碎，绿褐色或暗灰绿色，完整者展平后呈倒披针形，先端尖或钝，边缘浅裂或羽状分裂，基部渐狭，下延呈柄状。头状花序，总苞片多层，花冠黄褐色或淡黄白色。有时可见具白色冠毛的长椭圆形瘦果。气微，味微苦。本品水分不得过 10.0%；乙醇浸出物不得少于 18.0%；按干燥品计，含菊苣酸（$C_{22}H_{18}O_{12}$）不得少于 0.30%。

【炮制作用】 蒲公英味苦、甘，性寒。归肝、胃经。清热解毒，消肿散结，利火通淋。用于疔疮肿毒，乳痈、瘰疬、目赤、咽痛、肺痈、肠痈，湿热黄疸，热淋涩痛。净制除去杂质，切制饮片，便于临床调剂和制剂。

案例 6-7 蒲公英洗润切制工艺

1. 工艺描述与工艺参数

（1）净选：挑选称取蒲公英原药材，置挑选工作台上，人工除去杂质及黄叶。

（2）软化：①水淋：用清水喷淋净选后的蒲公英；②润：喷淋后的净蒲公英放置至软。

（3）切制：启动直线往复式切药机，将软化后的蒲公英切成规格为约 12 mm 段。

（4）干燥：将切制好的蒲公英置烘箱内摊平，控制温度和时间至干燥。

（5）包装：蒲公英饮片按每包装袋 1 kg 称重，装入相应的塑料包装袋内，封口，贴上标签。

2. 工艺流程图（※为质量控制点）

取蒲公英原药材 —合格品→ 净选 —除去杂质※→ 软化切制 —段→ 干燥 —温度※／时间※→ 中间站

QA监控／QC检验 —→ 包装 —装袋称量／封口贴签→ 成品 —QA监控／QC检验→ 入库

3. 工艺关键点

工序	生产过程质量控制项目
领料、称量	名称、数量
净选	杂质、异物、非药用部分
软化	润药均匀度、软化程度
切制	规格大小
干燥	水分、温度、时间、装量
包装	包装数量、物料标卡、封口严密性

4. 思考题

分析蒲公英药材在清洗过程中可否用洗药机清洗？

5. 知识拓展

蒲公英中含有黄酮类成分和酚酸类成分，也是其主要的活性成分，有研究以蒲公英为原料，采用 3 种干燥方法对蒲公英进行干燥，研究干品品质的变化规律。采用单因素试验方法，以黄酮类物质的含量、褐变程度、复水性方面差异为指标，从中找出适合蒲公英干制的方法。结果表明，真空干燥和微波干燥能够较好地保持蒲公英干制后的品质，热风干燥影响相对较大。但由于真空干燥和微波干燥成本较高，限制了其推广应用，目前热风干燥仍然是常用的方法。蒲公英的干燥工艺还有待进一步研究。

荆 芥

【药材来源】 本品为唇形科植物荆芥 *Schizonepeta tenuifolia* Briq.的干燥地上部分。

【炮制方法】 除去杂质，喷淋清水，洗净，润透，于 50℃烘 1 h，切段，干燥。

【质量要求】 荆芥呈不规则的段。茎呈方柱形，表面淡黄绿色或淡紫红色，被短柔毛。切面类白色。叶多已脱落。穗状轮伞花序。气芳香，味微涩而辛凉。本品含挥发油不得少于 0.30%（mL/g），按干燥品计，含胡薄荷酮（$C_{10}H_{16}O$）不得少于 0.020%。

【炮制作用】 荆芥味辛，性微温。归肺、肝经。解表散风，透疹，消疮。用于感冒，头痛、麻疹、风疹、疮疡初起。净制除去杂质，切制饮片，便于临床调剂和制剂。

案例 6-8　　　　　　　　　荆芥洗润切制工艺

1. 工艺描述与工艺参数

（1）净选：称取荆芥原药材，置挑选工作台上，人工除去变质药材及非药用部位。

（2）软化：①水淋：用清水喷淋净选后的荆芥；②润：喷淋后的荆芥放置至软；③烘：将润透的荆芥置于烘箱内 50℃烘 1 h。

（3）切制：启动高速截断往复式切药机，将软化后的荆芥切制成规格为 5～10 mm 短段。

（4）干燥：将切制好的荆芥置烘箱内摊平，控制温度和时间至干燥。

（5）过筛：将干燥后的荆芥饮片过孔径 2 mm 筛。

（6）包装：荆芥饮片按每包装袋 1 kg 称重，装入相应的塑料包装袋内，封口，贴上标签。

2. 工艺流程（※为质量控制点）

取荆芥原药材 —合格品→ 净选 —除去杂质※→ 软化 —水淋、润、烘※→ 切制 —短段→ 干燥 —温度※/时间※→ 过筛 —孔径※→ 中间站 —QA监控/QC检验→ 包装 —装袋称量/封口贴签→ 成品 —QA监控/QC检验→ 入库

3. 工艺关键点

工序	生产过程质量控制项目
领料、称量	名称、数量
净选	杂质、异物、非药用部分
软化	润药均匀度、软化程度
切制	规格大小
干燥	水分、温度、时间、装量
过筛	孔径
包装	包装数量、物料标卡、封口严密性

4. 思考题

荆芥的软化方法及特点各是什么？干燥过程中有哪些注意事项？

5. 知识拓展

荆芥药材不同干燥加工方法可以引起饮片质量的变化。选用传统的阴干、晒干干燥和 3 种温度的恒温烘干干燥方法，以水分含量、挥发油含量与挥发油中两种主要成分的含量与相互比例为指标进行观察。结果发现：与传统干燥方法相比，恒温烘干干燥能较快地去除水分，控制温度在一定范围也有助于减少挥发油的损失。但加工后饮片挥发油中两种主要成分薄荷酮与胡薄荷酮的含量与相互比例均有显著改变。因此，将恒温干燥方法用于荆芥药材加工可能对其质量有较大影响。

陈　皮

【药材来源】 本品为芸香科植物橘 *Citrus reticulata* Blanco 及其栽培变种的干燥成熟果皮。药材分为"陈皮"和"广陈皮"。

【炮制方法】 除去杂质，喷淋水，润透，切丝，干燥。

【质量要求】 陈皮常剥成数瓣，基部相连，有的呈不规则的片状，厚 1～4 mm。外表面橙红色或红棕色，有细皱纹和凹下的点状油室。内表面浅黄白色，粗糙，附黄白色或黄棕色筋络状

维管束。气香，味辛、苦。本品水分不得过 13.0%；每 1000 g 含黄曲霉毒素 B_1 不得过 5 μg，黄曲霉毒素 G_2、黄曲霉毒素 G_1、黄曲霉毒素 B_2 和黄曲霉毒素 B_1 的总量不得过 10 μg；按干燥品计，陈皮含橙皮苷（$C_{28}H_{34}O_{15}$）不得少于 2.5%。广陈皮含橙皮苷（$C_{28}H_{34}O_{15}$）不得少于 1.75%；含川陈皮素（$C_{21}H_{22}O_8$）和橘皮素（$C_{20}H_{20}O_7$）的总量不得少于 0.4%。

【炮制作用】　陈皮味苦、辛，性温。归肺、脾经。理气健脾，燥湿化痰。用于脘腹胀满，食少吐泻，咳嗽痰多。净制除去杂质，切制饮片，便于临床调剂和制剂。

案例 6-9　　　　　　　　　　陈皮洗润切制工艺

1. 工艺描述与工艺参数

（1）净选：①挑选：称取陈皮原药材置干净地面上，人工挑出变质药材及非药用部位等杂质；②水洗：启动循环水洗药机淋洗陈皮。

（2）软化：①水淋：用清水喷淋净选的陈皮 10 min，喷淋次数 2 次；②润：水淋后的陈皮放置 1 h。

（3）切制：启动高速截断往复式切药机，将软化后的陈皮切成规格为 3 mm 细丝。

（4）干燥：将切制好的陈皮置烘箱内摊平，控制温度和时间至干燥。

（5）过筛：将干燥后的陈皮饮片过孔径 1 mm 筛。

（6）包装：陈皮饮片按每包装袋 1 kg 称重，装入相应的塑料包装袋内，封口，贴上标签。

2. 工艺流程（※为质量控制点）

取陈皮原药材 →合格品→ 净选 →挑选、水选※→ 软化 →水淋、润※→ 切制 →细丝→ 干燥 →温度※时间※→ 过筛 →孔径※→ 中间站（QA监控 QC检验）→ 包装 →装袋称量 封口贴签→ 成品 →QA监控 QC检验→ 入库

3. 工艺关键点

工序	生产过程质量控制项目
领料、称量	名称、数量
净选	杂质、异物、非药用部分
软化	润药均匀度、软化程度
切制	规格大小
干燥	水分、温度、时间、装量
过筛	孔径
包装	包装数量、物料标卡、封口严密性

4. 思考题

陈皮清洗过程中应该注意哪些问题？

5. 知识拓展

不同的干燥方法和干燥工艺对陈皮质量有显著影响。采用不同温度热风对流干燥对陈皮进行处理，通过比较陈皮的干燥特性（干燥速率、持水力和吸脂性）、活性成分（总黄酮含量、多糖含量）和感官品质，探究温度对陈皮品质的影响。实验结果表明：热风干燥温度分别为 50、60、70、80℃时，随着干燥温度的增加，陈皮干燥速率增加、持水力和吸脂性减少，其中持水力高于吸脂性；总黄酮和多糖的提取率先增大后降低，70℃时最高，分别为 1.44% 和 1.46%；不同干燥温度下陈皮的感官品质不同，70℃时，陈皮表面光滑，内表面经络明显，形态较好，感官评价最高。

枇　杷　叶

【药材来源】　本品为蔷薇科植物枇杷 *Eriobotrya japonica*（Thunb.）Lindl.的干燥叶。

【炮制方法】 除去绒毛，用水喷润，切丝，干燥。

【质量要求】 枇杷叶呈丝条状，表面灰绿色、黄棕色或红棕色，较光滑。下表面可见绒毛，主脉突出。革质而脆。气微，味微苦。本品水分不得过 10.0%，总灰分不得过 7.0%；醇溶性浸出物不得少于 16.0%。按干燥品计，含齐墩果酸（$C_{30}H_{48}O_3$）和熊果酸（$C_{30}H_{48}O_3$）的总量不得少于 0.70%。

【炮制作用】 枇杷叶味苦，性微寒。归肺、胃经。清肺止咳，降逆止呕。用于肺热咳嗽，气逆喘急，胃热呕逆，烦热口渴。净制除去绒毛，减少刺激性，切制饮片，便于临床调剂和制剂。

案例 6-10   **枇杷叶洗润切制工艺**

1. 工艺描述与工艺参数

（1）净选：①挑选：称取枇杷叶原药材，置挑选工作台上，人工挑出杂质；②去毛：取挑选后的净枇杷叶置自控温鼓式炒药机中炒去其表面的细毛。

（2）软化：①水淋：用清水喷淋净选后的枇杷叶；②润：喷淋后的净枇杷叶放置至软。

（3）切制：启动剁刀式切药机，将软化后的枇杷叶切成规格为 5~10 mm 丝。

（4）干燥：将切制好的枇杷叶置烘箱内摊平，控制温度和时间至干燥。

（5）包装：取枇杷叶饮片，按每包装袋 1 kg 称重，装入相应的塑料包装袋内，封口，贴上标签。

2. 工艺流程图（※为质量控制点）

取枇杷叶原药材 —合格品→ 净选 —挑选、除毛※→ 软化 —水淋、润※→ 切制 —丝→ 干燥 —温度※／时间※→

中间站 —QA监控／QC检验→ 包装 —装袋称量／封口贴签→ 成品 —QA监控／QC检验→ 入库

3. 工艺关键点

工序	生产过程质量控制项目
领料、称量	名称、数量
净选	杂质、异物、非药用部分
软化	润药均匀度、软化程度
切制	规格大小
干燥	水分、温度、时间、装量
包装	包装数量、物料标卡、封口严密性

4. 思考题

枇杷叶的功效作用与净制目的各是什么？

5. 知识拓展

枇杷叶药用历史悠久，始载于《名医别录》。枇杷叶味苦，性微寒，归肺、胃经，能清肺止咳、降逆止呕，主治肺热咳嗽、气逆喘急、胃热呕逆及烦热口渴。枇杷叶具有多种炮制方法，临床上多用其蜜炙品，蜜炙后润肺止咳功能增强，常用于肺燥咳嗽。其他炮制方法亦广泛应用于临床：姜炙后能和胃；清炒后减少了滋腻之性，多用于外感咳嗽及呕吐。

枳   实

【药材来源】 本品为芸香科植物酸橙 *Citrus aurantium* L.及其栽培变种或甜橙 *Citrus sinensis* Osbeck 的干燥幼果。

【炮制方法】 取原药材，除去杂质，洗净，润透，切薄片，干燥。

【质量要求】 枳实呈不规则弧状条形或圆形薄片。切面外果皮黑绿色至暗棕绿色，中果皮部分黄白色至黄棕色，近外缘有 1～2 列点状油室，条片内侧或圆片中央具棕褐色瓤囊。气清香，味苦、微酸。本品水分不得过 15.0%，总灰分不得过 7.0%；醇溶性浸出物不得少于 12.0%；按干燥品计，辛弗林（$C_9H_{13}NO_2$）含量不得少于 0.30%。

【炮制作用】　枳实味苦、辛、酸，性微寒。归脾、胃经。破气消积，化痰散痞。用于积滞内停，痞满胀痛，泻痢后重，大便不通，痰滞气阻，胸痹，结胸、脏器下垂。净制除去杂质，切制饮片，便于临床调剂和制剂。

案例 6-11　　　　　　　　枳实洗润切制工艺

1. 工艺描述与工艺参数

（1）净选：①挑选：称取枳实原药材，置挑选工作台上，除去杂质、非药用部位；②水洗：启动循环水洗药机，将枳实药材用循环水洗药机冲洗。

（2）软化：将清洗干净的枳实药材用真空气相置换式润药机润至软硬适度。

（3）切制：启动剁刀式切药机，将软化后的枳实切成规格为 2 mm 薄片。

（4）干燥：将切制好的枳实饮片置网带式干燥机上，设置蒸汽加热温度为 70℃，网带走速为 0.5 m/min，干燥 22 min。

（5）包装：枳实饮片按每包装袋 1 kg 称重，装入相应的塑料包装袋内，封口，贴上标签。

2. 工艺流程（※为质量控制点）

取枳实原药材 →(合格品) 净选 →(挑选、水选※) 软化 →(温度、时间※) 切制 →(薄片) 干燥 →(温度※/时间※)

中间站 →(QA监控/QC检验) 包装 →(装袋称量/封口贴签) 成品 →(QA监控/QC检验) 入库

3. 工艺关键点

工序	生产过程质量控制项目
领料、称量	名称、数量
净选	杂质、异物、非药用部分
软化	润药均匀度、软化程度
切制	规格大小
干燥	水分、温度、时间、装量
包装	包装数量、物料标卡、封口严密性

4. 思考题

简述真空气相置换式润药机软化枳实的操作步骤。

5. 知识拓展

枳实属于果实类药材，质地坚硬，不易进行切制，需对其进行软化处理。由于其质地坚实，加水量过少无法使其透心，而加水量过多致使其有效成分损失过多。以辛弗林、柚皮苷、橙皮苷、新橙皮苷的含量及出膏率为指标优选枳实最佳的软化和切制工艺。结果枳实的最佳软化方法为浸泡法，在 30℃，每 100 g 药材需要使用 100 mL 水，软化 12 h。枳实的切制方法为横切，切制厚度为 1～2 mm。

槟　　榔

【药材来源】　本品为棕榈科植物槟榔 *Areca catechu* L.的干燥成熟种子。春末至秋初采收成熟果实，用水煮后，干燥，除去果皮，取出种子，干燥。

【炮制方法】　取原药材，除去杂质，浸泡，润透，切薄片，阴干。

【质量要求】　槟榔呈类圆形的薄片。切面可见棕色种皮与白色胚乳相间的大理石样花纹。气微，味涩、微苦。本品水分不得过 10.0%；黄曲霉毒素：每 1000 g 含黄曲霉毒素 B_1 不得过 5 μg，含黄曲霉毒素 G_2、黄曲霉毒素 G_1、黄曲霉毒素 B_2 和黄曲霉毒素 B_1 总量不得过 10 μg；按干燥品计，槟榔碱（$C_8H_{13}NO_2$）含量不得少于 0.20%。

【炮制作用】　槟榔味苦、辛，性温。归肾、大肠经。消食导滞。用于食积不消，泻痢后重。净制除去杂质，切制饮片，便于临床调剂和制剂。

案例 6-12　　　　　　　　　　**槟榔洗润切制工艺**

1. 工艺描述与工艺参数

（1）净选：称取槟榔原药材，置挑选工作台上，人工挑出杂质。

（2）软化：将槟榔置于水蓄冷真空气相置换式润药机内，温度 60℃，时间 40 min。

（3）切制：启动旋料式切片机。将软化后的槟榔切成规格为 1～2 mm 薄片。

（4）干燥：室内阴干。

（5）包装：槟榔饮片按每包装袋 1 kg 称重，装入相应的塑料包装袋内，封口，贴上标签。

2. 工艺流程（※为质量控制点）

取槟榔原药材 —合格品→ 净选 —除去杂质※→ 软化 —温度、时间※→ 切制 —薄片→ 干燥 —温度※、时间※→

中间站 —QA监控／QC检验→ 包装 —装袋称量／封口贴签→ 成品 —QA监控／QC检验→ 入库

3. 工艺关键点

工序	生产过程质量控制项目
领料、称量	名称、数量
净选	杂质、异物、非药用部分
软化	润药均匀度、软化程度
切制	规格大小
干燥	水分、温度、时间、装量
包装	包装数量、物料标卡、封口严密性

4. 思考题

比较槟榔泡润与真空气相置换润药的异同点。

5. 知识拓展

槟榔质地坚硬，传统方法加工，浸泡时间长（夏季 7 天，冬季 40 天），有效成分流失严重，甚至腐烂，影响饮片质量。采用减压冷浸软化方法能提高软化效率，缩短浸泡时间，保证饮片质量。用正交试验法对传统软化法、先加水后减压法、先减压后加水法进行实验研究，筛选出槟榔的最佳软化切制规格，确定了槟榔最佳切制工艺和最佳工艺参数，其结果显示槟榔软化切制的最佳工艺为：先减压后加水 25～26℃水浸泡，切 0.5 mm 以下极薄片，阴干。

第七章 干　燥

学习目标
1. 掌握　不同种类饮片的干燥方法与设备。
2. 熟悉　饮片的干燥设备选择。
3. 了解　干燥的质量要求。

中药饮片的干燥通常是指将热能作用于含水饮片，部分或全部除去水分而获得干燥饮片的过程。干燥的目的是除去饮片中的大量水分，避免发霉、变色、虫蛀等，在干燥过程中要特别注意有效成分尽量少损失或不损失，保证饮片质量。干燥过程一般是饮片加工的最后环节，在这一环节中对于确保饮片干燥，高效节能，有效成分损失最少十分重要。为此，不仅应选择先进的干燥设备，还应对常用的中药饮片分门别类进行干燥基础数据的实验研究，以获得能对工厂饮片干燥实践有指导意义的工艺参数，既保证中药饮片成分含量，又可节省资源。

第一节　干 燥 技 术

一、干燥的基本原理

1. 物料中所含湿（水）分的性质　物料和湿（水）分的结合形式因物料结构而异，从干燥平衡特点角度，根据空气相对湿度和湿物料湿含量的大小可分别定义为：结合水分和非结合水分；平衡水分和自由水分，见图 7-1。对应于吸附等温线上任意点的湿含量称为平衡水分，超过此湿含量的水分称为自由水分。结合水分是空气相对湿度为 100%时物料的平衡水分，此时物料的含湿量为最大吸湿含量，物料中超过此湿含量的水分称为非结合水分。

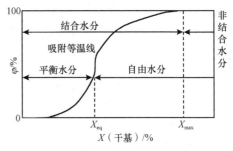

图 7-1　物料中所含湿（水）分的性质

中药材及饮片的干燥程度与其中水分存在状态有关，水分与中药材及饮片的结合形式可分为以下类别：①化学结合水：化学结合水与物料的结合有准确的数量关系，如以化合物形式存在的水合物中的结晶水。化学结合水与物料的结合最牢固，只有在化学作用或强烈的热处理下方可除去，它的排除不属于干燥范畴，通常干燥方法不能除去。②物理结合水：包括由物料的内外部表面分子力场所吸附的吸附水；依靠物料组织壁的内外溶解物的浓度差异，使水分扩散透过壁膜而形成的渗透水；存在于物料组织内部，与淀粉、蛋白质等亲水胶体牢固结合的结构水；存在于物料微毛细管结构中的水分，其结合强度随毛细管半径的减小而加强。物理化学结合水与物料的结合较化学结合水弱，在干燥过程中可部分除去。物理化学结合水产生蒸汽压小于同温度下自由水面的饱和蒸汽压，在干燥时物理结合水排除阶段，物料基本不产生收缩。③机械结合水：包括中药材及饮片表面的润湿水、粗孔毛细管（$r > 10^{-5}$ cm）水和孔隙水，这些水分与饮片是机械结合，结合力较弱，可用过滤、离心等机械方法脱除，在干燥过程中最先除去。机械结合水蒸发时，物料表面的水蒸气分压等于同温度下自由水面的饱和水蒸气分压，所以又称为自由水。

根据物料的吸水特征，中药材类物料可以分为以下三类：①非吸湿毛细孔物料，如非吸湿矿物类，其特征为：具有明显可辨的孔隙；具有非吸水性，可忽略机械结合水；物料在干燥期间不收缩。②吸湿多孔物料，如植物类药材，其特征为：具有明显可辨的孔隙；含有大量物理结合水，其干燥过程主要是除去该类水分；在初始干燥阶段经常出现收缩。③胶体（无孔）物料，如胶、蜡类药材，其特征为：无空隙，水分只能在表面蒸发；所有水分均为物理结合水。

2. 干燥过程　干燥的本质是一个传热、传质过程。中药材及饮片的干燥大多数利用热空气作为干燥介质，当热空气的热能作用于湿的中药材及饮片物料时，物料吸收热能，表面机械结合水蒸发除去；同时热能从物料表面向内部传导，内部物理结合水吸热蒸发、扩散至物料表面再蒸发除去。干燥所需的空气和热量，需要除去的水分，可通过物料衡算和热量衡算得到。

单位时间、单位干燥面积上蒸发的水分量称为干燥速率[U, kg/（$m^2 \cdot s$）]，可以用下式表示：

$$U = \frac{\mathrm{d}W}{A\mathrm{d}t} = -\frac{G\mathrm{d}x}{A\mathrm{d}t} \tag{7-1}$$

式中，$\mathrm{d}W$ 为在 $\mathrm{d}t$ 干燥时间内蒸发的水分量，A 为干燥面积（m^2），G 为湿物料中绝对干物料的质量（kg），$\mathrm{d}x$ 为湿物料含水量的变化（kg 水/kg 绝对干物料），负号表示物料的含水量随着干燥时间的延长而减少。

不同中药饮片有不同的干燥过程特征，一般包括以下四个阶段，如图 7-2 所示。

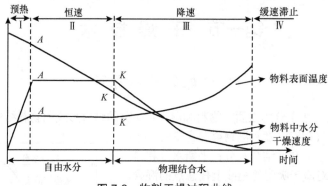

图 7-2　物料干燥过程曲线

（1）预热（加速干燥）阶段：中药饮片开始受热时，单位时间内空气传给物料的热量大于物料表面水分蒸发所消耗的热量，中药饮片温度迅速升高，达到热气流的湿球温度后不再升高，即达到中药饮片水分挥发和吸收的平衡点 A，此时空气传给物料的热量等于物料表面水分蒸发所消耗的热量。一般预热阶段时间较短，这一阶段中药饮片的水分蒸发量不断增大，但含水量变化很小。

（2）恒速干燥（快速干燥）阶段：随着对中药饮片继续加热，自由水分由于蒸发能耗低首先被蒸发，内部水分在水分浓度差的推动下，可及时扩散补充到物料表面，使物料表面始终保持有自由水，随着自由水的蒸发除去，中药饮片的含水量以较快速度等速下降，物料发生体积收缩，直至 K 点时表示物料表面的自由水开始消失，对应的含水量称为临界含水量。在此阶段，空气的温度、湿含量及流量不变，物料的温度基本保持不变，物料和空气间的温差应为一定值，空气与物料间的传热速率维持恒定，传递的热量全部用于水分的蒸发，水分蒸发维持恒定速率；同时湿物料内部的水分向表面扩散，扩散速率与表面蒸发速率相适应，使物料表面维持湿润状态，其干燥速率取决于物料表面水分的蒸发速率，即取决于气固两相间的传质速率和干燥的外部条件，如物料温度、空气温度与相对湿度、空气流速、药物的表面积和空气压力等，此过程亦称外部条件控制过程；提高加热温度和空气流速，降低环境空气湿度可加快等速干燥。

（3）降速干燥阶段：当中药饮片中的自由水分完全蒸发之后，饮片的含水量降低至临界湿含

量 K 以下时，即进入降速干燥阶段。在此阶段，物料内部水分向表面扩散的速率小于表面蒸发速率，由热空气传给物料的热量一部分用于饮片的升温，一部分用于水分蒸发；随着干燥时间的延长，饮片的温度随之不断升高，饮片表面干燥，内部的水分越来越少，水分由饮片内部向表面的扩散阻力加大，扩散速度越来越慢，干燥速率也逐渐降低。中药饮片从恒速干燥阶段到降速干燥阶段的转变点称为拐点，一般中药饮片的拐点含水率为 8%～9%。在降速干燥阶段，干燥速率主要取决于水分自饮片内部向表面的传递速率及饮片本身的结构、形状和颗粒的大小等，而与饮片外部的干燥条件关系不大，故又称为内部迁移控制阶段，近似地与物料湿含量成正比，提高物料温度、改善物料分散状态（使形态小和质地疏松）可改善降速过程。中药材及饮片的干燥速率由速率较慢的降速干燥过程控制。

（4）缓速滞止干燥阶段：中药饮片继续干燥，将吸附水分全部蒸发以后，最后解吸的是结合水分，由于结合水分干燥难度最大，这时中药饮片的含水量下降速度更加缓慢，并趋于停滞，而中药饮片的温度迅速升高趋向于加热空气的干球温度。

在恒速干燥阶段，饮片的表面温度等于湿球温度。因此，即使在高温下易变质破坏的热敏性饮片仍然允许温度适当升高，以提高干燥速率和热利用效率。在降速干燥阶段，饮片温度逐渐升高，故在干燥后期须注意不宜使饮片温度过高。通常需要减缓干燥速率，使饮片内部水分分布比较均匀，以避免产生表面硬化、开裂、起皱等不良现象，常需对降速阶段的干燥条件严格加以控制。

经过干燥的中药饮片，其干燥程度一般只能达到平衡湿度，即与周围空气间达到平衡稳定状态时的湿度。在一定温度和湿度的条件下，与中药饮片的干燥相反，空气中的水分要向中药饮片中传递和渗透，使其回潮。空气中相对湿度越小，则空气从中药饮片中吸取水分的能力就越大，中药饮片在开始回潮时含水量增加较快，然后逐步减慢，最后趋于停止。因此，经干燥后的中药饮片，若要求低于平衡湿度时，则必须进行妥善贮藏，否则中药饮片将会吸收空气中的水分，使含水量增高，达到新的动态平衡。

二、干 燥 方 法

1. 按作用原理分类 由于各种物料性质不同，干燥方式与方法不尽相同，按其作用原理可分为：

（1）机械干燥：是采用压榨、沉降、过滤、离心分离机械等方法除去湿分的过程，又称机械除湿。该法脱湿快且经济，但除湿程度低，一般只能除去部分自由湿分。机械干燥在中药炮制工程领域的应用较少，主要应用于中药材鲜药的压榨脱水、水飞处理后续联用过滤和离心进行脱水等。

（2）物理化学法干燥：是直接用吸湿性化学物品（如硅胶、五氧化二磷、无水氯化钙等）作为干燥剂吸除湿分的过程，又称物理化学除湿。该法除湿能力有限，只适用于少量物料的除湿，在中药炮制工程中应用极少，主要可用于一些中药饮片包装内添加干燥剂，以防止饮片吸潮。

（3）热物理法干燥：是利用湿分在加热或降温过程中产生相变的物理原理除去湿分的过程，又称热能除湿。该法能够除去物料中的结合湿分，达到较低的含湿量。热物理法干燥是中药炮制工程中最常用的干燥方法，按不同热能供给方式常用的有以下几种干燥方法。

2. 按热能供给方式分类

（1）传导干燥：该法中药材及饮片直接与加热面接触进行干燥，干燥介质与湿物料不接触，热能以热传导方式由热表面间接传给湿物料，使湿分蒸发而干燥，属于间接加热。中药炮制中的炒、焙等属于传导干燥范畴，最常用的是火炕干燥室。适用于干燥化学成分性质稳定的中药材，薄而湿的物料，但此方法的工作温度高且难以控制，易局部过热，热利用率不高。

（2）对流干燥：该法热能以热对流方式由热气流（如空气）传给湿物料，使湿分蒸发而干燥。

该法干燥介质与湿物料接触，干燥介质直接加热物料，属于直接加热。对流干燥的设备简易，热气流温度和湿度容易控制，可避免物料过热，且成本较低，耗时少，效率高，不受天气限制，可起到杀虫防霉作用，适用于大多数中药材的干燥，是目前中药材产地加工和炮制工业生产中应用最广泛的干燥方法，但其能耗较大，对有效成分和品质影响较大。中药炮制工程中的热风干燥、太阳能干燥等属于对流干燥范畴。

（3）辐射干燥：该法能量以电磁波辐射源供给，入射至湿物料表面被吸收并转变为热能，使湿分蒸发而干燥。该法以红外线等辐射形式加热表面积大且薄的物料，适用于含水量大、有效成分对热不稳定、易腐烂变质或贵重中药材及饮片的快速干燥，具有干燥速度快、穿透力强、加热均匀、物料干燥均匀、清洁的特点，具有较高的杀菌、杀虫及灭虫卵能力；其设备紧凑、造价和运行成本相对低。

（4）介电干燥：利用高频电磁场交变作用，极性分子及离子产生偶极子转动和离子传导，将辐射能转换为热能，对物料内部湿分进行直接加热，使湿分蒸发而干燥，传质推动力主要是物料内部迅速产生的蒸气所形成的压力梯度，包括电场频率低于 300MHz 的高频加热干燥，以及高于 300MHz 的超高频加热干燥（微波干燥）。微波干燥常用于干燥中药材、浸膏和中成药，与烘房等对流干燥相比，热穿透力强，干燥速度快；加热均匀，热效率高；收缩率低，对成分、色泽及品质影响较小；可杀菌，使含菌数降低 15%～90%；工业化、自动化程度高。但该法设备投资较大、运行成本较高（更换磁控管等元件，耗电量大）；物料的边角处可能出现过热或干透，会导致复水性差，加热速度过快会产生"喷爆"或物料焦化、燃烧现象。

（5）冷冻干燥：指利用水的升华原理，通过低温真空使预先冻结在物料中的水分直接升华为水蒸气除去。冷冻干燥适用于干燥富含蛋白质、微生物、挥发性成分等有效成分易受破坏的药材和贵重药材。冷冻干燥在低温和真空中进行，避免了常见的干燥加工过程中热敏性、易氧化成分的破坏和氧化等劣变反应，产品活性物质破坏小，保存率高，产品性味浓厚，可最大限度保持原有的天然品质、风味及口感；干燥收缩率远远低于其他方法干燥的产品，较好地保持了物料的外形，具有较好的外观品质；避免了一般干燥过程中物料内部水分向表面迁移时，所携带的无机盐在表面析出而造成的药材表面的硬化；干燥过程中几乎没有因色素分解而造成的褪色，以及酶和氨基酸所引起的褐变现象，产品不需添加任何色素和添加剂，安全而卫生；脱水彻底，质量轻，保存性好，在常温下，采用真空包装，保质期可达 3～5 年。冷冻干燥中药材的主要缺点在于设备昂贵，运行成本较高，效能较低，对产品包装和贮藏条件有特殊要求。

（6）联合干燥：是指采用两种或两种以上干燥方法去除物料湿分的干燥，如红外对流联合干燥、微波对流联合干燥等。

3. 按干燥操作方式分类

（1）间歇干燥和连续干燥：按操作方式分为间歇干燥和连续干燥。间歇干燥指将物料间歇装卸于烘箱等干燥机中进行分批干燥的过程，其特点是品种适应性广，设备投资小，操作控制方便，但干燥时间常长，生产能力小，劳动强度大。连续干燥指采用网带、隧道等将物料不断地从干燥机进口输送到出口，进行连续干燥的过程，其特点是生产能力大，干燥质量均匀，热效率高，劳动条件好。

（2）常压干燥和减压（真空）干燥：按操作压力分为常压干燥和减压（真空）干燥。常压干燥适用于大多数药材，在中药炮制工程中应用最为广泛。减压（真空）干燥是通过抽真空降低干燥器内压力，使水分蒸发速度加快的干燥过程，具有干燥温度低，速度快，减少物料与空气接触机会，避免污染或被空气氧化变质的特点，适合于含有不耐高温、易分解、易氧化成分的中药材。但减压干燥为间歇操作，属于静态干燥，生产能力小，劳动强度大。

（3）静态干燥和动态干燥：按干燥时物料状态分为静态干燥和动态干燥。静态干燥指物料放在格层中，在隧道或皮带上面与其接触面相对不变的干燥。动态干燥指物料不断运动或周期性运动的干燥，在干燥过程中用机械装置（如叶片式干燥机）或活动式接触面（如振动式干燥机、筒式干燥机），对物料进行搅拌，使干燥时间缩短。

4. 按干燥设施分类

（1）传统干燥技术：是指中药饮片传统炮制加工中应用的干燥技术，包括自然干燥法、烘干法和焙法。自然干燥法是指把药材或切制饮片置于日光下晒干或置阴凉通风处阴干。晒干法可利用紫外线杀灭附着或残存的虫卵、霉菌等微生物。一般饮片均可采用晒干法。富含挥发油的药材，富含色素易变色的花、叶类药材，富含油脂易走油的药材，不宜久晒或暴晒，通常采用阴干法。自然干燥法不需要特殊设备，操作简单、成本低，但易受气候影响、干燥时间长；需注意控制周边环境对饮片的影响，物料和饮片不宜直接与地面接触，防止风沙、灰尘、虫蚁等污染，影响饮片质量。烘干法是中药材产地因地制宜地采用火炕、火墙或直接燃烧秸秆、树枝、薪柴等提供热量，干燥中药材的方法。焙法是将净选或切制后的药材用文火直接或间接（金属容器或锅内）加热，使药材干燥的方法，还可使药材变脆便于粉碎。常用于干燥韧性、粉性或黏性强不易干燥的植物药材，昆虫及动物脏器类动物药材。该法干燥时需勤加翻动，以免药物焦化。

（2）现代干燥技术：是利用一定的干燥设备，对饮片进行干燥的方法。该法的优点是不受气候影响；干净卫生，符合现代的卫生标准；条件可控，避免了传统干燥中烘焙法火力不便掌控的缺陷；缩短干燥时间，提高生产效率，降低劳动强度，适宜大量生产。局限是耗能大，干燥后的中药材品质低，并且对环境有着较大的污染。

近年来，各种干燥设备逐渐应用到中药炮制工程领域，如直火热风式、蒸汽式、电热式、远红外线式、微波式等干燥设备，其干燥能力和效果均有了较大的提高，这些干燥设备正在推广和不断完善。

三、干燥质量要求

中药饮片干燥质量要求应遵循现行版《中华人民共和国药典》2020 年版（一部）、《全国中药炮制规范》（1988 年版）和国家中医药管理局关于《中药饮片质量标准通则》（试行）（1994 年版）中已有规定的饮片干燥的质量要求。

1. 质量要求　控制中药饮片的水分含量，对保证中药饮片质量有重要意义。干燥后的药材和饮片，必须干湿均匀，水分含量符合《中华人民共和国药典》规定，保持固有气味，片型整齐，不得变色。《中华人民共和国药典》规定：除另有规定外，饮片水分通常不得过 13%。对于各类炮制法其炮制品水分一般宜控制在 7%～13%。《中药饮片质量标准通则》（试行）规定：蜜炙品类，含水分不得超过 15%；酒炙品类、醋炙品类、盐炙品类、姜汁炙品、米泔水炙品、蒸制品、煮制品、发芽制品、发酵制品，含水分均不得超过 13%；烫制后醋淬制品，含水分不得超过 10% 等。在实际工作中，应根据不同炮制方法及各炮制品具体性状，采取有效的干燥方法，制定合理的水分含量标准，更好地控制饮片的水分含量，保证饮片质量。

2. 检查方法　采用《中华人民共和国药典》2020 年版（四部）的干燥失重法对水分进行检查，取供试品，混合均匀（如为较大的结晶，应先迅速捣碎成 2 mm 以下的小粒），取约 1 g 或各品种项下规定的重量，置与供试品相同条件下干燥至恒重的扁形称量瓶中，精密称定，除另有规定外，在 105℃ 干燥至恒重。由减失的重量和取样量计算供试品的干燥失重。供试品干燥时，应平铺在扁形称量瓶中，厚度不可超过 5 mm，如为疏松物质，厚度不可超过 10 mm。放入烘箱或干燥器进行干燥时，应将瓶盖取下，置称量瓶旁，或将瓶盖半开进行干燥；取出时，须将称量瓶盖好。置烘箱内干燥的供试品，应在干燥后取出置干燥器中放冷，然后称定重量。

第二节　干 燥 设 备

一、热风循环烘干箱

图 7-3 是热风循环烘干箱结构示意图及实物图。热风循环烘干箱是厢式干燥器的一种形式，主要由箱体、风机、蒸汽或电加热系统、排湿系统、电器控制箱、物料盘和烘干架组成，箱体是一个方形箱体或房间；箱内烘架上逐层可排放装载物料的带孔（或网）的料盘；加热器有电热元件、蒸气加热翅片管或无缝换热钢管；一般在箱体四壁包有绝热层以减少散热，箱体两侧设有风量的分流装置，使干燥箱内各点温度均匀。干燥时中药饮片摆放在物料盘中，逐层置于烘架中，由轨道送入干燥室中；空气由新风口吸入，经空气滤清器滤过，再经换热器加热，热风从热风进口进入箱体干燥室内，并对烘车上的物料进行加热；物料挥发的水分被热风带出，经热风出口进入右循环风道并再次吸入风机，风机吹出的风经上风道、调节板进入左循环风道，再经换热器受热后，进入循环状态；当循环热风的含湿达到一定量时，通过旋转调节板调控气流，从排湿口排除一部分湿热空气，并从新风口补充一部分新风进入左循环风道，和其余热空气一起被循环使用。

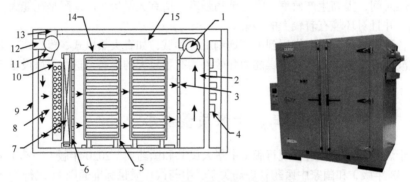

图 7-3　热风循环烘干箱结构示意图及实物图

1. 上风道；2. 风机；3. 右循环风道；4. 热风进口；5. 电气；6. 烘车；7. 热风出口；8. 过滤器；9. 左循环风道；10. 箱体外壳；11. 换热器；12. 调节板；13. 新风口；14. 排湿口；15. 烘箱

二、敞开式烘干箱

图 7-4 是敞开式烘干箱结构示意图及实物图。敞开式烘干箱为方形箱体，网板将箱体分为上下两部分，药物置于网板上，上口敞开，热空气从箱体的下部进入，穿过药物层排入大气。热空气将热能传递给药物的同时，带走药物散发的水蒸气，直至药物被干燥。这种干燥设备的热空气将热能传递给药物并带走水分后，将不再循环使用。由于药物层具有一定的厚度，在干燥初期，药物吸收热能温度上升，热空气穿过药物层吸收水分，几乎达到饱和后排入大气；在干燥中期，药物与热空气温度基本平衡，热空气提供的热能等于药物水分汽化所需的潜热，水分蒸发速度加快，进入恒温、快速干燥阶段，热空气穿过药物层后仍然以较高的水分饱和度排入大气；在干燥后期，热空气穿过药物层带走的水分逐渐减少，直至药物被干燥。热空气通过穿过药物层的方式传递热能与带走水分，其工作效率高于其他方式。由此可见，这种干燥设备在初期和中期的热效率非常高，只有在后期有所下降，然而干燥的时间为中期最长，初期次之，后期最短。因此，干燥过程中热空气的平均含水率高于热风循环干燥，干燥能耗相对较低。

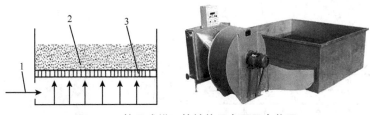

图 7-4 敞开式烘干箱结构示意图及实物图

1. 热空气；2. 物料；3. 网板

三、滚筒式烘焙机

滚筒式烘焙机的特点是：滚筒内侧与外侧的空气分别用于水分携带与热能传递，避免了热空气的损失，具有热效率高、干燥成本低的优点。滚筒式烘焙机的结构示意图及实物图如图 7-5 所示，滚筒为不锈钢制圆柱筒体，热源位于滚筒下部，由炉膛热空气将热能传递给滚筒，再由滚筒将热能传递给药物，药物通过与滚筒的接触传导吸收热能，并随滚筒缓慢旋转而处于不断翻动状态，利于热能传递与水分散发。药物的水分散发在滚筒内侧空气中，由抽湿风机排出。滚筒内壁装有导向板，滚筒反向旋转可排出药物。烘焙机的结构类似于炒药机，但滚筒的转速宜较低以避免药物破碎，滚筒的容量较大，能有效提高生产能力。采用燃油（气）燃烧热能，必须进行机外换热或采取蓄热措施等，避免高强度热能直接作用于滚筒，导致药物温度过高而破坏药效成分。控制炉膛热空气温度或滚筒温度，可以有效地控制被干燥药物的温度。

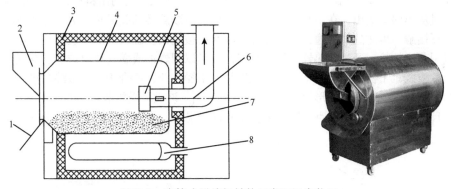

图 7-5 滚筒式烘焙机结构示意图及实物图

1. 出料口；2. 进料口；3. 保温层；4. 滚筒；5. 湿空气通道；6. 温度传感器；7. 物料；8. 蒸汽换热器

四、转筒式烘干机

图 7-6 是转筒式烘干机结构示意图及实物图。转筒式烘干机的转筒为不锈钢制长圆柱筒体，供热、热能传递方式、水分散发与携带方式与滚筒式烘焙机相同，不同的是转筒两端是敞开的，药物由一端进另一端出，是一种连续式烘干设备。主要用于药材烘干或风干。转筒式烘干机适合大批量烘干，热效率高，干燥成本低廉。不漏料、易清洗，符合 GMP 要求。备有燃油、燃气、蒸汽等多种热源。

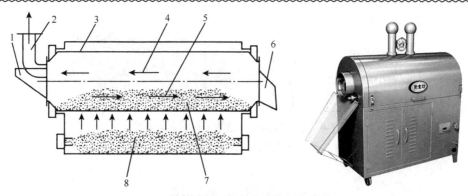

图 7-6 转筒式烘干机结构示意图及实物图

1. 进料口；2. 湿气出口；3. 转筒；4. 湿气运动方向；5. 物料运动方向；6. 出料口；7. 物料；8. 热源

五、翻板式烘干机

图 7-7 是翻板式烘干机结构示意图及实物图。翻板式烘干机由烘箱、传动装置、输送与出料装置、送风器及热源换热器组成。烘箱为本机主体，内部装有三圈六排输送链，每个链节距上装有带密布小孔的装料板，装料板可以绕链节翻转，最上面的一条输送链为进料输送带，物料在整机右端上料机处上料，由输送带送入烘箱，烘箱左边有热风入风口，从热源换热器吹来的热风由此进入烘箱的底部。热气能透过装料板小孔穿过料层，对物料进行加热干燥。烘箱顶端开有排风口，物料排出的湿气，由此排出，烘箱的右下部为经烘干后干燥物料的出料口，外接振动输送器。为了防止热风从出料口逸出，在出料口处装有十字形的不断旋转的关风轮，关风轮四翼与出料口始终有两个翼接触，可防热风逃逸，同时保证不断有料被刮出。翻板式烘干机的热源可以有多种形式，可以用蒸汽加热，通过换热器得到热空气，也可以用燃油或燃气热风炉加热空气，还可以煤作燃料。翻板式烘干机适用于根茎、枝叶类饮片的干燥作业，适合于烘干带湿润水的物料，不适合烘干含有结合水的物料和外形尺寸大于 8 cm 的物料。该机干燥层数多，烘干面积大，占地面积却不大，且可连续作业。但缺点是输送链及带孔翻板易积、卡料。每次更换烘干饮片品种时，清理较麻烦。

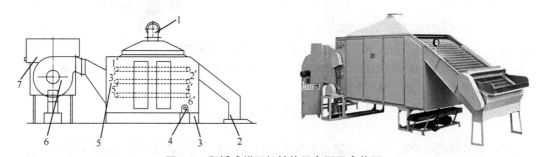

图 7-7 翻板式烘干机结构示意图及实物图

1. 排风口；2. 上料机；3. 出料口；4. 变速箱；5. 烘干机；6. 风机；7. 换热器

六、网带式干燥机

图 7-8 是网带式干燥机结构示意图及实物图。料斗中的物料均匀地铺在网带上，网带采用 12～60 目的不锈钢网，由传动装置拖动，在干燥机内循环移动。干燥机由若干单元组成，每一单元热风

独立循环，其中部分尾气由专门的排风机排出，而每一单元排出的废气量均由调节阀控制，在干燥初期阶段，循环风机出来的风由侧面风道进入下部，气流向上通过换热器加热，并经分配器分配后，成喷射流吹向网带，穿过物料后进入上部，热风穿过物料层，完成传热传质干燥过程。湿空气由风机排出，大部分仍由风机循环。干燥后期风机吹向上部的换热器，再穿过物料层进入下部，亦可部分循环、部分排出。该机的特点是分配器与循环风机使热风穿流过饮片，干燥效果好，但物料干燥层数少，不如翻板式层数多。

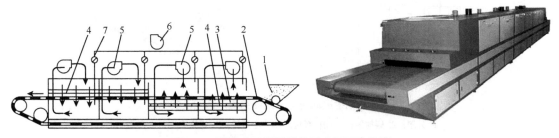

图 7-8　网带式干燥机结构示意图及实物图

1. 加料器；2. 网带；3. 分配器；4. 换热器；5. 循环风机；6. 排湿风机；7. 调节阀

七、振动流化型干燥机

流化床是 20 世纪 60 年代发展起来的一种干燥技术，已在化工、轻工、医药、食品以及建材工业方面获得广泛应用。其干燥原理是使固体待干燥物料悬浮在干燥介质（如干热空气流）中，因而流体与被干燥物接触面积较大，热容量系数可达 8000～25 000 kJ/（m³·h·℃）（按干燥器总体积计算），又因为物料受到剧烈搅动，大大减少了水分蒸发时的气膜阻力，因而热效率高，可达 60%～80%（干燥结合水时为 30%～40%）。振动流化型干燥机的结构示意图及实物图如图 7-9 所示，流化床干燥装置的密封性能好，传动机械又不接触物料，因此不会有杂质混入，这对要求纯洁度高的制药工业来说也是十分重要的。

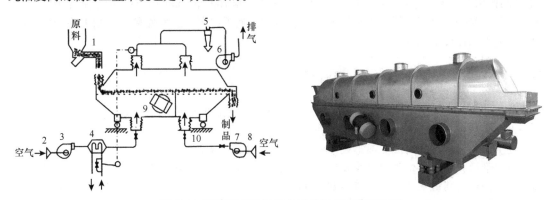

图 7-9　振动流化型干燥机结构示意图及实物图

1. 过滤器；2. 送风机；3. 换热器；4. 旋风分离器；5. 排风机；6. 排风器；7. 给风机；8. 过滤器；9. 振动电机；10. 隔振簧

八、红外辐射振动流化干燥器

图 7-10 是红外辐射振动流化干燥器的结构示意图及实物图。红外辐射振动流化干燥器的工作原理是使待干燥饮片或其他物料在激振状态下，从干燥箱内的导流螺旋片上产生流动，

烘箱的热源则采用红外热辐射板，辐射加热干燥器的空气流及物料流，在运动下使物料得以干燥。

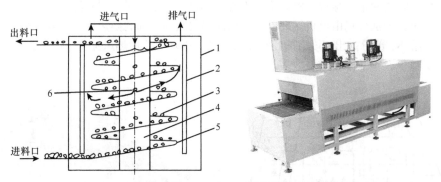

图 7-10　红外辐射振动流化干燥器结构示意图及实物图

1. 外罩；2. 辐射器；3. 物料颗粒；4. 中心风管；5. 螺旋槽；6. 气孔

第三节　典型案例

天　冬

【药材来源】　本品为百合科植物天冬 *Asparagus cochinchinensis*（Lour.）Merr.的干燥块根。

【炮制方法】　除去杂质，迅速洗净，切薄片，干燥。

【质量要求】　天冬呈类圆形或不规则形的片。外表面黄白色至淡黄棕色，半透明，光滑或具深浅不等的纵皱纹，偶有残存的灰棕色外皮。质硬或柔润，有黏性。切面角质样，中柱黄白色。气微，味甜、微苦。本品水分含量不得过 16.0%，总灰分不得过 5.0%；二氧化硫残留量不得过 400 mg/kg；醇溶性浸出物不少于 80.0%。

【炮制作用】　天冬味甘、苦，性寒。归肺、肾经。养阴润燥，清肺生津。用于肺燥干咳，顿咳痰黏，腰膝酸痛，骨蒸潮热，内热消渴，热病津伤，咽干口渴，肠燥便秘。净制去除杂质，切制饮片，便于临床调剂和制剂。

案例 7-1　　　　　　　　　　天冬干燥工艺

1. 工艺描述与工艺参数

（1）净选：①整理：称取天冬原药材，将药材置挑选工作台上，人工挑出杂质；②清洗：用清水冲洗挑选好的天冬，除去泥土等杂质。

（2）切制：将天冬切成类圆形或不规则形的 1～2 mm 薄片。

（3）干燥：将天冬饮片均匀装在烘盘上，架在烘车上，推入热风循环烘箱内，控制温度 60～80℃，当达到设定温度后，持续 60～90 min。

（4）包装：天冬饮片按每包装袋 1 kg 称重，装入相应的塑料包装袋内，封口，贴上标签。

2. 工艺流程图（※为质量控制点）

取天冬原药材 —合格品→ 净选 —除去杂质※→ 切制 —薄片→ 干燥 —温度※/时间※→ 中间站 —QA监控/QC检验→ 包

装 —装袋称量/封口贴签→ 成品 —QA监控/QC检验→ 入库

---

3. 工艺关键点

工序	生产过程质量控制项目
领料、称量	名称、数量
净选	杂质、异物、非药用部分
切制	规格大小
干燥	水分、温度、时间、装量
包装	包装数量、物料标卡、封口严密性

4. 思考题

如何有效地控制热风循环烘箱干燥的程度?

5. 知识拓展

以天冬氨酸、总多糖、总皂苷三个有效含量为指标,结合外观性状、醇溶性浸出物含量及饮片得率,采用综合评分法构建天冬质量评价体系,为优选天冬产地加工与炮制一体化生产工艺提供支撑,为天冬质量综合评价提供依据。

枸 杞 子

【药材来源】 本品为茄科植物宁夏枸杞 *Lycium barbarum* L.的干燥成熟果实。

【炮制方法】 取枸杞子原药材,烘干,挑选除去杂质。

【质量要求】 枸杞子呈类纺锤形或椭圆形,长 6～20 mm,直径 3～10 mm。表面红色或暗红色,顶端有小突起状的花柱痕,基部有白色的果梗痕。本品水分含量不得过 13.0%,总灰分不得过 5.0%;水溶性浸出物不少于 55.0%;按干燥品计,含枸杞多糖以葡萄糖($C_6H_{12}O_6$)计,不得少于 1.8%;含甜菜碱($C_5H_{11}NO_2$)不得少于 0.50%。

【炮制作用】 枸杞子味甘,性平。归肝、肾经。滋补肝肾,益精明目。用于虚劳精亏,腰膝酸痛,眩晕耳鸣,阳萎遗精,内热消渴,血虚萎黄,目昏不明。净制去除杂质。

案例 7-2 枸杞子干燥工艺

1. 工艺描述与工艺参数

(1)净选:①整理:称取枸杞子原药材,将药材置挑选工作台上,人工挑出杂质;②清洗:用清水冲洗挑选好的枸杞子,除去泥土等杂质。

(2)干燥:取洗净的新鲜枸杞子,每一果栈上摊 10 kg 左右,推入热风烘道内,进入烘道后,先将温度调至 45～50℃左右烘 10 h,以烘干表面水分,又烘 40 h 左右,使枸杞子含水量达标 13%左右为止。

(3)挑选:进行人工拣选、分级,去除油果、黑果、杂质和病果,使每百粒枸杞子不超过 5%左右的油果。

(4)包装:枸杞子饮片按一定规格称重,装入相应的塑料包装袋内,封口,贴上标签。

2. 工艺流程图(※为质量控制点)

取枸杞子原药材 —合格品→ 净选 —除去杂质※→ 干燥 —温度※/时间※→ 挑选分级 —————→ 中间站

—QA监控/QC检验→ 包装 —装袋称量/封口贴签→ 成品 —QA监控/QC检验→ 入库

3. 工艺关键点

工序	生产过程质量控制项目
领料、称量	名称、数量
净选	杂质、异物、非药用部分
干燥	水分、温度、时间、装量
挑选	分级
包装	包装数量、物料标卡、封口严密性

4. 思考题

枸杞子干燥过程中最影响其水分含量的主要因素是什么？

5. 知识拓展

以鲜枸杞子为试验材料，采用渗透、超声、热烫、超声+渗透和超声+热烫方式对其进行预处理后，进行远红外干燥试验，研究不同预处理方式对枸杞子远红外干燥特性的影响规律，并利用 Weibull 分布函数对其干燥过程进行拟合，分析其干制品品质和微观结构的变化规律。

木　香

【药材来源】　本品为菊科植物木香 *Aucklandia lappa* Decne.的干燥根。

【炮制方法】　除去杂质，洗净，闷透，切厚片，干燥。

【质量要求】　木香呈类圆形或不规则的厚片。外表皮黄棕色至灰褐色，有纵皱纹。切面棕黄色至棕褐色，中部有明显菊花心状的放射纹理，形成层环棕色，褐色油点（油室）散在。气特异，味微苦。本品水分含量不得过 14.0%；醇溶性浸出物不少于 12.0%；按干燥品计，木香烃内酯（$C_{15}H_{20}O_2$）和去氢木香内酯（$C_{15}H_{18}O_2$）的总量不得少于 1.5%。

【炮制作用】　木香味辛、苦，性温。归脾、胃、大肠、三焦、胆经。行气止痛，健脾消食。用于胸胁、脘腹胀痛，泻痢后重，食积不消，不思饮食。煨木香实肠止泻，用于泄泻腹痛。净制去除杂质，切制饮片，便于临床调剂和制剂。

案例 7-3　　　　木香干燥工艺

1. 工艺描述与工艺参数

（1）净选：称取木香原药材，除去杂质，洗净。

（2）软化：①洗：将木香药材用循环水洗药机冲洗；②润：将洗净的木香药材用真空气相置换式润药机润至软硬适度。

（3）切制：将木香切成类圆形的 2～4 mm 厚片。

（4）干燥：调节导热油温度至（210±10）℃，启动电加热开关、启动风机进行加热，使烘箱干燥温度达到（55±10）℃，将木香平铺放入烘箱的不锈钢烘盘上，烘干物料厚度≤50 cm，进行干燥，干燥水分≤13%即可停止加热，让风机继续工作，待物料放凉后，关掉风机。

（5）包装：木香饮片按每包装袋 1 kg 称重，装入相应的塑料包装袋内，封口，贴上标签。

2. 工艺流程图（※为质量控制点）

取木香原药材 —合格品→ 净选 —除去杂质※→ 软化 —洗、润→ 切制 —厚片→ 干燥 —温度※/时间※→ 净木香

片 —QA监控/QC检验→ 中间站 → 包装 —装袋称量/封口贴签→ 成品 —QA监控/QC检验→ 入库

3. 工艺关键点

工序	生产过程质量控制项目
领料、称量	名称、数量
净选	杂质、异物、非药用部分
软化	润药均匀度、软化程度
切制	片形、厚度
干燥	水分、温度、时间、装量
包装	包装数量、物料标卡、封口严密性

4. 思考题

在木香干燥过程中挥发油成分会不会受到影响？

5. 知识拓展

木香始载于《神农本草经》，列为上品。具有行气止痛，健脾消食的功效。木香的主要化学成分为倍半萜内酯化合物，2020 版《中华人民共和国药典》（一部）木香项下以木香烃内酯和去氢木香内酯为其含量测定指标。以该 2 个成分和标准煎得率为指标，考察木香药材不同浸泡时间和不同干燥温度，采用综合评分法，优选木香最佳炮制工艺，结果该最佳工艺为：木香浸泡 60min，干燥温度为 60℃。

川 芎

【药材来源】 本品为伞形科植物川芎 *Ligusticum chuanxiong* Hort.的干燥根茎。

【炮制方法】 除去杂质，分开大小，洗净，润透，切厚片，干燥。

【质量要求】 川芎为不规则厚片，外表皮灰褐色或褐色，有皱缩纹。切面黄白色或灰黄色，具有明显波状环纹或多角形纹理，散生黄棕色油点。质坚实，气浓香，味苦、辛，微甜。气微，味淡。本品水分不得过 12.0%，总灰分不得过 6.0%，酸不溶性灰分不得过 2.0%；醇溶性浸出物不得少于 12.0%；按干燥品计，含阿魏酸（$C_{10}H_{10}O_4$）不得少于 0.10%。

【炮制作用】 川芎味辛，性温。归肝、胆、心包经。活血行气，祛风止痛。用于胸痹心痛，胸胁刺痛，跌扑肿痛，月经不调，经闭痛经，癥瘕腹痛，头痛，风湿痹痛。净制去除杂质，切制饮片，便于临床调剂和制剂。

案例 7-4　　　　　　　　**川芎干燥工艺**

1. 工艺描述与工艺参数

（1）净选：取川芎原药材，除去杂质，洗净。

（2）软化：将净制后的川芎药材闷润至透。

（3）切制：将浸润软硬适中的川芎药材，切制成 2～4 mm 的片。

（4）干燥：将川芎进行干燥，至水分小于 12%。

（5）包装：川芎饮片按每包装袋 1 kg 称重，装入相应的塑料包装袋内，封口，贴上标签。

2. 工艺流程图（※为质量控制点）

取川芎原药材 —合格品→ 净选 —除去杂质※→ 软化 —洗、润→ 切制 —厚片→ 干燥 —温度※/时间※→ 净川芎

片 → 中间站 —QA监控/QC检验→ 包装 —装袋称量/封口贴签→ 成品 —QA监控/QC检验→ 入库

3. 工艺关键点

工序	生产过程质量控制项目
领料、称量	名称、数量
净选	杂质、异物、非药用部分
软化	水量、时间
切制	规格大小
干燥	水分、温度、时间、装量
包装	包装数量、物料标卡、封口严密性

4. 思考题

在川芎干燥过程中最影响其水分含量的是哪一步骤？如何结合现代工艺技术进行改进？

5. 知识拓展

以阿魏酸、绿原酸、洋川芎内酯 A、正丁基苯酞、Z-藁本内酯的含量为评价指标，确定适宜川芎的干燥方法。采用 HPLC 测定不同干燥处理后川芎药材中 5 个指标成分的含量。川芎不同干燥品的指标成分含量存在差异，热泵干燥后的川芎药材指标成分含量较高。可考虑将热泵干燥技术应用于川芎药材的干燥。

红　花

【药材来源】　本品为菊科植物红花 *Carthamus tinctorius* L.的干燥花。

【炮制方法】　除去杂质，干燥。

【质量要求】　红花为不带子房的管状花，长 1～2 cm。表面红黄色或红色。气微香，味微苦。本品杂质不得超过 2%，水分不得超过 13.0%，总灰分不得超过 15.0%，酸不溶性灰分不得超过 5.0%；水溶性浸出物不得少于 30%；本品按干燥品计，羟基红花黄色素 A（$C_{27}H_{32}O_{16}$）不得少于 1.0%，山柰酚（$C_{15}H_{10}O_6$）不得少于 0.05%。

【炮制作用】　红花味辛，性温。归心、肝经。活血通经，散瘀止痛。用于经闭，痛经，恶露不行，癥瘕痞块，胸痹心痛，瘀滞腹痛，胸胁刺痛，跌扑损伤，疮疡肿痛。净制去除杂质。

案例 7-5　　　　　红花干燥工艺

1. 工艺描述与工艺参数

（1）净选：取红花原药材，除去杂质。

（2）干燥：将红花摊放于烘箱内，控制温度干燥。

（3）包装：红花饮片按每包装袋 1 kg 称重，装入相应的塑料包装袋内，封口，贴上标签。

2. 工艺流程图（※为质量控制点）

取红花原药材 —合格品→ 净选 —除去杂质※→ 干燥 $\xrightarrow[\text{时间※}]{\text{温度※}}$ 中间站 $\xrightarrow[\text{QC检验}]{\text{QA监控}}$ 包装

$\xrightarrow[\text{封口贴签}]{\text{装袋称量}}$ 成品 $\xrightarrow[\text{QC检验}]{\text{QA监控}}$ 入库

3. 工艺关键点

工序	生产过程质量控制项目
领料、称量	名称、数量
净选	杂质、异物、非药用部分
干燥	水分、温度、时间、装量
包装	包装数量、物料标卡、封口严密性

4. 思考题

在红花干燥过程中最影响其水分含量的是哪一步骤？如何结合现代工艺技术进行改进？

5. 知识拓展

探讨不同干燥工艺对红花药材中羟基红花黄色素 A、山奈酚及红花黄色素 A 含量的影响，红花不同干燥品的指标成分含量存在差异，微波干燥后的红花药材中羟基红花黄色素 A、山奈酚及红花黄色素 A 含量较高，真空冷冻干燥、阴干、晒干、30℃烘干次之，60℃烘干最低。不同干燥方法处理的红花药材中山奈酚含量变化不明显。微波干燥红花效率高、方法简单、时间短、成本低，可作为红花干燥的优先选择方法。

桔　　梗

【药材来源】　本品为桔梗科植物桔梗 *Platycodon grandiflorum*（Jacq.）A. DC.的干燥根。

【炮制方法】　除去杂质，洗净，润透，切厚片，干燥。

【质量要求】　桔梗呈椭圆形或不规则厚片，外皮多已除去或偶有残留，切面皮部黄白色，较窄；形成层环纹明显，棕色；木部宽，有较多裂隙。气微，味微甜后苦。本品水分不得过 12.0%，总灰分不得过 5.0%；醇溶性浸出物不得少于 17.0%；按干燥品计，桔梗皂苷 D（$C_{57}H_{92}O_{28}$）含量不得少于 0.10%。

【炮制作用】　桔梗味苦、辛，性平。归肺经。宣肺，利咽，祛痰，排脓。用于咳嗽痰多，胸闷不畅，咽痛音哑，肺痈吐脓。净制去除杂质，切制饮片，便于临床调剂和制剂。

案例 7-6　　　　　　　　　　　桔梗干燥工艺

1. 工艺描述与工艺参数

（1）净选：取桔梗原药材，除去杂质，洗润。

（2）软化：①水淋：用清水喷淋净选的桔梗；②润：喷淋后的净选的桔梗放置闷润。至挑个大的手捏有柔软感，并切开，内无干心为合格。及时摊开至一定程度后再切片。

（3）切制：将润好的桔梗置转盘切药机中切厚片 2～3 mm。

（4）干燥：将切好的桔梗置于烘箱内，控制温度 70～80℃，干燥 1 h。

（5）包装：桔梗饮片按每包装袋 1 kg 称重，装入相应的塑料包装袋内，封口，贴上标签。

2. 工艺流程图（※为质量控制点）

取桔梗原药材 —合格品→ 净选 —除去杂质※→ 软化 —洗、润→ 切制 —厚片→ 干燥 —温度※/时间※→ 净桔

梗片 —→ 中间站 —QA监控/QC检验→ 包装 —装袋称量/封口贴签→ 成品 —QA监控/QC检验→ 入库

3. 工艺关键点

工序	生产过程质量控制项目
领料、称量	名称、数量
净选	筛去泥沙、灰屑
软化	水量、时间
切制	规格大小
干燥	水分、温度、时间、装量
包装	包装数量、物料标卡、封口严密性

4. 思考题

在桔梗干燥过程中最影响其含水量的是何因素？如何结合现代工艺技术进行改进？

5. 知识拓展

为优化桔梗切片的远红外干燥工艺，以干燥温度、切片厚度和辐照高度为试验因素，将平均干燥速率、复水比和色差值作为试验指标，利用响应曲面法研究试验因素对桔梗远红外干燥工艺的影响，建立二次多项式回归模型进行干燥工艺优化，最后得到最优参数为干燥温度 60 ℃、切片厚度 3 mm、辐照高度 240 mm，此时对应的目标参数分别为平均干燥速率 0.718%/ min、复水比 7.537、色差值 9.286。

川　贝　母

【药材来源】　本品为百合科植物川贝母 *Fritillaria cirrhosa* D. Don、暗紫贝母 *Fritillaria unibracteata* Hsiao et K. C. Hsia、甘肃贝母 *Fritillaria przewalskii* Maxim、梭砂贝母 *Fritillaria delavayi* Franch.、太白贝母 *Fritillaria taipaiensis* P. Y. Li 或瓦布贝母 *Fritillaria unibracteata* Hsiao et K. C. Hsia var.wabuensis（S. Y. Tang et S. C. Yue）Z. D. Liu，S. Wang et S. C. Chen 的干燥鳞茎。

【炮制方法】　除去杂质，洗净，干燥。

【质量要求】　松贝呈类圆锥形或近球形，高 0.3～0.8 cm，直径 0.3～0.9 cm。质硬而脆，断面白色，富粉性。气微，味微苦。青贝呈类扁球形，高 0.4～1.4 cm，直径 0.4～1.6 cm。炉贝呈长圆锥形，高 0.7～2.5 cm，直径 0.5～2.5 cm。栽培品呈类扁球形或短圆柱形，高 0.5～2 cm，直径 1～2.5 cm。表面类白色或浅棕黄色，稍粗糙，有的具浅黄色。本品水分不得过 15.0%，总灰分不得过 5.0%；醇溶性浸出物不得少于 9.0%；按干燥品计，含生物碱以西贝母碱（$C_{27}H_{43}NO_3$）计，不得少于 0.050%。

【炮制作用】　川贝母味苦、甘，性微寒。归肺、心经。清热润肺，化痰止咳，散结消痈。用于肺热燥咳，干咳少痰，阴虚劳嗽，痰中带血，瘰疬，乳痈，肺痈。净制去除杂质。

案例 7-7　　　　　　　　　　　川贝母干燥工艺

1. 工艺描述与工艺参数

（1）净选：取川贝母原药材，除去杂质，洗净。

（2）切制：将川贝母切成 2～3 mm 的厚片。

（3）干燥：连续数天将川贝母置太阳下暴晒 5～9 h，待傍晚移至室内，直到符合干燥要求为止。

（4）包装：川贝母饮片按每包装袋 1 kg 称重，装入相应的塑料包装袋内，封口，贴上标签。

2. 工艺流程图（※为质量控制点）

取川贝母原药材 —合格品→ 净选 —除去杂质※→ 切制 —厚片→ 干燥 —晒干※→ 净川贝母片

—→ 中间站 $\dfrac{QA监控}{QC检验}$→ 包装 —装袋称量 封口贴签→ 成品 $\dfrac{QA监控}{QC检验}$→ 入库

3. 工艺关键点

工序	生产过程质量控制项目
领料、称量	名称、数量
净选	筛去泥沙、灰屑、洗净程度
切制	规格大小
干燥	水分、温度、时间、装量
包装	包装数量、物料标卡、封口严密性

4. 思考题

在川贝母干燥过程中最影响其水分含量的是哪一步骤？如何结合现代工艺技术进行改进？

5. 知识拓展

建立超高效液相色谱-蒸发光散射检测（ultra-high performance liquid chromatography-evaporative light-scattering detector，UPLC-ELSD）方法同时测定 5 种贝母类药材中贝母辛、西贝母碱苷、西贝母碱、贝母素乙、贝母素甲和湖贝甲素 6 种生物碱成分。并采用聚类分析（cluster analysis，CA）和主成分分析（principal component analysis，PCA）对不同种类贝母类药材的质量进行评价。该方法操作简单，结果准确，稳定可靠，能快速分析 5 种贝母类药材中 6 种生物碱的含量，为贝母类药材的质量控制提供了依据。

浙 贝 母

【药材来源】 本品为百合科植物浙贝母 *Fritillaria thunbergii* Miq.的干燥鳞茎。

【炮制方法】 除去杂质，洗净，润透，切厚片，干燥或打成碎块。

【质量要求】 浙贝母为类圆形的厚片或碎块，有的具心芽。外皮黄褐色或灰褐色，略皱缩；或淡黄白色，较光滑或被有白色粉末。切面微鼓起或平坦，灰白色或粉白色，略呈角质状或富粉性。多质坚硬，易折断，或质硬，断面灰白色或白色，有的浅黄棕色。气微，味苦。本品水分不得过 18.0%，总灰分不得过 6.0%；醇溶性浸出物不得少于 8.0%；按干燥品计，含贝母素甲（$C_{27}H_{45}NO_3$）和贝母素乙（$C_{27}H_{43}NO_3$）的总量，不得少于 0.080%。

【炮制作用】 浙贝母味苦，性寒。归肺、心经。清热化痰止咳，解毒散结消痈。用于风热咳嗽，痰火咳嗽，肺痈，乳痈，瘰疬，疮毒。净制去除杂质，切制饮片，便于临床调剂和制剂。

案例 7-8 **浙贝母干燥工艺**

1. 工艺描述与工艺参数

（1）净选：取浙贝母原药材，置清水中洗净，除去杂质，沥干水。

（2）切制：将浙贝母大小分开，切成厚片，厚度为 3～5 mm。

（3）干燥：晒干或烘干成浙贝母片。

（4）包装：浙贝母饮片按每包装袋 1 kg 称重，装入相应的塑料包装袋内，封口，贴上标签。

2. 工艺流程图（※为质量控制点）

取浙贝母原药材 —合格品→ 净选 —除去杂质※→ 切制 —厚片→ 干燥 —温度※/时间※→ 净浙贝母片

→ 中间站 —QA监控/QC检验→ 包装 —装袋称量/封口贴签→ 成品 —QA监控/QC检验→ 入库

3. 工艺关键点

工序	生产过程质量控制项目
领料、称量	名称、数量
净选	筛去泥沙、灰屑
切制	规格大小
干燥	水分、温度、时间、装量
包装	包装数量、物料标卡、封口严密性

4. 思考题

在浙贝母干燥过程中最影响其含水量的是哪种因素?

5. 知识拓展

利用 LC-LTQ-Orbitrap MS^n 对浙贝母花、花蕾、茎、叶以及鳞茎中的生物碱和黄酮类成分进行鉴定。根据高分辨质谱提供的精确质量数和二级碎片离子信息,并结合文献报道,从浙贝母植株各部位中鉴定 37 个生物碱,主要包括 7 个生物碱(浙贝宁苷、贝母辛、贝母素甲、贝母素乙、去氢鄂贝啶碱或浙贝丙素、鄂贝啶碱或蒲贝素 A、贝母辛氮氧化物)及同分异构体;同时鉴定了 16 个黄酮类成分,主要包括槲皮素、山奈酚及其苷。浙贝母植株地上各部位与鳞茎所含的生物碱种类大致相同,且含有鳞茎中未检测到的黄酮类成分,具有一定的开发利用价值。

第八章 炒 制

学习目标
1. **掌握** 各种炒制设备、炒制方法及工序、注意事项。
2. **熟悉** 炒法的概念、常用炒制药物的炮制作用。
3. **了解** 炒制的质量要求及炮制研究概况。

将净选或切制后的药物，置预热容器内，加辅料或不加辅料，用不同火力连续加热，并不断搅拌或翻动至一定程度的炮制方法，称为炒法。炒法是中药炮制中应用历史悠久、操作工艺多样的基本方法。汉代《神农本草经》中露蜂房、蛇蜕和蜣螂"火熬之良"的"熬"，就是现在的炒法。汉代以后，炒法就一直沿用至今，成为应用最广泛的炮制方法之一。

第一节 炒制技术

一、炒制目的

炒制是通过加热改变药物的形状、颜色、气味和质地等，起到增强药效、缓和或改变药性、降低毒性或副作用、矫臭矫味，利于贮存和调剂制剂等作用。

二、炒制方法

根据是否加辅料，炒法分为清炒法和加辅料炒法。清炒法中，根据炒制火候的不同，分为炒黄、炒焦和炒炭。加辅料炒法根据所加辅料的不同，分为麸炒、米炒、土炒、砂炒、蛤粉炒和滑石粉炒等方法。

炒法的关键是火候的控制。火候是指在一定时间内加热炮制，中药饮片受热达到的变化程度，掌控火力大小的程度。其中的"火"是指中药炮制时火的运用，如火力的大小强弱，炒制容器温度的高低，加热时间长短等；"候"是指在炮制过程中，中药的一切内外变化特征（如颜色、形状、气味、烟色、声音等）以及附加的判别特征，如糊纸、辅料性状变化等。

火力是指中药炮制过程中，加热所用的热源释放出热能大小强弱的程度。历代文献记载的火力有文火、微火、小火、慢火、缓火、中火、武火、急火、猛火、文武火等，现主要分为文火、中火、武火及文武火。文火即小而缓的火力。武火即大而猛的火力。介于文火和武火之间的即为中火。文武火也指先文火后武火，或文火、武火交替使用。

（一）清炒法

不加辅料的炒法，称为清炒法，又称单炒法。根据炒制程度的不同可分为炒黄、炒焦和炒炭。

1. 炒黄 将净制或切制后的药物，置预热适度的炒制容器中，用文火或中火加热翻炒，至药物表面呈黄色或色泽加深，或鼓起，或种皮破裂，并透出香气的方法，称为炒黄。炒黄多适用于果实种子类药物。传统有"逢子必炒"之说。

（1）操作方法：将炒制容器预热至适宜程度，投入净选并大小分档的饮片，均匀翻炒至药物达规定程度时，取出，晾凉，筛去灰屑，包装后贮藏。

炒黄操作中要根据药物的性状、质地掌握适宜的预热温度，投药的量以占炒制容器容量的 1/3~1/2 为宜，翻动拌炒力求均匀。

药物的炒制程度一般是与生品对比，通过炒制药物的形、色、气、味、质、声的变化，从形体鼓起或爆花、种皮爆裂、颜色加深、香气逸出、有爆裂声、质地松脆或手捻易碎等方面，掌握药物的炒制火候和炒制程度，达到要求时迅速取出，晾凉。筛去灰屑，及时包装贮存。

（2）注意事项

1）投药前大小分档，保证炒制程度的均匀一致。

2）注意调节火力，一般为文火，少数用中火，如王不留行、水红花子、山楂、苍耳子等。

3）翻炒要均匀，出锅要及时。

4）成品充分晾凉后，筛去灰屑，及时包装。

2. 炒焦 将净制或切制后的药物，置于预热适度的炒制容器中，用中火或武火加热，翻炒至药物表面呈焦黄或焦褐色，内部颜色加深，并具有焦香气味。

（1）操作过程：取净选或切制后的药物，并大小分档，置预热的炒制容器内，用中火加热，炒至药物表面焦黄或焦褐色，内部颜色加深，并具有焦香气味时，迅速出锅，放凉，除去药屑。

（2）注意事项

1）投药前大小分档，避免炒制程度不一致。

2）以往用"手掌控制火候法"控制火候，使用炒制机械时，经试验可控制锅内温度仪表显示值。一般药物炒焦时，先用文火去除药物所含水分；待药物内部受热稍有变色后再改用中火或武火，使表面很快焦化，内部变为淡黄色。

3）焦化时易燃者，可喷淋少许清水，再炒干。

3. 炒炭 取净选或切制后的药物，置预热的炒制容器内，用武火或中火炒至表面焦黑色、内部焦黄色或至规定程度时，喷淋清水少许，熄灭火星，取出，晾干。

（1）操作方法：取净选或切制后的药物，并大小分档，置预热的炒制容器内，武火炒至呈黑色、存性时，喷淋少量清水，降温后出锅，及时摊开晾凉，散去余热，除去药屑。

炒炭需要高温，一般用武火加热，促使药物表面炭化、变黑，内部变成焦黄色。但有些药物只用"武火"炒炭，容易使药物内部的色泽过深，甚至变成黑色，失去"存性"，故炒炭时，还需要用中火加热。

（2）注意事项

1）操作时要掌握好火候，达到"炒炭存性"的要求。"炒炭存性"是指药物在炒炭时只能部分炭化，未炭化部分仍应保存药物的固有气味；花、叶、草等类药物炒炭后仍可清晰辨别药物原形。

2）质地坚实的中药饮片宜用武火，质地疏松的花、花粉、叶、全草类中药可用中火，视具体药物灵活掌握。

3）要灵活运用"手捻法"、"掰断法"及"口尝法"等检视技巧来控制炭药的质量，以免炒太过或不及。

4）注意准备好灭火器和水，以防炒炭过程中有燃烧情况。

5）炒炭药物注意摊开晾凉，经检查确无余热后再贮藏，单独存放 24 h 后再入库。

（二）加辅料炒法

根据所加辅料的不同，加辅料炒法分为麸炒、米炒、土炒、砂炒、蛤粉炒和滑石粉炒等方法。

1. 麸炒 将净制或切制后的药物用一定量的麦麸共同加热翻炒至一定程度的方法，称为麸炒。

麦麸，味甘，性平，能和中益脾，吸附油质。与药物共制，可缓和药物的燥性，增强疗效，除去药物不良气味，使药物色泽均匀一致。常用于炮制补脾胃或作用强烈及有腥味的中药。

麸炒法多直接使用干燥的净麦麸，称为"清麸"，或者将麦麸经蜂蜜或红糖制过者称为"蜜麸"或"糖麸"。

（1）操作方法：先用中火或武火将炒制容器加热至撒入麦麸即刻烟起，均匀撒入定量麦麸，随之投入净制或切制过的饮片，迅速均匀翻动，炒至饮片表面呈亮黄色或深黄色，麦麸呈黑色时，立即取出，筛去麦麸，晾凉。每 100 kg 药物，用麦麸 10～15 kg。

成品出锅后，若色泽偏浅，则暂不筛除焦麦麸，用余烟熏制，起到赋色的作用。

（2）注意事项

1）可根据不同的炮制习惯，选择净麦麸、蜜麦麸或糖麦麸进行炮制。麦麸宜适量，麦麸量少则烟气不足，达不到熏黄赋色效果；麦麸量多，炒制时饮片受热时间延长，也会影响炒制质量且造成浪费。

2）注意大小分档，便于炒制均匀。

3）麸炒法一般用中火或武火，并要求火力均匀。炒制容器需事先预热；采用"麦麸控制火候法"，基本要点为"麸下烟起"，即往中火或武火加热的锅底及周围各对称点上撒少量麦麸，出现麦麸焦化冒烟又无火星，或麸炒后筛下的焦麦麸呈现焦褐色，即为火候适中。

4）操作中撒麸迅速且均匀，翻炒快速，达到要求迅速出锅，以免造成炮制品发黑。

5）麸炒的药物要求筛去麦麸并及时干燥，以免麦麸过多黏附在药物表面。

2. 米炒 将净制或切制过的饮片，与定量的米共同加热，并不断翻动至一定程度的方法，称为米炒。

稻米，味甘，性平。能补中益气，健脾和胃，除烦止渴，止泻痢。与药物共制，可增强药物的疗效，降低刺激性和毒性。常用于炮制某些补中益气的药物及某些具有毒性的昆虫类药物。

米炒法辅料一般以用糯米为佳，有些地区用"陈仓米"，现通常多用稻米，即大米。

（1）操作方法

1）米拌炒法：先将定量的米，置预热的炒制容器内，用中火炒至冒烟时，投入净制或切制后的药物，拌炒至药物表面呈黄色或颜色加深，米呈焦黄或焦褐色时取出，筛去焦米，晾凉。每 100 kg 药物，用米 20 kg。

2）米上炒法：取米用清水浸湿，将湿米置炒制容器内，使其均匀地平铺一层，用中火加热至米粘住锅底，投入净制或切制过的药物，在米上轻轻翻动，炒至药物颜色加深、表面的米呈焦黄色时，取出，筛去焦米，晾凉。

（2）注意事项

1）火候的控制：炮制昆虫类中药时，一般以米的色泽观察火候，炒至米变焦黄或焦褐色为度；炮制植物类中药时，观察药物色泽变化，炒至黄色为度。

2）米用量：一般米上炒法时米的用量可适当增加，保证药物在米上炒制。

3. 土炒 净制或切制过的饮片，与定量的灶心土（伏龙肝）粉共同加热翻炒至规定程度的方法，称为土炒。

灶心土，味辛，性温。能温中和胃，止血，止呕，涩肠止泻等。与药物共制后可降低药物的刺激性，增强药物疗效。常用于炮制具有补脾止泻功效的中药。

辅料灶心土，要选取全体呈红褐色、无砂粒、质细软者，用刀削去焦黑色部分及杂质，粉碎成极细粉末，过筛，备用。也可采用赤石脂代替。

（1）操作方法：取灶心土细粉，置炒制容器内，用中火加热翻炒至土呈灵活状态时，投入净制或切制过的药物，继续翻炒至药物表面呈黄色，并均匀挂上一层土粉，带火色或微带焦斑，逸出香气时，取出，筛去土粉，晾凉。每 100 kg 药物用灶心土粉 25～30 kg。

（2）注意事项

1）灶心土呈灵活状态时投入药物，适当调小火力，维持土温，防止烫焦。

2）注意火力控制，土温"过热"易导致药物焦化，土温不及将影响色泽。

3）土炒同种中药时，土可连续使用，若土色变深，应及时更换新土。

4. 砂炒　将净制或切制过的药物与河砂共同加热，并不断翻动至一定程度的方法，称为砂炒，亦称砂烫。河砂是一种良好的传热介质。砂炒时，砂质地坚硬，颗粒均匀圆滚，升温迅速，传热较快，与药物一起翻炒，药物受热面积大，受热均匀，温度较高。因此，砂炒一般适宜炒制质地坚硬的中药。

（1）操作方法

1）制砂的方法：炮制用砂可分为普通河砂和油砂。

A. 普通河砂：选用颗粒均匀的洁净河砂，筛去粗粒杂质，置锅内用武火加热翻炒，除去其中的有机物杂质和水分，取出，晾干备用。

B. 油砂：取已经制备好的河砂，置炒制容器内加热至滑利状态，加入 1%～2%食用油，继续翻炒至油尽烟散，河砂呈褐色油亮时取出，放凉备用。

2）砂炒的操作：取已经制备好的河砂或油砂，置预热的炒制容器内，用武火加热至滑利状态时，投入待炮制品，不断用砂掩埋翻动，至表面鼓起、质地酥脆或至规定的程度时，取出，筛去河砂，放凉。或趁热投入醋中淬酥，取出，干燥。砂的用量以能掩埋药物为度。

（2）注意事项

1）河砂用量要适宜：量过大易产生积热使砂温过高，反之砂量过少，药物受热不均匀，易烫焦也会影响炮制品质量。

2）砂炒温度要适中：砂温过低使药物僵硬不酥，可适当调高火力；砂温过高药物焦化，可添加适量冷砂或减小火力进行调节。

3）河砂可反复使用：需将残留在其中的杂质除去。炒过毒性药物的砂不可再炒其他药物。

4）砂炒一般使用武火：温度较高，操作时翻动要勤，成品出锅要快，并立即将砂筛去。

5）需醋浸淬的药物，砂炒后应趁热浸淬，干燥。

5. 蛤粉炒　将净制或切制过的药物与热蛤粉共同加热，并不断翻动至一定程度的方法，称为蛤粉炒，亦称蛤粉烫。

蛤粉炒常用于炮制动物胶类药物。蛤粉是海洋贝类软体动物文蛤或青蛤的外壳，经洗净晒干研粉或煅制粉碎所得。蛤粉颗粒细小，传热较砂缓慢，且性味咸寒，有清热利湿、软坚化痰的功能。因此，蛤粉炒主要用于炮制难以粉碎的胶类中药并能增强清热化痰的功效。

（1）操作方法：取碾细过筛后的净蛤粉，置炒制容器内，用中火加热至灵活状态时，投入大小分档的净制或切制过的药物，适当降低火力，翻炒至药物鼓起或成珠，内部疏松，外表呈黄色时，迅速取出，筛去蛤粉，放凉。每 100 kg 药物，用蛤粉 30～50 kg。

（2）注意事项

1）胶块切成立方丁，再大小分档，分别炒制。

2）炒制时火力不宜过大，以防药物黏结、焦糊或"烫僵"。如温度过高可酌加冷蛤粉调节温度。

3）胶丁下锅翻炒速度要快而均匀，避免引起互相粘连，造成不圆整而影响外观。

4）蛤粉烫炒同种药物可连续使用，但蛤粉颜色加深后需及时更换。

5）贵重、细料药物，如阿胶等，炒制前最好采用投药试温的方法，以便掌握火力，保证炮制品质量。

6. 滑石粉炒　将净制或切制过的药物与热滑石粉共同加热，并不断翻炒至一定程度的方法，称为滑石粉炒，亦称滑石粉烫。滑石粉炒常用于炮制韧性较大的动物类药物。

滑石粉性味甘寒，清热利尿，并质地细腻滑利，传热较慢。滑石粉炒制药物可使得药物缓慢受热，不至于过热焦化。因此，主要用于炮制质地坚韧的动物皮类或动物类药物。

（1）操作方法：取滑石粉置炒制容器内，用中火加热至灵活状态时，投入净制或切制分档后的药物，翻炒至鼓起酥脆、表面黄色或至规定程度时，迅速取出，筛去滑石粉，放凉。每 100 kg 药物，用滑石粉 40～50 kg。

（2）注意事项

1）滑石粉炒一般用中火，操作时适当调节火力，防止药物生熟不均或焦化。如温度过高时，可酌加冷滑石粉调节。

2）滑石粉炒同种药物时可反复使用，滑石粉颜色加深应及时更换，以免影响成品外观质量。

三、炒制质量要求

炒黄一般要求外表呈黄色或颜色加深，形体鼓起或爆裂，质地松脆或手捻易碎，内部基本不变色或略深，具特有香气或药物固有的气味。成品含生片、糊片不得超过 2%，含药屑、杂质不得超过 1%。

炒焦要求炒至"焦黄或焦褐色"的程度，是指药物炒后表面色泽呈焦黄色、褐色、焦褐色；内部色泽为淡黄色或变色；嗅有焦香气味，需要炒至焦化面比较重的药物还能嗅到稍带焦糊气味。炒焦品含生片、糊片不得超过 3%；含药屑、杂质不得超过 2%。

炒炭要求炒至"黑色存性"的程度。"黑色"是指药物炒炭后，表面色泽呈黑色、黑褐色、焦褐色、褐色、七至八成黑等。"存性"是指药物炒炭后，内部的色泽呈焦黄色、褐色，还能显示出原来色泽，口尝时仍具有原药物的性味，即保存原药材本来之性。炒炭品含生片和完全炭化者不得超过 5%；含药屑、杂质不得超过 3%。

加辅料炒中麸炒品含生片、糊片不得超过 2%，含药屑、杂质不得超过 2%；米炒品含药屑、杂质不得超过 1%；土炒品含生片、糊片不得超过 2%，药屑杂质不得超过 3%；砂炒、蛤粉、滑石粉等烫制品含生片、糊片不得超过 2%，砂炒醋淬品含水量不得超过 10%。

第二节 炒制设备

一、平锅式炒药机

1. 结构及基本原理 图 8-1 为平锅式炒药机结构示意图及实物图，由平底炒锅、加热装置、活动炒板及电动机、吸风罩及机架组成。

炒锅体为一带平锅底的圆柱体，锅体侧面开有卸料活门，便于物料从锅内排出。炒锅锅底下为炉膛内置加热装置，根据加热方式不同可以用煤加热、电加热或燃气加热。在平底锅内装有可旋转的有 2～4 个叶片的活动炒板，叶片带有一定旋向，底部贴着平锅底，活动炒板旋转的动力来自装在机架上的炒板电动机。锅体的上方，炒板电动机下的机架上，还装有方形的吸风罩，用来吸除炒药中产生的油烟废气。

2. 操作及特点

（1）操作：点燃炉火或接通电源，启动炒板电动机后，从炒锅上方投入药物，炒板连续旋转，兜底翻炒药材，使锅内药材受热均匀不存在死角。待药物炒好后，打开锅体侧面的卸料活门，药物被刮出锅外。

（2）特点

1）结构简单，制造及维修方便，出料方便快捷。

2）对于不同的炒制中药品种，由于各自物理性状不同，或饮片大小、规格不一，为达到翻炒的目的，可以安装不同类型的刮板，以适应不同类型的药物。

3）该机为敞口操作，故炒制过程中的油烟气很难由吸风罩吸净，故对车间环境会造成一定的污染。

3. 适用范围　主要用于植物药、动物药类中药饮片的炒制，包括清炒、烫、加辅料炒和炙等。但不宜用于药物的蜜炙。

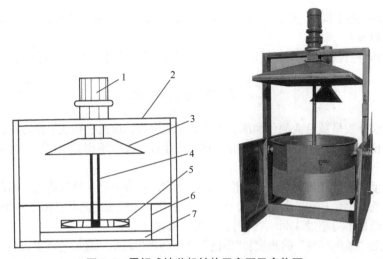

图 8-1　平锅式炒药机结构示意图及实物图

1. 电机；2. 机架；3. 吸风罩；4. 转轴；5. 活动炒板；6. 平底炒锅；7. 加热装置

二、鼓式自控温炒药机

1. 结构及基本原理　图 8-2 为鼓式自控温炒药机结构示意图及实物图，由炒筒、加料与出料门机构、加热炉膛、机架、动力传动机构、机壳除烟尘装置及控制箱组成。该炒药机多用柴油加热，也可采用电、汽作为热源，加热炒筒，物料由投料口进入，炒筒旋转使物料翻滚达到炒制的效果，当炒筒作反向转动时，物料便自动排出炒筒外。

2. 操作及特点

（1）操作：打开炒筒进料门，投入药材，合上电控箱内漏电保护开关，打开电源总开关，时间继电器和温控仪均通电显示。设定控制温度、炒制时间，启动炒筒正转按钮（逆时针方向），打开燃烧器开关，炒药机开始工作。当温度达到设定值时，炒药机进入自动恒温、控温状态，当炒制时间达到设定值时，电蜂鸣自动报警，并自动切断燃烧器电源，提醒操作人员出料。启动炒筒反转按钮（顺时针方向），炒筒作顺时针旋转出料。关机时先关闭燃烧器，再关闭炒筒及总电源开关。

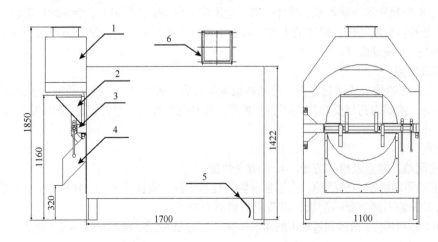

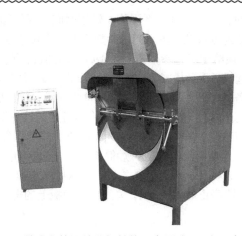

图 8-2 鼓式自控温炒药机结构示意图（mm）及实物图

1. 烟道；2. 进料斗；3. 门组件；4. 出料斗；5. 电源引出线；6. 烟道法兰

（2）特点：①炒药机炒制温度、时间、炒筒转速均可调节，因此对批量炒制药材经试炒可制订合理的炒制工艺，使炒制生产质量做到可控，实现智能化过程控制，符合 GMP 要求；②被炒药材受热均匀，无死角，可连续作业，生产效率高，且便于清理；③可采用热源多样化，适应各种需要，其中电加热最高温度较低，约可达 250℃（温度显示器示值），加热升温速度慢，无废气产生。用油与燃气加热温度可达 450℃，升温速度快。燃烧及炒制产生的废气可配置废气处理器，净化工作环境。

3. 维护、保养及注意事项

（1）每次开机时，应先启动炒筒，再启动燃烧器，停机时应先关闭燃烧器，5～10 min 后再关闭炒筒。

（2）根据不同物料（同一种物料不同颗粒大小）要求设定调节最佳炒制温度和时间。

（3）使用中燃烧器突然停机或油箱内油燃尽后停机，当再次开机时可能会有黑烟，属正常现象，片刻后黑烟会消失。

（4）一般情况下，燃烧器非正常停机时，燃烧器面板上的红色指示灯会亮起，用手按一下红色指示灯，燃烧器就可重新启动。燃烧器的结构、工作原理和有关故障的排除请阅读说明书。

（5）炒药机周围严禁堆放各种易燃物品，避免发生火灾。

（6）必须加清洁 0 号柴油料，每隔半年应清理油箱底部污垢一次。

4. 适用范围 主要用于植物药、动物药类中药饮片的炒制，包括清炒、加辅料炒和炙等。

三、智能红外线测温炒药机

1. 结构及基本原理 图 8-3 为智能红外线测温炒药机结构示意图及实物图，由炒筒、炉膛、导流板、匀料装置、驱动装置、传动变速装置、燃烧器、电控箱及机架等组成。药材由投料口进入，炒筒旋转，配以炒筒内的凹面三棱锥匀料装置，使药材均匀翻滚达到理想的炒制效果；当炒筒作反向转动时，药材便自动排出炒筒外。炒制过程中，采用在线红外测温仪，真实地反映出炒筒和药材的温度，并以炒筒温度作为控制温度，同时利用可编程逻辑控制器（PLC）和触摸屏的强大功能，将炒制工艺数据化，将炒制工艺参数进行修改、储存和调用。炒制过程产生的烟尘利用更加合理的后吸风装置带走，节能且高效。

2. 操作及特点

（1）操作：①开启电源。合上电控箱内漏电保护开关，打开电源总开关，触摸屏开始工作。

②设定参数。进入工艺卡界面，设定温度上下限值、炒制时间、搅拌频率等参数，药材重量及药材编号根据需要而定。③下载配方参数：按"调用参数至PLC"按钮或者"保存PLC参数至工艺卡"按钮，炒药过程将按照上述给定工艺参数进行。④启动炒药机，预热锅体。按下"模式选择"，将切换至模式选择界面，可选择"手动模式"或"自动模式"，按"加热启动"按钮，即加热启动，设备开始加热。如果需要设备同时开始计时，则将"计时启动"按钮也同时按下（注意：加热启动必须是炒筒处于正转的状态下才能进行）。⑤炒制：将准备好的饮片倒入锅中，开始炒制。⑥炒制完成：当炒制时间达到设定值时，蜂鸣器就会鸣叫，按下"蜂鸣器复位"或"自动模式停止"按钮，蜂鸣器就停止鸣叫。按"炒筒反转"或"炒筒停止""加热停止""废气处理停止"按钮，炒药机将停止加热，开始反转，将药料旋出。⑦关机：在确保停止加温15~20 min后，炒筒温度已冷却的情况下，进行停机（即停止炒筒转动），关闭操作面板上的电源开关钥匙，再关闭控制柜内的电源总开关。

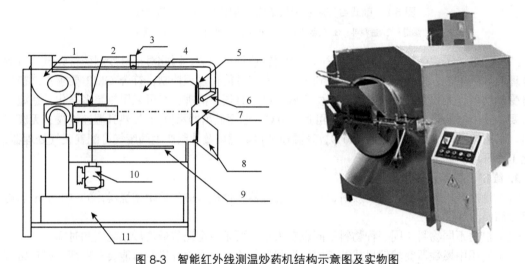

图 8-3　智能红外线测温炒药机结构示意图及实物图

1. 风机；2. 吸风管；3. 炒筒测温；4. 炒筒；5. 组合门；6. 药材测温；7. 投料斗；8. 出料斗；9. 电加热棒；10. 变速箱；11. 水箱

（2）特点：①放弃原有测量热空气温度的装置，增加了两套在线红外控温原件，分别控制炒筒和药材温度，使得测温、计时精准。②运用PLC控制系统，在线采集炒药数据，自动生成炒药工艺，大大提高了自动化程度；增加了后吸风装置，以最小的吸风量，达到最大的吸烟尘能力，节约能耗。③在炒筒内部增加凹面三棱锥匀料机构，避免药材过分堆积于筒底，使得药材在筒内轴向流动，均匀受热，翻炒充分，且大大增加了炒制面积。④炒筒进料口采用缩口方式，解决了炒制过程漏料现象，炒筒容量同比增加30%，独特的导流板形状及布局，能充分翻炒药材使之均匀受热。⑤炒筒后端采用一体化圆角过渡封头，增强炒筒的整体强度，提高承载能力且无死角，方便清洗。⑥内置废气处理装置，实现生产车间无污水、无烟尘，不影响周围环境。⑦多靶点温度线上检测与控制，通过PAC可编程自动化控制系统，任意设定火力、火候控制方案，以及炒制过程中火力、温度、时间、炒筒转速线上检测与记录，过程参数储存与调用，触摸屏显示与操作，可与电脑通信及远端控制。

3. 维护、保养及注意事项

（1）不得随意更改PLC和触摸屏程序以及变频器的设置，不得将程序调为他用。

（2）每次开机时，应先启动炒筒，才能启动燃烧器；应先关闭燃烧器，冷却15~20 min后再停止炒筒转动（炒筒温度低于150℃）。

（3）上下限温度差的设定不能过于接近，否则燃烧器将频繁启停，影响使用寿命，一般设定相差 10～30℃为宜。

（4）炒药机周围严禁堆放各种易燃物品，避免发生火灾。

（5）每次炒药完毕后，应该用刷子将炒筒内的吸风滤罩略加清扫，以免下次炒药时影响吸烟尘效果。

4. 适用范围 主要用于中药饮片的清炒、加辅料炒等。

四、微机程控炒药机

1. 结构及基本原理 图 8-4 为微机程控炒药机结构示意图及实物图，由平底炒药锅、电加热管或燃油器、烘烤加热器、搅拌器等组成。该机主体为一平底炒药锅，炒制药材的热源由两部分组成，其一为锅底加热，可用电或燃油加热，其二为炒锅上方设有烘烤加热器，以双给热的方式炒制药物。炒锅顶部装有锅内炒板的搅拌电动机，可对入锅药物进行兜底炒制。炒锅的左右侧分别有出料口及进料口，对着进料口有一台提升翻斗式定量加药机，它可以根据操作者的指令在炒药机操纵台上进行操作。加药量由设备所附电子秤控制。

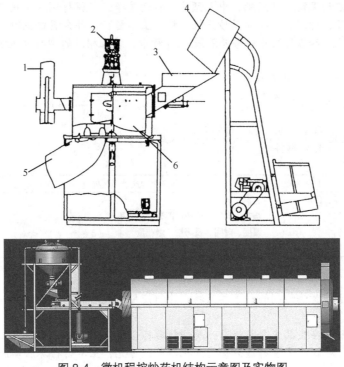

图 8-4 微机程控炒药机结构示意图及实物图

1. 烘烤加热器；2. 搅拌装置；3. 进料斗；4. 物料提升机；5. 出料口；6. 平底炒药锅

2. 操作及特点 根据药物具体炒制要求，设定好锅底温度与需要炒制的时间，应加的烘烤温度及时间、炙制所需液体辅料的流量等数据，并启动加热装置进行预热，至一定温度后，加料入锅、转动炒板，待达到一定炒制时间后，输入称重的辅料，拌和、炒（炙），到达设定的炒（炙）时间后，打开出料口，可获得经合格炮制的饮片。

加热采用锅底加热及上方烘烤加热的双热方式，它可以使药物在炒锅内温度场较为均匀，而且提高了加热速度，缩短了炒制的时间，因而炒制批量较大的药物更具优越性。

3. 适用范围 主要用于中药饮片的清炒、加辅料炒等。

第三节 典型案例

炒王不留行

【药材来源】 本品为石竹科植物麦蓝菜 *Vaccaria segetalis*（Neck.）Garcke 的干燥成熟种子。

【炮制方法】 取净王不留行，置炒制容器内，用中火加热，炒至大部分爆成白花，取出放凉。

【质量要求】 炒王不留行呈类球形爆花状，表面白色，质松脆。本品水分不得过 10.0%，醇溶性浸出物不得少于 6.0%。按干燥品计，含王不留行黄酮苷（$C_{32}H_{38}O_{19}$）不得少于 0.15%。

【炮制作用】 王不留行味苦，性平。归肝、胃经。具有活血通经、下乳消肿、利尿通淋的功效。炒王不留行质地松泡，利于有效成分煎出，走散力强，长于活血通经，下乳，通淋。

案例 8-1 **王不留行炒黄工艺**

1. 工艺描述与工艺参数

（1）净选：取王不留行原药材置挑选工作台上，挑出杂质。

（2）炒制：启动滚筒式炒药机，中火预热。将适量净王不留行倒入预热好的滚筒式炒药机锅内。控制温度、时间，不断转动炒药机，炒至王不留行大部分爆白花时，取出，晾凉。

（3）包装：炒王不留行饮片按每包装袋 1 kg 称重，装入相应的塑料包装袋内，封口，贴上标签。

2. 工艺流程图（※为质量控制点）

取王不留行原药材 —合格品→ 净选 —除去杂质※→ 炒制 —温度※／时间※→ 炒王不留行 —————→ 中间站 —QA监控／QC检验→ 包装 —装袋称量／封口贴签→ 成品 —QA监控／QC检验→ 入库

3. 工艺关键点

工序	生产过程质量控制项目
领料、称量	名称、数量
净选	杂质、异物、非药用部分、净选程度
炒制	温度、时间、投药量、爆花量
包装	包装数量、物料标卡、封口严密性

4. 思考题

王不留行属于炒黄法炮制的种子类药物，为何使用中火炒制？

5. 知识拓展

王不留行黄酮苷在生品中含量较高，而炒制后其含量大幅降低。王不留行中环肽 A、B、E 的含量均较低，炒制后这 3 种成分含量变化不大，可见，王不留行环肽类成分比较稳定，加热炒制对其含量影响较小，但炒制可显著提高王不留行环肽 A、B、E 在水煎液中的溶出率。且水溶物的增加与爆花程度有关，爆花率越高，水溶性浸出物也越高。根据爆花率与水浸物含量的关系及实际生产中的可行性，认为炒王不留行爆花率达 80% 以上为宜。炒王不留行的爆花率与种子成熟程度和含水量有关，控制适宜的含水量可提高爆花率。

清炒法炮制温度不宜掌握，温度过低则易炒成"僵子"（即不爆花），温度过高则易炒焦（即色泽变灰焦且爆花少）。炒制时，可取干净的河砂，过 20 目筛，筛取细砂备用，用风机吹去王不留行种皮杂质等备用。细砂置炒药锅中，在 100℃左右，加入两倍砂量的净王不留行快速运转翻炒，待几乎没有爆鸣声时则急速出锅，筛去细砂即可。用此方法炒出的王不留行色泽雪白，僵子极少，感观漂亮，有效成分更易煎出。

炒苍耳子

【药材来源】 本品为菊科植物苍耳 *Xanthium sibiricum* Patr.的干燥成熟带总苞的果实。

【炮制方法】 取净苍耳子，置炒制容器内，用中火加热，炒至表面黄褐色，刺焦，取出，碾去刺，筛净。用时捣烂。

【质量要求】 炒苍耳子呈纺锤形或卵圆形，表面黄褐色，有刺痕。微有香气。本品水分不得过 10.0%，总灰分不得过 5.0%；按干燥品计，含绿原酸（$C_{16}H_{18}O_9$）不得少于 0.25%。

【炮制作用】 苍耳子味辛、苦，性温。有毒。归肺经。具有散风寒、祛风湿、通鼻窍的功效。炒苍耳子降低毒性，偏于通鼻窍，祛风湿，止痛，常用于鼻渊头痛，风湿痹痛。

案例 8-2   **苍耳子炒黄工艺**

1. 工艺描述与工艺参数

（1）净选：除去杂质，挑取大小均匀的苍耳子原药材。

（2）炒制：启动滚筒式炒药机，中火预热。将适量净苍耳子倒入预热好的滚筒式炒药机锅内。控制温度、时间，不断转动炒药机，炒至表面焦黄色，刺焦。取出，晾凉，去刺。

（3）过筛：将炒苍耳子过孔径 1 mm 筛。

（4）包装：炒苍耳子饮片按每包装袋 1 kg 称重，装入相应的塑料包装袋内，封口，贴上标签。

2. 工艺流程图（※为质量控制点）

取苍耳子原药材 —合格品→ 净选 —除去杂质※→ 炒制 —温度※/时间※→ 过筛 —孔径※→ 炒苍耳子

—→ 中间站 —QA监控/QC检验→ 包装 —装袋称量/封口贴签→ 成品 —QA监控/QC检验→ 入库

3. 工艺关键点

工序	生产过程质量控制项目
领料、称量	名称、数量
净选	杂质、异物、非药用部分、净选程度
炒制	温度、时间、投药量
过筛	孔径
包装	包装数量、物料标卡、封口严密性

4. 思考题

《中华人民共和国药典》收载的苍耳子内源性毒性成分的控制指标有哪些？

5. 知识拓展

研究表明苍耳子的毒性成分有羧基苍术苷、苍术苷及其衍生物等贝壳杉烯苷类，这些水溶性苷类的毒性机制是对线粒体膜外氧化磷酸化的抑制作用。故将炒制时间及温度控制在一定范围，可使毒性成分含量减低。设定为 9 min，羧基苍术苷随炒制温度升高而降低，苍术苷的含量在 260℃之前随温度升高而升高，260℃后随温度升高而降低。温度超过 260℃苍术苷可被破坏，当炒制温度达 320℃时，羧基苍术苷及苍术苷均可被完全破坏。有效成分绿原酸和 1，5-二咖啡酰喹宁酸随炒制温度升高而显著降低，当炒制温度达 320℃时，这两种成分已损失殆尽。

苍耳子炒品较生品对肝脏的损伤轻，说明炒制可降低其肝毒性。生、炒品脂肪油乳浊液和水煎液体外抑菌实验证明，抑菌作用苍耳子炒制品优于生品。加热炮制，使苍耳子毒蛋白变性，有利于减低其毒性。

不同产地苍耳子和苍耳子刺中毒性成分羧基苍术苷及苍术苷的含量均低于去刺苍耳子中的含量，说明苍耳子去刺并不能达到降毒的作用，而是便于应用。苍耳子用调整后的粉碎机去刺后炒制，可使苍耳子外皮受热温度高而均匀，翻动容易，成品色泽均匀美观，省工省时。也可将净苍耳子用 180～200℃热砂炒至深黄色，筛去砂，稍冷后，用碾米机去刺，过筛得炒苍耳子。该法可使苍耳子受热快而均匀，冷却后刺脆易脱落，效率高。

炒莱菔子

【药材来源】 本品为十字花科植物萝卜 *Raphanus sativus* L.的干燥成熟种子。

【炮制方法】 取净莱菔子，文火炒至微鼓起，取出，晾凉。用时捣碎。

【质量要求】 炒莱菔子呈类卵圆形或椭圆形，略扁。表面微鼓起，色泽加深，质酥脆，气微香。本品水分不得过 8.0%，总灰分不得过 6.0%，酸不溶性灰分不得过 2.0%；乙醇浸出物不得少于 10.0%；按干燥品计，含芥子碱以芥子碱硫氰酸盐（$C_{16}H_{24}NO_5 \cdot SCN$）计，不得少于 0.40%。

【炮制作用】 莱菔子味甘、辛，性平。归肺、脾、胃经。具有消食除胀，降气化痰的功效。莱菔子生用性主升散，长于涌吐风痰。炒莱菔子性主降，缓和了涌吐痰涎的副作用，并长于消食除胀，降气化痰，用于食积腹胀，气喘咳嗽。炒后又利于粉碎和煎出有效成分，且味香易服。

案例 8-3   **莱菔子炒黄工艺**

1. 工艺描述与工艺参数

（1）净选：取莱菔子原药材置挑选工作台上，挑出杂质。

（2）炒制：启动滚筒式炒药机，中火预热。将适量净莱菔子倒入预热好的滚筒式炒药机锅内。控制温度、时间，不断转动炒药机，炒至莱菔子鼓起，取出，晾凉。

（3）包装：炒莱菔子饮片按每包装袋 1 kg 称重，装入相应的塑料包装袋内，封口，贴上标签。

2. 工艺流程图（※为质量控制点）

取莱菔子原药材 —合格品→ 净选 —除去杂质※→ 炒制 —温度※/时间※→ 炒莱菔子 ——→ 中间站

QA监控/QC检验 —→ 包装 —装袋称量/封口贴签→ 成品 —QA监控/QC检验→ 入库

3. 工艺关键点

工序	生产过程质量控制项目
领料、称量	名称、数量
净选	杂质、异物、非药用部分、净选程度
炒制	温度、时间、投药量
包装	包装数量、物料标卡、封口严密性

4. 思考题

种子类药物炒制时应注意什么？

5. 知识拓展

莱菔子炒后粉碎入药，水溶性浸出物含量明显增高。莱菔子炒制前后气味和挥发油组分的 GC-MS 分析表明，炒制可使多个组分发生明显量变和质变。炒制按照规范的工艺进行，严格控制炒制程度，可抑制莱菔子中硫代葡萄糖苷分解酶的活性，防止硫苷类成分中的主成分萝卜苷分解为莱菔子素和进一步的分解。炒莱菔子水提液中萝卜苷的含量是反映其炮制程度的专属性质控指标，炮制得当，炒莱菔子水提液中萝卜苷含量是生品的8倍多；如炒制太过，萝卜苷则分解损失殆尽。因此，掌握准确、规范的炮制程度是保证炒莱菔子质量的关键因素。

莱菔子炒后粉碎入药，能增强实验动物胃和小肠的运动功能。与生品比较，炒制品能增强离体家兔回肠节律性收缩，抑制小鼠胃排空，进而有利于食物在小肠内的消化吸收；炒制品亦能拮抗肾上腺素对肠管的抑制作用，增强离体豚鼠胃肌条的节律性收缩和紧张性收缩，提示中医临床用炒莱菔子作消导药是合理的。莱菔子不同炮制品均能抑制小鼠胃排空，但生品与炒过品抑制作用过强，加重胃的负担，不利于食物消化，尤其是炒过品可造成小鼠胃扩张，丧失蠕动消化功能，而炒品抑制胃排空作用缓和，可在保持小鼠消化功能条件下，适当延长食物在胃中的停留时间。莱菔子炒品能明显增强家兔在体肠蠕动，效果优于生品和炒过品。提示适度抑制胃排空和增强肠蠕动可能为莱菔子消食除胀的机制之一，而这一作用只有炮制适度，才能更好地发挥。

镇咳、祛痰试验结果显示：莱菔子单味应用，只有生品有一定的镇咳作用，而在三子养亲汤中，生、炒品均有较好的镇咳作用，明显优于炒制太过的炮制品。祛痰试验中莱菔子炒品组显著优于生品组。说明炮制品在复方中，能更好地显示出综合调节作用的优势。提示把炮制品纳入复方中进行药效学研究，更接近中医用药的实际，更有利于体现出炮制品的作用。

焦 山 楂

【药材来源】 本品为蔷薇科植物山里红 *Crataegus pinnatifida* Bge.var.major N.E.Br.或山楂 *Crataegus pinnatifida* Bge.的干燥成熟果实。

【炮制方法】 取净山楂，中火加热，炒至表面焦褐色，内部黄褐色，取出，晾凉。

【质量要求】 焦山楂呈圆片状，皱缩不平，表面焦褐色，内部黄褐色。有焦香气。本品按干燥品计，含有机酸以枸橼酸（$C_6H_8O_7$）计，不得少于4.0%。

【炮制作用】 山楂味酸、甘，性微温。归脾、胃、肝经。具有消食健胃、行气散瘀、化浊降脂的功效。焦山楂酸味减弱，苦味增加，消食导滞作用增强，长于消食止泻，用于食积兼脾虚和治疗痢疾。

案例 8-4　　　　　山楂炒焦工艺

1. 工艺描述与工艺参数

（1）净选：除去杂质，挑取大小均匀的山楂原药材。

（2）炒制：启动滚筒式炒药机，武火预热。将适量净山楂倒入预热好的滚筒式炒药机锅内。控制温度、时间，不断转动炒药机，炒至表面焦褐色，内部黄褐色，取出，晾凉。

（3）过筛：将焦山楂过孔径4 mm筛。

（4）包装：焦山楂饮片按每包装袋1 kg称重，装入相应的塑料包装袋内，封口，贴上标签。

2. 工艺流程图（※为质量控制点）

取山楂片原药材 —合格品→ 净选 —除去杂质※→ 炒制 —温度※/时间※→ 过筛 —孔径※→ 焦山楂

—→ 中间站 —QA监控/QC检验→ 包装 —装袋称量/封口贴签→ 成品 —QA监控/QC检验→ 入库

3. 工艺关键点

工序	生产过程质量控制项目
领料、称量	名称、数量
净选	杂质、异物、非药用部分、净选程度
炒制	温度、时间、投药量
过筛	孔径
包装	包装数量、物料标卡、封口严密性

4. 思考题

山楂还有哪些炮制品?其炮制工艺各是什么?

5. 知识拓展

山楂中总黄酮和总有机酸基本集中在果肉中,核中含量甚微,且山楂核占整个药材重量的40%,故去核的要求是合理的。

山楂不同炮制品中,总黄酮和有机酸含量差异很大,加热时间越长,温度越高,两类成分被破坏越多;炒山楂对黄酮类成分无明显影响,有机酸稍有减量;焦山楂和山楂炭中黄酮类成分分别保留41.9%与25.8%,有机酸仅保留了10.7%与2.8%;熊果酸和齐墩果酸含量,生山楂和焦山楂无显著性差异。

生山楂及炒山楂、焦山楂、山楂炭对离体胃肠平滑肌的舒缩活动均有明显促进作用,炮制品作用均优于生品。生山楂、炒山楂、焦山楂均能促进小鼠胃排空,其中尤以焦山楂效果为优,山楂炭效果降低;各组对大鼠胃酸分泌都有促进作用,以焦山楂效果为佳。

焦 栀 子

【药材来源】 本品为茜草科植物栀子 *Gardenia jasminoides* Ellis 的干燥成熟果实。

【炮制方法】 取净栀子,用中火炒至表面焦褐色或焦黑色,果皮内表面和种子表面为黄棕色或棕褐色,取出,放凉。

【质量要求】 焦栀子呈不规则的碎块状,表面焦褐色或焦黑色。果皮内表面棕色,种子表面为黄棕色或棕褐色。气微,味微酸而苦。本品水分不得过 8.5%,总灰分不得过 6.0%;按干燥品计,含栀子苷($C_{17}H_{24}O_{10}$)不得少于 1.0%。

【炮制作用】 栀子味苦,性寒。归心、肺、三焦经。具有泻火除烦、清热利湿、凉血解毒的功效。焦栀子缓和寒性,凉血止血,用于血热出血,尿血,崩漏等。

案例 8-5　　　　　　　　　　　**栀子炒焦工艺**

1. 工艺描述与工艺参数

(1)净选:将栀子原药材置挑选工作台上,挑出杂质。

(2)炒制:启动滚筒式炒药机,武火预热。将适量净栀子倒入预热好的滚筒式炒药机锅内。控制温度、时间,不断转动炒药机,炒至表面焦褐色或焦黑色,果皮内表面和种子表面为黄棕色或棕褐色。取出,晾凉。

(3)包装:焦栀子饮片按每包装袋 1 kg 称重,装入相应的塑料包装袋内,封口,贴上标签。

2. 炮制工艺流程(※为质量控制点)

取栀子原药材 →合格品→ 净选 →除去杂质※→ 炒制 →温度※ / 时间※→ 焦栀子 → 中间站

$$\frac{QA监控}{QC检验} \to 包装 \to \frac{装袋称量}{封口贴签} \to 成品 \to \frac{QA监控}{QC检验} \to 入库$$

3. 工艺关键点

工序	生产过程质量控制项目
领料、称量	名称、数量
净选	杂质、异物、非药用部分、净选程度
炒制	温度、时间、投药量
包装	包装数量、物料标卡、封口严密性

4. 思考题

焦栀子还有其他炮制方法吗?简述其操作。

5. 知识拓展

焦栀子中京尼平苷含量下降比炒栀子更明显。栀子不同炮制品中京尼平龙胆二糖苷随着炒制程度的加重,含量呈现下降趋势,炒炭品含量下降最为明显,约为60%。炒制温度和时间对栀子苷、绿原酸和鞣质含量影响较大,在180~240℃之间,随着炒制温度升高,时间延长,栀子苷、绿原酸含量逐渐下降,鞣质含量呈先升后降趋势;熊果酸随着火候的增加,含量呈下降趋势。

栀子炒黄,炒半焦、全焦后,藏红花素的含量较生品明显降低且随着炮制程度的加重递减;而半焦栀子和全焦栀子中藏红花酸的含量较生品略有增加。

栀子对家兔结扎总输胆管后,血中胆色素出现量有轻度的抑制作用,生栀子与焦栀子之间未见有显著性差异。

生栀子与焦栀子对金黄色葡萄球菌、链球菌、白喉杆菌的抑菌作用相似;对溶血性链球菌、伤寒杆菌、副伤寒杆菌的抑制作用以生栀子为佳;焦栀子相对痢疾杆菌的作用则较生栀子略强,这一点和中医对大便溏薄者用焦栀子一致。

栀子生、炒、焦品均有较好的解热作用,但以生品解热作用最强,炒炭、姜炙品解热作用较弱。生品抗炎作用最强,经炮制后抗炎作用减弱,温度超过175℃后抗炎作用消失。此外,栀子生品能明显对抗CCl_4所致肝急性中毒作用,但不同方法炮制后栀子的护肝作用降低,且随着炮制温度的升高,作用逐渐降低,当炮制温度超过200℃时,护肝作用消失。

采用正交实验优选焦栀子的炮制工艺。确定了焦栀子的最佳炮制工艺为:180℃,炒30 min,西红花苷-Ⅰ和西红花苷-Ⅱ在炮制过程中含量逐渐降低,温度过高可致其彻底分解。

荆 芥 炭

【药材来源】 本品为唇形科植物荆芥 *Schizonepeta tenuifolia* Briq. 的干燥地上部分。

【炮制方法】 取净荆芥段,武火炒至表面焦黑,内部焦黄色,喷淋清水少许,熄灭火星,取出,晾干。

【质量要求】 荆芥炭呈不规则段,长5 mm。全体黑褐色。茎方柱形,体轻,质脆,断面焦褐色。略具焦香气,味苦而辛。本品乙醇浸出物不得少于8.0%。

【炮制作用】 荆芥味辛,性微温。归肺、肝经。具有解表散风、透疹、消疮的功效。荆芥炒炭后辛散疏风解表作用减弱,具有止血的功效,入血分治各种出血症。

案例 8-6   **荆芥炒炭工艺**

1. 工艺描述与工艺参数

（1）净选：将荆芥原药材置于挑选工作台上，除去杂质。

（2）炒制：启动滚筒式炒药机，加热升温。取净荆芥段适量，倒入烧热的滚筒式炒药机锅内。迅速转动炒药机，炒至表面焦黑，内部焦黄色，喷淋清水少许，熄灭火星。取出，晾干。

（3）包装：荆芥炭饮片按每包装袋 1 kg 称重，装入相应的塑料包装袋内，封口，贴上标签。

2. 炮制工艺流程（※为质量控制点）

取荆芥原药材 $\xrightarrow{\text{合格品}}$ 净选 $\xrightarrow[]{\text{除去杂质※}}$ 炒制 $\xrightarrow[\text{时间※}]{\text{温度※}}$ 荆芥炭 $\longrightarrow$ 中间站

$\xrightarrow[\text{QC检验}]{\text{QA监控}}$ 包装 $\xrightarrow[\text{封口贴签}]{\text{装袋称量}}$ 成品 $\xrightarrow[\text{QC检验}]{\text{QA监控}}$ 入库

3. 工艺关键点

工序	生产过程质量控制项目
领料、称量	名称、数量
净选	杂质、异物、非药用部分、净选程度
炒制	温度、时间、投药量
包装	包装数量、物料标卡、封口严密性

4. 思考题

荆芥炒炭后挥发油含量及组成发生了何种变化？

5. 知识拓展

荆芥各部位挥发油含量以荆芥穗最高。荆芥炒炭后，挥发油含量普遍降低，而且挥发油中所含成分也产生了质变。浸出物和挥发油含量与炒制程度有关。样品内部颜色较浅者，一般浸出物和挥发油含量均高；炭化严重者，其水浸出物、醇浸出物和挥发油含量均低；总黄酮含量炮制后明显增加。齐墩果酸和熊果酸含量以荆芥穗中最高，荆芥和荆芥穗炭次之，荆芥炭最低。鞣质含量从高到低顺序为：荆芥穗炭＞荆芥穗≈荆芥＞荆芥炭。

荆芥炭混悬液和荆芥炭挥发油乳剂均有明显的止血作用，并与剂量有一定关系；生荆芥挥发油无止血作用。吸附力的变化可能是荆芥及荆芥穗炭制品止血的比较重要的机制之一，各饮片吸附力的大小依次为：荆芥炭＞荆芥；荆芥穗炭＞荆芥穗。荆芥穗炭品及其鞣质部位通过影响实验动物的内、外源性凝血途径共同发挥其止血作用，荆芥穗炭的乙酸乙酯提取物通过影响内源性凝血系统发挥止血作用。

蒲 黄 炭

【药材来源】   本品为香蒲科植物水烛香蒲 *Typha angustifolia* L.、东方香蒲 *Typha orientalis* Presl 或同属植物的干燥花粉。

【炮制方法】   取净蒲黄，中火炒至棕褐色，喷淋清水少许，熄灭火星，取出，晾干。

【质量要求】   蒲黄炭表面呈棕褐色或黑褐色。具焦香气，味微苦、涩。本品乙醇浸出物不得少于 11.0%。

【炮制作用】   蒲黄味甘，性平。归肝、心包经。具有行血化瘀，利尿通淋的功效。生蒲黄性滑，以活血化瘀，利尿通淋见长。蒲黄炭味甘、微涩，性平偏温，止血作用增强。

案例 8-7　　　　　　　　　蒲黄炒炭工艺

1. 工艺描述与工艺参数

（1）净选：将蒲黄原药材置挑选工作台上，挑出杂质。

（2）炒制：启动滚筒式炒药机，中火预热。取净蒲黄适量，倒入中火预热的滚筒式炒药机内。迅速转动炒药机，炒至表面棕褐色。取出，密闭，放凉。

（3）包装：蒲黄炭饮片按每包装袋 1 kg 称重，装入相应的塑料包装袋内，封口，贴上标签。

2. 炮制工艺流程（※为质量控制点）

取蒲黄原药材 —合格品→ 净选 —除去杂质※→ 炒制 —温度※/时间※→ 蒲黄炭 ——→ 中间站

—QA监控/QC检验→ 包装 —装袋称量/封口贴签→ 成品 —QA监控/QC检验→ 入库

3. 工艺关键点

工序	生产过程质量控制项目
领料、称量	名称、数量
净选	杂质、异物、非药用部分、净选程度
炒制	温度、时间、投药量
包装	包装数量、物料标卡、封口严密性

4. 思考题

对于花、花粉和全草类药材，在炒炭时应注意哪些？

5. 知识拓展

蒲黄生品中的黄酮苷类、多糖类含量较高，炒炭后由于温度升高黄酮苷类、多糖类被分解破坏而大量损失，含量显著降低，苷元含量变化较少；同时可能有部分分解产物缩合成鞣质，使鞣质含量增加。蒲黄及各炮制品中总黄酮含量由高到低依次为生蒲黄、酒炒蒲黄、醋炒蒲黄、140℃烘蒲黄、炒蒲黄、180℃烘蒲黄、焦蒲黄、220℃烘蒲黄、蒲黄炭。

蒲黄炒黄或炒炭后鞣质含量明显降低，但止血作用未见明显减弱。蒲黄炭对实验动物凝血系统有显著影响，可以通过影响其凝血系统的多个环节发挥其止血作用。蒲黄生品及蒲黄炭均能改善血瘀大鼠异常的血液流变学指标，缩短凝血时间，降低纤维蛋白原（fibrinogen，FIB）含量，蒲黄炭还可改善舌象血瘀体征。蒲黄炭的凝血途径多于生品，蒲黄生品在降低FIB方面强于炭品。

麸 炒 苍 术

【药材来源】　本品为菊科植物茅苍术 Atractylodes lancea（Thunb.）DC.或北苍术 Atractylodes chinensis（DC.）Koidz.的干燥根茎。

【炮制方法】　先将炒制容器预热，后撒入麦麸，用中火加热，待冒烟时投入苍术片，不断翻炒，炒至表面深黄色时，取出，筛去麦麸，放凉。每 100 kg 苍术片，用麦麸 10 kg。

【质量要求】　麸炒苍术呈不规则类圆形或条形厚片，表面深黄色，散有多数棕褐色油室，有焦香气。本品水分不得过 10.0%，总灰分不得过 5.0%；按干燥品计，含苍术素（$C_{13}H_{10}O$）不得少于 0.20%。

【炮制作用】　苍术味辛、苦，性温。归脾、胃、肝经。具有燥湿健脾，祛风散寒，明目的功效。生苍术辛温而燥烈，长于燥湿，祛风，散寒。麸炒后辛散力减弱，燥性缓和，气变芳香，并增强了健脾和胃的作用。

案例 8-8 　　　　　　　　　　**苍术麸炒工艺**

1. 工艺描述与工艺参数

（1）净选：取苍术原药材置挑选工作台上，拣去药材中的杂质、异物、非药用部位。

（2）软化：①洗：将苍术药材用循环水洗药机冲洗；②润：将洗净的苍术药材用真空气相置换润药机润至软硬适度。

（3）切制：启动剁刀式切药机，将软化后的苍术切成规格为 4 mm 的厚片。

（4）干燥：将切制后的苍术片置网带式干燥机上，设置蒸汽加热温度为 70℃，网带走速为 0.5 m/min，干燥 22 min；或使用热风循环烘箱于 70℃ 干燥，干燥后的饮片含水量控制在 10% 以下。

（5）麸炒：启动滚筒式炒药机，加热升温，取麦麸投入炒药机中至起烟时，将净苍术片适量置炒药机中，加热翻炒至苍术片表面呈黄色略带焦斑，取出。

（6）过筛：用孔径 2 mm 筛网筛去麦麸，晾凉。

（7）包装：麸炒苍术饮片按每包装袋 1 kg 称重，装入相应的塑料包装袋内，封口，贴上标签。

2. 工艺流程图（※为质量控制点）

取苍术原药材 $\xrightarrow{合格品}$ 净选 $\xrightarrow{除去杂质※}$ 软化 $\xrightarrow{洗、润}$ 切制 $\xrightarrow{厚片}$ 干燥 $\xrightarrow[时间※]{温度※}$ 净苍

术片 $\xrightarrow{}$ 麸炒 $\xrightarrow[时间※]{温度※}$ 过筛 $\xrightarrow{孔径※}$ 麸炒苍术 $\xrightarrow{}$ 中间站 $\xrightarrow[QC检验]{QA监控}$ 包装

$\xrightarrow[封口贴签]{装袋称量}$ 成品 $\xrightarrow[QC检验]{QA监控}$ 入库

3. 工艺关键点

工序	生产过程质量控制项目
领料、称量	名称、数量
净选	杂质、异物、非药用部分、净选程度
软化	润药均匀度、软化程度
切制	规格大小
干燥	水分、温度、时间、装量
麸炒	温度、时间、药量、辅料量
过筛	筛网孔径
包装	包装数量、物料标卡、封口严密性

4. 思考题

苍术炮制除采用麸炒法之外，还有哪些炮制方法？

5. 知识拓展

苍术经麸炒后总挥发油含量降低，尤其是 β-桉叶醇、茅术醇含量降低，挥发油组分无明显改变。

苍术挥发油对青蛙有镇静作用，并使其脊髓反射亢进。大剂量使中枢神经抑制，终致呼吸麻痹而死亡。

苍术各炮制品（麸炒、米泔水制）能明显增强脾虚小鼠体重，改善小鼠脾虚症状，抑制脾虚小鼠的小肠推进运动，而生品作用不明显。麸炒苍术挥发油组能显著降低小鼠血清谷草转氨酶（AST）和谷丙转氨酶（ALT）水平，保肝作用强于生苍术。生苍术乙酸乙酯提取物具有很好的抗氧化活性，麸炒后，其抗氧化活性显著降低，故苍术抗氧化宜生用。

麸炒僵蚕

【药材来源】 本品为蚕娥科昆虫家蚕 *Bombyx mori* Linnaeus 4~5 龄的幼虫感染（或人工接种）白僵菌 *Beauveria bassiana*（Bals.）Vuilknt 而致死的干燥体。

【炮制方法】 先用中火将锅烧热，均匀撒入定量麦麸，待起烟时加入净僵蚕，急速翻炒至表面呈黄色时出锅，筛去麸皮，晾凉。每 100 kg 僵蚕，用麦麸 10 kg。

【质量要求】 麸炒僵蚕呈圆柱形，多弯曲皱缩，表面黄色，偶有焦斑，腥气减弱。本品水分不得过 13.0%，总灰分不得过 7.0%，酸不溶性灰分不得过 2.0%。

【炮制作用】 僵蚕味咸、辛，性平。归肝、肺、胃经。具有息风止痉，祛风止痛，化痰散结的功效。僵蚕生品辛散之力较强，药力较猛。麸炒后可以矫正不良气味，长于化痰散结，同时有助于除去生僵蚕虫体上的菌丝和分泌物，赋色矫味，便于粉碎和服用。

案例 8-9 **僵蚕麸炒工艺**

1. 工艺描述与工艺参数
（1）净选：取僵蚕原药材置挑选工作台上，拣去药材中的杂质、异物、非药用部位。
（2）麸炒：启动滚筒式炒药机，加热升温，取麦麸投入炒药机中炒至起烟时，取适量净僵蚕置滚筒中，加热翻炒至僵蚕表面呈黄色，取出。
（3）过筛：用孔径 2 mm 筛网筛去麦麸，晾凉。
（4）包装：麸炒僵蚕饮片按每包装袋 1 kg 称重，装入相应的塑料包装袋内，封口，贴上标签。

2. 工艺流程图（※为质量控制点）

取僵蚕原药材 —合格品→ 净选 —除去杂质※→ 净僵蚕 —————→ 麸炒 —温度※/时间※→ 过筛

—孔径※→ 麸炒僵蚕 —————→ 中间站 —QA监控/QC检验→ 包装 —装袋称量/封口贴签→ 成品 —QA监控/QC检验→ 入库

3. 工艺关键点

工序	生产过程质量控制项目
领料、称量	名称、数量
净选	杂质、异物、非药用部分、净选程度
麸炒	温度、时间、药量、辅料量
过筛	孔径
包装	包装数量、物料标卡、封口严密性

4. 思考题
麸炒僵蚕的炮制目的是什么？

5. 知识拓展
僵蚕生品、清炒品和麸炒品三种炮制品的水溶性浸出物含量有显著差异，以清炒品含量最高，麸炒品次之，生品最低。采用聚丙烯酰胺凝胶电泳测定僵蚕的炮制品与原药材的蛋白质区带图谱，生僵蚕有 3 条谱带，麸炒品有 1 条谱带，说明僵蚕麸炒对蛋白质有明显影响。

麸炒枳壳

【药材来源】 本品为芸香科植物酸橙 *Citrus aurantium* L.及其栽培变种的干燥成熟果实。

【炮制方法】 先将锅预热，均匀撒入定量麦麸，用中火加热，待烟起投入枳壳片不断翻动，炒至颜色变深时取出，筛去麦麸，晾凉。每 100 kg 枳壳片，用麦麸 10 kg。

【质量要求】　麸炒枳壳呈不规则弧形条状薄片，表面颜色较深，偶有焦斑。本品水分不得过12.0%，总灰分不得过 7.0%；按干燥品计，柚皮苷（$C_{27}H_{34}O_{15}$）不得少于 4.0%，新橙皮苷（$C_{28}H_{34}O_{15}$）不得少于 3.0%。

【炮制作用】　枳壳味苦、辛、酸，性微寒。归脾、胃经。具有理气宽中、行滞消胀的功效。枳壳生品辛燥作用较强，偏于行气宽中除胀。麸炒枳壳可缓和其峻烈之性，长于理气健胃消食。

案例 8-10　　枳壳麸炒工艺

1. 工艺描述与工艺参数

（1）净选：取枳壳原药材置挑选工作台上，拣去药材中的杂质、异物、非药用部位。

（2）软化：①洗：将枳壳药材用循环水洗药机冲洗；②润：将洗净的枳壳药材用真空气相置换式润药机润至软硬适度。

（3）切制：启动剁刀式切药机，将软化后的枳壳切成规格为 2 mm 的薄片。

（4）干燥：将切制后的枳壳片置网带式干燥机上，设置蒸汽加热温度为 70℃，网带走速为 0.5 m/min，干燥 22 min，干燥后的饮片含水量控制在 12% 以下。

（5）麸炒：启动滚筒式炒药机，加热升温，取麦麸投入炒药机中炒至烟起时，取适量枳壳片置滚筒中，加热翻炒至枳壳表面颜色加深、偶有焦斑时取出。

（6）过筛：用孔径 2 mm 筛网筛去麦麸，晾凉。

（7）包装：麸炒枳壳饮片按每包装袋 1 kg 称重，装入相应的塑料包装袋内，封口，贴上标签。

2. 工艺流程图（※为质量控制点）

取枳壳原药材 —合格品→ 净选 —除去杂质※→ 软化 —洗、润→ 切制 —薄片→ 干燥 —温度※/时间※→ 净枳壳片 → 麸炒 —温度※/时间※→ 过筛 —孔径※→ 麸炒枳壳 → 中间站 —QA监控/QC检验→ 包装 —装袋称量/封口贴签→ 成品 —QA监控/QC检验→ 入库

3. 工艺关键点

工序	生产过程质量控制项目
领料、称量	名称、数量
净选	杂质、异物、非药用部分、净选程度
软化	润药均匀度、软化程度
切制	规格大小
干燥	水分、温度、时间、装量
麸炒	温度、时间、药量、辅料量
过筛	孔径
包装	包装数量、物料标卡、封口严密性

4. 思考题

枳壳用麦麸炮制，枳实是否可以用麦麸炮制？两者炮制工艺有什么不同？

5. 知识拓展

枳壳及其果瓤和中心柱部位均含挥发油、柚皮苷及具有升压作用的辛弗林和 N-甲基酪胺。枳壳经麸炒后，挥发油含量有所降低，比重、折光率、颜色及成分组成也发生了变化。麸炒前后的枳壳薄层色谱行为基本一致，但麸炒枳壳中新橙皮苷和柚皮苷含量减少。

枳壳和麸炒枳壳水煎液对兔离体肠管、兔离体子宫及小白鼠胃肠运动均有影响，但麸炒品水煎液作用较生品缓和。

米 炒 党 参

【药材来源】　本品为桔梗科植物党参 Codonopsis pilosula（Franch.）Nannf.、素花党参 Codonopsis pilosula Nannf. var. modesta（Nannf.）L. T. Shen 或川党参 Codonopsis tangshen Oliv. 的干燥根。

【炮制方法】　将大米置热锅内，用中火加热至米冒烟时，投入党参片拌炒，至党参表面呈深黄色时取出，筛去米，晾凉。每 100 kg 党参片，用米 20 kg。

【质量要求】　米炒党参呈椭圆形或类圆形的厚片，表面深黄色，偶有焦斑。本品水分不得过 16.0%，总灰分不得过 5.0%；二氧化硫残留量不得过 400 mg/kg；醇溶性浸出物不得少于 55.0%。

【炮制作用】　党参味甘，性平。归脾、肺经。具有健脾益肺、养血生津的功能。党参生品擅长益气生津，常用于气津两伤或气血两亏。米炒党参气变清香，增强和胃、健脾止泻作用，多用于脾虚泄泻。

案例 8-11　　　　　　　　　　　　　**党参米炒工艺**

1. 工艺描述与工艺参数

（1）净选：取党参原药材置挑选工作台上，拣去药材中的杂质、异物、非药用部位。

（2）软化：①洗：将药材党参用循环水洗药机冲洗；②润：将洗净的党参药材用真空气相置换式润药机润至软硬适度。

（3）切制：启动转盘式切药机，将软化后的党参切成规格为 3~4 mm 的厚片。

（4）干燥：将切制后的党参片置网带式干燥机上，设置蒸汽加热温度为 70℃，网带走速为 0.5 m/min，干燥 22 min，干燥后的饮片含水量控制在 16% 以下。

（5）米炒：启动滚筒式炒药机，加热升温，取大米置于锅中，加热至规定温度炒至起烟时，将党参片置锅中迅速翻动，加热炒制至党参表面呈黄色或颜色加深，米呈焦色或黄褐色时，取出。

（6）过筛：用孔径 5 mm 筛网筛去米粒，晾凉。

（7）包装：米炒党参饮片按每包装袋 1 kg 称重，装入相应的塑料包装袋内，封口，贴上标签。

2. 工艺流程图（※为质量控制点）

取党参原药材 —合格品→ 净选 —除去杂质※→ 软化 —洗、润→ 切制 —厚片→ 干燥 —温度※／时间※→ 净党

参片 —→ 米炒 —温度※／时间※→ 过筛 —孔径※→ 米炒党参 —→ 中间站 —QA监控／QC检验→ 包装 —装袋称量／封口贴签→ 成品

—QA监控／QC检验→ 入库

3. 工艺关键点

工序	生产过程质量控制项目
领料、称量	名称、数量
净选	杂质、异物、非药用部分、净选程度
软化	润药均匀度、软化程度
切制	规格大小
干燥	水分、温度、时间、装量
米炒	温度、时间、药量、辅料量
过筛	孔径
包装	包装数量、物料标卡、封口严密性

4. 思考题

党参米炒时有什么注意事项?

5. 知识拓展

党参饮片水溶性成分的煎出效果与其饮片规格有关。片型规格以厚度 0.8～1.0 mm 为宜,有利于药效成分煎出。党参经酒炙、蜜炙后多糖含量均高于生品。在提高小鼠巨噬细胞吞噬能力和抗疲劳能力方面,蜜炙党参＞生党参＞米炒党参。

米 炒 斑 蝥

【药材来源】 本品为芫青科昆虫南方大斑蝥 *Mylabris phalerata* Pallas 或黄黑小斑蝥 *Mylabris cichorii* Linnaeus 的干燥体。

【炮制方法】 将米置热锅中,用中火加热至冒烟,投入净斑蝥拌炒,至米呈黄棕色,取出,筛去米,除去头、足、翅,摊开晾凉。每 100 kg 斑蝥,用米 20 kg。

【质量要求】 米炒斑蝥形如斑蝥,无头、足、翅。表面微挂火色,显光泽,臭味轻微。本品含斑蝥素($C_{10}H_{12}O_4$)应为 0.25%～0.65%。

【炮制作用】 斑蝥味辛,性热,有大毒。归肝、胃、肾经。具有破血逐瘀、消癥散结、攻毒蚀疮的功效。生斑蝥毒性较大,多外用,以攻毒蚀疮为主。米炒后毒性降低,气味矫正,可供内服。长于通经、破癥散结。

案例 8-12   **斑蝥米炒工艺**

1. 工艺描述与工艺参数

(1)净选:取斑蝥原药材置挑选工作台上,拣去药材中的杂质、异物。

(2)米炒:启动智能化炒药机,加热升温。当锅体达设定温度时,取大米投入炒药机中,米炒 2 min 立即投入斑蝥,继续炒制 3 min,停止炒制,立即出锅,此时大米为棕黄色,晾凉。

(3)过筛:用孔径 5 mm 筛网筛去米粒,晾凉。

(4)净制:将斑蝥去头、足、翅。

(5)包装:米炒斑蝥饮片按每包装袋 1 kg 称重,装入相应的塑料包装袋内,封口,贴上标签。

2. 工艺流程图(※为质量控制点)

$$\text{取斑蝥原药材} \xrightarrow{\text{合格品}} \text{净选} \xrightarrow{\text{除去杂质※}} \text{净斑蝥} \xrightarrow{\text{米炒}} \xrightarrow[\text{时间※}]{\text{温度※}} \text{过筛} \xrightarrow{\text{孔径※}} \text{净}$$

$$\text{制} \longrightarrow \text{米炒斑蝥} \longrightarrow \text{中间站} \xrightarrow[\text{QC检验}]{\text{QA监控}} \text{包装} \xrightarrow[\text{封口贴签}]{\text{装袋称量}} \text{成品} \xrightarrow[\text{QC检验}]{\text{QA监控}} \text{入库}$$

3. 工艺关键点

工序	生产过程质量控制项目
领料、称量	名称、数量
净选	杂质、异物、非药用部分、净选程度
米炒	温度、时间、药量、辅料量
过筛	孔径
净制	非药用部分
包装	包装数量、物料标卡、封口严密性

4. 思考题

米炒斑蝥解毒的原理是什么?

5. 知识拓展

斑蝥中主要含有斑蝥素，既是有毒成分又是有效成分。

斑蝥中所含斑蝥素有较强的生理活性，但安全性差，极易引起中毒，故斑蝥生品不内服，只能作外用，口服必须经过炮制。斑蝥素在 84℃ 开始升华，其升华点为 110℃，米炒时锅温适合斑蝥素的升华，又不至于温度太高致使斑蝥焦化。当斑蝥与糯米同炒时，由于斑蝥均匀受热，使斑蝥素部分升华，部分被米吸附，从而含量降低，使其毒性降低。通过米炒和其他加热处理，可使斑蝥的 LD_{50} 值升高，表明毒性降低，包括对大鼠的肾脏毒性降低，但对体重与肝脏毒性无明显影响。

斑蝥的炮制主要是为了控制斑蝥素的含量，降低其毒性，从而保证临床用药的安全性。目前其炮制方法有两种：一种是采用米炒法来减少其在制品中的含量；另一种是碱制法，主要利用斑蝥素结构中的酸酐基团在碱性条件下可以生成二羧酸盐的性质，采用低浓度碱液处理来促使斑蝥素向抗癌疗效更优、且毒性更小的斑蝥酸钠转化。对斑蝥酸钠的药理活性研究表明，其具有与斑蝥素相似的药效作用，但毒性却大大降低。因此，采用低浓度的氢氧化钠来炮制斑蝥，既可降低斑蝥的毒性，还保留其良好的疗效。

采用正交设计实验对碱处理斑蝥的工艺进行优化，确定碱处理斑蝥的最佳炮制工艺为：1.0% NaOH 溶液，在 70～80℃ 的条件下，浸泡 12 h，采用该方法处理后的斑蝥饮片中斑蝥素的转化率可达 76.04%。

斑蝥素与 NaOH 共热时，生成斑蝥素的二羧酸盐——斑蝥酸钠，变化如下图。

斑蝥素转换为斑蝥酸钠

土 炒 白 术

【药材来源】 本品为菊科植物白术 *Atractylodes macrocephala* Koidz. 的干燥根茎。

【炮制方法】 先将土置锅内，用中火加热，炒至灵活状态时投入白术片，待白术表面均匀挂上土粉时，取出，筛去土粉，晾凉。每 100 kg 白术片，用灶心土 25 kg。

【质量要求】 土炒白术呈不规则厚片。表面杏黄土色，附有细土末，有土香气。本品水分不得过 15.0%，总灰分不得过 5.0%；二氧化硫残留量不得过 400 mg/kg；醇溶性浸出物不得少于 35.0%。

【炮制作用】 白术味苦、甘，性温。归脾、胃经。具有健脾益气，燥湿利水，止汗，安胎的功效。白术生品长于健脾燥湿、利水消肿。土炒后借土气助脾，增强补脾止泻作用。

案例 8-13 　　　　　　　白术土炒工艺

1. 工艺描述与工艺参数

（1）净选：取白术原药材置挑选工作台上，拣去药材中的杂质、异物、非药用部位。

（2）软化：①洗：将白术药材用循环水洗药机冲洗；②润：将洗净的白术药材用真空气相置换式润药机润至软硬适度。

（3）切制：启动往复式刨片机，将软化后的白术切成规格为 3～4 mm 厚片。

（4）干燥：将切制后的白术片置网带式干燥机上，设置蒸汽加热温度为 60℃，网带走速为 0.5 m/min，至干燥。

（5）土炒：启动智能化炒药机，加热升温。取灶心土粉置预热好的炒锅中，炒至灶心土粉呈灵活状态时，将白术片置锅中迅速翻动，加热炒至表面均匀挂土粉时，取出。

（6）过筛：用孔径2 mm筛网筛去灶心上粉，晾凉。

（7）包装：土炒白术饮片按每包装袋1 kg称重，装入相应的塑料包装袋内，封口，贴上标签。

2. 工艺流程图（※为质量控制点）

取白术原药材 —合格品→ 净选 —除去杂质※→ 软化 —洗、润→ 切制 —→ 干燥 —温度※ 时间※→ 净白

术片 —→ 土炒 —温度※ 时间※→ 过筛 —孔径※→ 土炒白术 —→ 中间站 —QA监控 QC检验→ 包装 —装袋称量 封口贴签→ 成品 —QA监控 QC检验→ 入库

3. 工艺关键点

工序	生产过程质量控制项目
领料、称量	名称、数量
净选	杂质、异物、非药用部分、净选程度
软化	润药均匀度、软化程度
切制	规格大小
干燥	水分、温度、时间、装量
土炒	温度、时间、药量、辅料量
过筛	孔径
包装	包装数量、物料标卡、封口严密性

4. 思考题

土炒白术和麸炒白术哪个应用多一些，其工艺要点是什么？

5. 知识拓展

对白术生品、麸炒、土炒、米泔浸、水浸炒等炮制品进行挥发油的含量测定、薄层色谱及气-质联用对比分析，结果表明，白术炮制后不仅挥发油含量降低，其组分也有所减少，如β-马里烯、菖蒲二烯等5个成分在炮制品中未检出。对生白术、炒白术和麸炒白术进行比较；发现炒白术和麸炒焦白术中的白术内酯Ⅲ有所下降。进一步研究证实，白术炮制过程中苍术酮可转变成白术内酯类成分，不同的炮制程度影响各成分的含量。白术炒黄、麸炒后苍术酮含量降低，白术内酯Ⅱ、Ⅲ含量均明显升高；但温度过高时白术内酯Ⅲ的含量有所下降。苍术酮氧化后，生成白术内酯Ⅱ、Ⅲ和双白术内酯，将白术内酯Ⅲ在盐酸-乙醇中加热，得到白术内酯Ⅰ，证明在加热的情况下，白术内酯Ⅲ可脱水生成白术内酯Ⅰ。

白术内酯具有与白术健脾运脾相一致的功效；白术炮制后，其健脾作用增强，与在加热炒制的过程中苍术酮氧化生成白术内酯有关。

对白术生品及不同炮制品中还原糖和水溶性糖含量进行测定，结果表明：除清炒品外，其余炮制品还原糖含量增加，并随着炮制程度的升高而增高。水溶性糖的含量，则除清炒品较生品稍高外，其余炮制品含量均较生品降低。

土炒山药

【药材来源】 本品为薯蓣科植物薯蓣 *Dioscorea opposita* Thunb.的干燥根茎。

【炮制方法】 先将土置锅内，用中火加热，炒至灵活状态时，投入山药片，炒至表面黄色，

并均匀挂土粉时，取出，筛去土粉，晾凉。每 100 kg 山药片，用灶心土 30 kg。

【质量要求】 土炒山药呈类圆形厚片，表面土黄色，粘有土粉，略有焦香气。本品水分不得过 12.0%，总灰分不得过 4.0%；水溶性浸出物不得少于 4.0%。

【炮制作用】 山药味甘，性平。归脾、胃、肾经。具有补脾益胃，生津益肺，补肾涩精的功效。山药生品以补肾生精，益肺阴为主。用于肾虚遗精，尿频，肺虚喘咳，阴虚消渴。土炒山药长于补脾止泻，用于脾虚久泻，或大便泄泻。

案例 8-14 <center>**山药土炒工艺**</center>

1. 工艺描述与工艺参数

（1）净选：取山药原药材置挑选工作台上，拣出药材中的杂质、异物、非药用部位，同时大小分档。

（2）软化：①洗：将洗药池注入适量水，倒入拣选后的山药，稍加翻动，重新加水到高出药面 20 cm，浸泡 2~6 h；②润：将洗净的山药药材用真空气相置换式润药机润至软硬适度。

（3）切制：启动转盘式切药机，将软化后的山药切成规格为 3~4 mm 厚片。

（4）干燥：将切制后的山药片置网带式干燥机上，设置蒸汽加热温度为 80℃，网带走速为 0.5 m/min，至干燥。

（5）土炒：启动智能化炒药机，加热升温。取灶心土粉置炒锅中，加热至 140℃，炒至灶心土粉呈灵活状态时，将山药片置锅中迅速翻动，加热炒至表面均匀挂土粉时，取出。

（6）过筛：用孔径 2 mm 筛网筛去灶心土粉，晾凉。

（7）包装：土炒山药饮片按每包装袋 1 kg 称重，装入相应的塑料包装袋内，封口，贴上标签。

2. 工艺流程（※为质量控制）

取山药原药材 →合格品→ 净选 →除去杂质※→ 软化 →洗、润→ 切制 →厚片→ 干燥 →温度※/时间※→ 净山药片 →→ 土炒 →温度※/时间※→ 过筛 →孔径※→ 土炒山药 →→ 中间站 →QA监控/QC检验→ 包装 →装袋称量/封口贴签→ 成品 →QA监控/QC检验→ 入库

3. 工艺关键点

工序	生产过程质量控制项目
领料、称量	名称、数量
净选	杂质、异物、非药用部分、净选程度
软化	润药均匀度、软化程度
切制	规格大小
干燥	水分、温度、时间、装量
土炒	温度、时间、药量、辅料量
过筛	孔径
包装	包装数量、物料标卡、封口严密性

4. 思考题

山药除采用土炒外，还有哪些炮制方法？

5. 知识拓展

山药经麸炒或清炒后化学成分发生明显变化。薄层色谱显示，生山药的乙酸乙酯和正丁醇提取液在 365 nm 可见 3 个明显斑点，而清炒和麸炒山药无此斑点。紫外线图谱显示：生

山药在 269 nm 和 220 nm 处有吸收，而麸炒山药在 258 nm 和 222 nm 处有吸收。生山药和麸炒山药的高效液相色谱图也有明显差异。

山药经土炒、清炒和麸炒法炮制后，其主要活性成分薯蓣皂苷元的溶出量显著提高，土炒和清炒品比生品高约 3 倍，麸炒品比生品高 2 倍多。

山药经不同方法炮制后水溶性和醇溶性浸出物含量均有所增高。其中，土炒山药含量最高，麸炒山药和炒山药含量相近。不同炮制方法对怀山药中多糖含量有不同程度影响，麸炒能提高怀山药多糖的含量。

山药生品、清炒品、土炒品和麸炒品煎剂对家兔离体肠管节律性活动均有明显调节作用，但作用强度差别不大。采用碳粒廓清实验，比较山药不同炮制品对小鼠非特异性免疫功能的影响，结果表明山药生品、土炒品和麸炒品均能提高小鼠巨噬细胞的吞噬能力，且生品强于麸炒品和土炒品，而麸炒品和土炒品作用无显著性差异。

制 马 钱 子

【药材来源】　本品为马钱科植物马钱 Strychnos nux-vomica L.的干燥成熟种子。

【炮制方法】　将洁净河砂置炒制容器内，用武火加热至滑利状态时，投入净马钱子，不断翻动，炒至表面鼓起、酥脆并显棕褐色或深棕色，取出，筛去河砂，放凉。河砂用量以能掩埋药物为度。

【质量要求】　制马钱子呈纽扣状圆板形，两面均膨胀鼓起，边缘较厚。表面棕褐色或深棕色，质坚脆，平行剖面可见棕褐色或深棕色的胚乳。微有香气，味极苦。本品水分不得过 12.0%，总灰分不得过 2.0%；按干燥品计，含士的宁（$C_{21}H_{22}N_2O_2$）应为 1.20%～2.20%，马钱子碱（$C_{23}H_{26}N_2O_4$）不得少于 0.80%。

【炮制作用】　马钱子味苦，性温；有大毒。归肝、脾经。具有通络止痛、散结消肿的功效。马钱子生品毒性剧烈，仅供外用。马钱子砂炒后毒性降低，质地酥脆，易于粉碎，可供内服。具有通络止痛，散结消肿的功效，用于跌打损伤，骨折肿痛，风湿顽痹，麻木瘫痪，痈疽疮毒，咽喉肿痛等。

案例 8-15　　　　　　　　　　　**马钱子砂炒工艺**

1. 工艺描述与工艺参数

（1）净选：取马钱子原药材置挑选工作台上，拣去药材中的杂质、异物、非药用部位；取河砂过筛得 300～600 μm 的颗粒，洗净，备用。

（2）砂烫：启动智能化炒药机，加热升温。取按砂药比 7∶1 在智能炒药机加入河砂，待温度升至 210℃时，炒制河砂呈灵活状态时，加入净马钱子药材（灰棕色或灰绿色），炒制温度 200～220℃，炒制时间 8 min，烫至马钱子表面微鼓起并显棕褐色，取出。

（3）过筛：用孔径 3 mm 筛网筛去河砂，晾凉。

（4）包装：砂烫马钱子饮片按每包装袋 1 kg 称重，装入相应的塑料包装袋内，封口，贴上标签。

2. 工艺生产流程（※为质量控制点）

取马钱子原药材 --合格品--> 净选 --除去杂质※--> 净马钱子 --砂烫--> 温度※／时间※ --> 过筛

孔径※--> 砂烫马钱子 --> 中间站 --QA监控／QC检验--> 包装 --装袋称量／封口贴签--> 成品 --QA监控／QC检验--> 入库

3. 工艺关键点

工序	生产过程质量控制项目
领料、称量	名称、数量
净选	杂质、异物、非药用部分、净选程度
砂烫	温度、时间、药量、辅料量
过筛	孔径
包装	包装数量、物料标卡、封口严密性

4. 思考题

制马钱子与马钱子粉的区别是什么？

5. 知识拓展

马钱子碱和士的宁既是马钱子的有效成分又是有毒成分,占马钱子总生物碱的80%左右,其中士的宁的毒性最强,且中毒量与治疗量非常接近。一般成人口服 5～10 mg 士的宁可致中毒, 30 mg 可致死亡;口服生品马钱子 7 g 也会致死。马钱子经炮制后,士的宁和马钱子碱在加热过程中醚键断裂开环,转变成相应的异型结构和氮氧化合物。士的宁及马钱子碱的毒性分别比其氮氧化物大 10 倍和15.3 倍,其药理作用与氮氧化物相似。马钱子碱氮氧化物的镇痛、化痰和止咳作用优于马钱子,且具药效发挥迟而药力持久的特点。异马钱子碱和异马钱子碱氮氧化物对心肌细胞有保护作用,而马钱子碱则无此作用。马钱子生物碱能抑制肿瘤细胞,以异士的宁氮氧化物和异马钱子碱氮氧化物作用最强。

砂烫和油炸炮制品则增加了异马钱子碱、2-羟基-3-甲氧基士的宁、异马钱子氮氧化物、异士的宁氮氧化物 4 种生物碱,而士的宁和马钱子碱的含量下降,毒性降低。马钱子砂烫后水煎液中锌、锰、钙、铁、磷等24种微量元素含量明显增高,而汞等 9 种有害元素含量大大降低,为马钱子炮制后降低毒性提供了一定依据。

马钱子碱　　　　　　　异马钱子碱
马钱子碱的异型变化

士的宁　　　　　　　异士的宁
士的宁的异型变化

传统认为马钱子的毒在皮毛,净制须去除皮毛。研究证明,马钱子皮毛中未检出与种仁不同的生物碱成分,两者成分仅在含量上有所不同。毒性实验结果显示,去毛与不去毛的马钱子两者无显著差异。因此,现已不作去毛的法定要求。

砂烫和油炸能降低毒性,并且内在成分损失少,炮制时间短,其中尤以砂烫法更佳。温度在230～240℃、时间为3～4 min 时,士的宁转化了 10%～15%,马钱子碱转化了 30%～35%,而士的宁和马钱子碱的异型和氮氧化合物含量最高。如果低于该炮制温度和炮制时间,士的宁则不易转化成异型和氮氧化物,士的宁减少甚微;高于该炮制温度和延长该炮制时间,士的宁、马钱子碱,连同生物碱的异型和氮氧化合物等马钱子中大部分成分将一同被破坏成无定形产物。为防止成分被过度分解破坏,炮制温度和时间应严格掌握。对于既是有效成分,又是毒性成分的士的宁和马钱子碱来说，炮制是要尽可能地改变其内在成分的结构，而不只是降低其含量来达到降低毒性的目的。

以马钱子碱、士的宁含量为指标，选择油砂粒度、砂料比、炒制温度、炒制时间四因素优选马钱子砂烫的最佳炮制工艺为：用中粗粒度河砂，砂料比 7∶1，温度（190±5）℃，炒制 4 min；另有报道，用烘法炮制马钱子温度在 200～240℃，炮制时间在 5～12 min 范围内，马钱子中士的宁含量可达到传统砂烫的炮制结果。

烫骨碎补

【药材来源】　本品为水龙骨科植物槲蕨 *Drynaria fortunei*（Kunze）J. Sm.的干燥根茎。

【炮制方法】　将洁净河砂置炒制容器内，用武火加热至滑利状态时，投入净骨碎补片，不断翻动，炒至表面鼓起，撞去毛，取出，筛去河砂，晾凉。河砂用量以能掩埋药物为度。

【质量要求】　烫骨碎补呈扁圆状鼓起，质轻酥脆，表面棕褐色或焦黄色，无鳞叶。断面淡棕褐色或淡棕色，味微涩，气香。本品水分不得过 13.0%，总灰分不得过 10.0%；醇溶性浸出物不得少于 16.0%；按干燥品计，含柚皮苷（$C_{27}H_{32}O_{14}$）不得少于 0.40%。

【炮制作用】　骨碎补味苦，性温。归肾、肝经。具有疗伤止痛，补肾强骨的功效。骨碎补生品密被鳞片，质地坚硬而韧，不利于粉碎和煎出有效成分。砂炒后质地松脆，易于除去鳞片，利于粉碎和煎出有效成分，长于疗伤止痛，补肾强骨。

案例 8-16　　　　　　　　　　**骨碎补砂烫工艺**

1. 工艺描述与工艺参数

（1）净选：取骨碎补原药材置挑选工作台上，拣去药材中的杂质、异物、非药用部位。

（2）软化：①洗：将骨碎补药材用循环水洗药机冲洗；②润：将洗净的药材用真空气相置换式润药机润至软硬适度。

（3）切制：启动往复式刨片机，将软化后的骨碎补切成规格为 3～4 mm 厚片。

（4）干燥：将切制后的骨碎补片置网带式干燥机上，设置蒸汽加热温度为 70℃；网带走速为 0.5 m/min，干燥 22 min。干燥后饮片含水量控制在 14%以下。

（5）砂烫：启动智能化炒药机，加热升温。取河砂置炒锅中，炒至河砂呈灵活状态时，将骨碎补片置锅中迅速翻动，烫至骨碎补表面扁圆状鼓起，毛微焦时，取出。

（6）过筛：用孔径 3 mm 筛网筛去河砂，晾凉。

（7）撞毛：用撞笼撞击去掉表面鳞片和毛屑。

（8）包装：砂烫骨碎补饮片按每包装袋 1 kg 称重，装入相应的塑料包装袋内，封口，贴上标签。

2. 工艺生产流程（※为质量控制点）

取骨碎补原药材 —合格品→ 净选 —除去杂质※→ 软化 —洗、润→ 切制 —厚片→ 干燥 —温度※／时间※→ 净

骨碎补片 → 砂烫 —温度※／时间※→ 过筛 —孔径※→ 撞毛 → 烫骨碎补 → 中间站 —QA监控／QC检验→ 包装

装袋称量／封口贴签 → 成品 —QA监控／QC检验→ 入库

3. 工艺关键点

工序	生产过程质量控制项目
领料、称量	名称、数量
净选	杂质、异物、非药用部分、净选程度
软化	润药均匀度、软化程度
切制	规格大小
干燥	水分、温度、时间、装量
砂烫	温度、时间、药量、辅料量
过筛	孔径
撞毛	药材表面的光滑度
包装	包装数量、物料标卡、封口严密性

4. 思考题

除了撞去毛，还有哪些方法可以去除骨碎补表面的茸毛？

5. 知识拓展

骨碎补经净制去毛后，可提高总黄酮、柚皮苷及浸出物的含量；经砂烫、砂烫后酒炙、砂烫后盐炙，其总黄酮及柚皮苷含量无明显变化，但总黄酮的溶出率明显提高。对骨碎补微波炮制品、砂烫品、恒温烘烤品和生品中总黄酮及水溶性浸出物含量进行测定比较，结果表明微波炮制品含量最高，生品最低。采用微波技术炮制骨碎补便于去毛，温度和时间可控，外观性状较其他方法好，且有利于成分的溶出。

以醇浸出物、总黄酮和柚皮苷含量为指标，选择砂料比、炒制温度、炒制时间三因素优选砂烫骨碎补的炮制工艺为：每 100 kg 骨碎补用砂 500 kg，砂温 180℃，烫制 1 min。以柚皮苷、总黄酮、煎出物量、去毛、膨胀率为评价指标，采用正交设计法选择用盐量、炒制温度、炒制时间三因素，优选盐烫骨碎补的最佳工艺为：用 10 倍量的食盐，210℃加热烫制 3 min。

将净骨碎补段，置烘箱中 180℃烘烤 10 min，即全部鼓起。迅速取出，晾凉，茸毛易撞除。另有将骨碎补大小分档后，置转鼓式炒药锅内按砂烫法将其烫至充分鼓起，停火，加入适量冷砂，炒药锅继续转动 30 min，取出，筛去砂，即可去毛。此两法较传统去毛工艺提高工效 10 多倍，且去毛完全，劳动强度大大减轻，适于批量生产。

醋 鳖 甲

【药材来源】 本品为鳖科动物鳖 *Trionyx sinensis* Wiegmann 的背甲。

【炮制方法】 将洁净河砂置炒制容器内，用武火加热至灵活状态时，投入净鳖甲碎片，翻埋拌炒至质酥、表面深黄色，取出，筛去河砂，趁热投入醋中浸淬，捞出，干燥。用时捣碎。河砂用量以能掩埋药物为度。每 100 kg 鳖甲，用醋 20 kg。

【质量要求】 醋鳖甲呈不规则的块状，呈深黄色，质酥脆，略具醋气。

【炮制作用】 鳖甲味咸，性微寒。归肝、肾经。具有滋阴潜阳、退热除蒸、软坚散结的功效。鳖甲生品质地坚硬，有腥臭气，长于养阴清热、潜阳息风。砂炒醋淬后，质变酥脆，易于粉碎和煎出有效成分，并能矫臭矫味。同时增强药物入肝消积、软坚散结的作用。常用于癥瘕积聚，月经停闭。

案例 8-17　　　　　　　　　　鳖甲砂炒醋淬工艺

1. 工艺描述与工艺参数

（1）净制：取鳖甲原药材适量，置蒸锅内，沸水蒸 45 min，取出，放入热水中，立即用硬刷除净皮肉洗净。

（2）干燥：将净鳖甲排放于 50℃干燥容器中干燥约 4 h。

（3）敲碎：将净鳖甲敲击成不规则的小碎块。

（4）砂烫：启动智能化炒药机，加热升温。取河砂置炒锅中，加热至 300℃，炒至河砂呈灵活状态时，投入净鳖甲块，不断翻动烫至表面淡黄色时取出。

（5）过筛：用孔径 3 mm 筛网筛去河砂。

（6）醋淬：烫鳖甲趁热投入醋液中稍浸，捞出。

（7）干燥：将醋鳖甲置网带式干燥机上，设置蒸汽加热温度为 70℃；网带走速为 0.5 m/min，干燥 22 min，干燥后的饮片含水量控制在 13%以下。

（8）包装：醋鳖甲饮片按每包装袋 1 kg 称重，装入相应的塑料包装袋内，封口，贴上标签。

2. 工艺生产流程（※为质量控制点）

取鳖甲原药材 —合格品→ 净制 —时间※→ 干燥 —温度※/时间※→ 敲碎 —→ 净鳖甲块 —→ 砂烫 —温度※/时间※→ 过筛 —孔径※→ 醋淬 —→ 干燥 —温度※/时间※→ 醋鳖甲 —→ 中间站 —QA监控/QC检验→ 包装 —装袋称量/封口贴签→ 成品 —QA监控/QC检验→ 入库

3. 工艺关键点

工序	生产过程质量控制项目
领料、称量	名称、数量
净制	蒸制时间、除净皮肉
干燥	水分、温度、时间、装量
敲碎	碎片大小
砂烫	温度、时间、药量、辅料量
过筛	孔径
醋淬	时间、颜色
干燥	温度、时间、含水量
包装	包装数量、物料标卡、封口严密性

4. 思考题

食用的鳖甲是否可以入药，为什么？

5. 知识拓展

鳖甲净制时采用食用菌法操作，制品中游离氨基酸、醇溶性浸出物，以及 Cr^+、Cu^{2+}、Fe^{2+}、Ca^{2+}含量均高于传统炮制品，而有毒的 As、Pb 含量低于传统炮制品。鳖甲炮制前后蛋白质含量基本相近，但炮制后煎出率显著增高，煎煮 3 h 后，蛋白质煎出量、Ca^{2+}的煎出率均大大高于生品。

采用远红外线烘箱炮制鳖甲，药物受热均匀，温度容易掌握，且不污染环境。

本品除了内服外，尚可外用，具有清热解毒之效，炙酥入药更易发挥燥湿之力。常用治多湿多热之疮疡，宜酥研为散剂作掺敷药，水煎为洗渍药及煎为油蜡膏外用。如用于治疗烧伤，尤宜于Ⅱ度烧伤之糜烂创面，可以清热止痛、收湿敛疮，效佳。虽然《本经逢原》及很多古籍中多有记载，现代临床上也有报道，但实际应用很少，现代应继续研究加以继承和发扬。

蛤粉炒阿胶

【药材来源】 本品为马科动物驴 *Equus asinus* L.的干燥皮或鲜皮经煎煮、浓缩制成的固体胶。

【炮制方法】 碾细过筛后的净蛤粉，置锅内，用中火加热至翻动较滑利时，投入 1 cm 左右的阿胶丁，翻炒至鼓起或成珠、内部疏松且无溏心、外表呈黄色时，迅速取出，筛去蛤粉，晾凉。每 100 kg 阿胶丁，用蛤粉 30～50 kg。

【质量要求】 蛤粉炒阿胶呈类球形。表面棕黄色或灰白色，附有白色粉末。体轻、质酥、易碎，断面中空或多孔状，淡黄色至棕色，气微香，味微甜。本品水分不得过 10.0%，总灰分不得过 4.0%；按干燥品计，含 L-羟脯氨酸不得少于 8.0%，甘氨酸不得少于 18.0%，丙氨酸不得少于 7.0%，L-脯氨酸不得少于 10.0%。含特征多肽以驴源多肽 A$_1$（C$_{41}$H$_{68}$N$_{12}$O$_{13}$）和驴源多肽 A$_2$（C$_{51}$H$_{82}$N$_{18}$O$_{18}$）的总量计应不得少于 0.15%。

【炮制作用】 阿胶味甘，性平。归肺、肝、肾经。具有补血滋阴、润燥、止血的功效。阿胶长于滋阴补血。蛤粉炒阿胶降低了滋腻之性，质变酥脆，利于粉碎，并可矫正不良气味，长于益肺润燥。用于阴虚咳嗽、久咳少痰或痰中带血。

案例 8-18 **阿胶蛤粉炒工艺**

1. 工艺描述与工艺参数
（1）净选：取阿胶原药材置挑选工作台上，拣去药材中的杂质异物。
（2）切制：取阿胶块，加热烘软后切成约 5 mm 小立方块（丁）。
（3）蛤粉炒：启动智能化炒药机，加热升温。取净蛤粉置加热至 150℃ 炒锅中，炒至蛤粉至灵活状态时，投入净阿胶丁翻炒约 6 min，炒至阿胶鼓起呈圆球形，表面黄白色，内无溏心时，迅速取出。
（4）过筛：用孔径 3 mm 筛网筛去蛤粉，晾凉。
（5）包装：阿胶珠饮片按每包装袋 1 kg 称重，装入相应的塑料包装袋内，封口，贴上标签。

2. 工艺生产流程（※为质量控制点）

取阿胶原药材 —合格品→ 净选 —除去杂质※→ 切制 —立方块→ 净阿胶块 —→ 蛤粉炒 —温度※时间※→ 过筛 —孔径※→ 阿胶珠 —→ 中间站 —QA监控QC检验→ 包装 —装袋称量封口贴签→ 成品 —QA监控QC检验→ 入库

3. 工艺关键点

工序	生产过程质量控制项目
领料、称量	名称、数量
净选	杂质、异物、非药用部分、净选程度
切制	规格大小
蛤粉炒	温度、时间、药量、辅料量
过筛	孔径
包装	包装数量、物料标卡、封口严密性

4. 思考题
如何鉴别猪皮胶等伪品阿胶？

5. 知识拓展
阿胶珠与阿胶丁均含同种类的氨基酸，但阿胶珠总量较阿胶丁高，是因阿胶经烫珠后水分大大降低，同时烫珠温度可达 140℃，肽键断裂，亦使氨基酸含量提高。对阿胶丁、烤阿胶珠、烫阿胶珠进行了总氨基酸测定，并进行烊化速率、溶出度的比较实验，结果表明：氨基酸含量三者无明显差异，但阿胶丁溶出慢，烫阿胶珠因表面部分蛋白质焦化、变质，含量略低，烤阿胶珠质量较好。

阿胶的烫制条件与蛤粉温度和烫制时间呈函数关系。蛤粉温度在 145～160℃，时间在 3～5 min 时炮制品质量较好。有采用恒温干燥箱、远红外线烘箱和微波加热制备阿胶珠，认为条件易控，产品质量稳定。

真空法炮制阿胶珠：利用真空干燥设备，采用真空干燥法炮制阿胶，效果优于现行的炮制方法，具体过程为：取阿胶块，砸成小块，平铺一层于方盘中放入真空干燥器中，关闭真空阀，抽真空，待真空度至 0.06 MPa 时，打开夹层蒸汽阀，加热，使蒸汽气压保持在 0.1 MPa，干燥。从透视孔看到阿胶块膨胀鼓起成球状后，关闭蒸汽阀，打开真空阀，待真空解除，打开门放凉即可。此法炮制的阿胶珠呈球形，色呈金黄色，质地松泡，无溏心，手捏易碎，便于粉碎。

滑石粉烫水蛭

【药材来源】 本品为水蛭科动物蚂蟥 *Whitmania pigra* Whitman、水蛭 *Hirudo nipponica* Whitman 或柳叶蚂蟥 *Whitmania acranulata* Whitman 的干燥全体。

【炮制方法】 取滑石粉置炒制容器内，用中火加热至灵活状态时，投入净水蛭段，翻炒至鼓起、腥臭味逸出，断面显黄棕色时，迅速取出，筛去滑石粉，晾凉。每 100 kg 水蛭，用滑石粉 40 kg。

【质量要求】 滑石粉烫水蛭呈不规则扁块状或扁圆柱形，略鼓起，表面棕黄色至黑褐色，附有少量白色滑石粉。断面松泡，灰白色至焦黄色。气微腥。本品水分不得过 14.0%，总灰分不得过 10.0%，酸不溶性灰分不得过 3.0%；酸碱度 pH 值应为 5.0～7.5；重金属及有害元素测定：铅不得过 10 mg/kg、镉不得过 1 mg/kg、砷不得过 5 mg/kg、汞不得过 1 mg/kg；每 1000 g 含黄曲霉毒素 B_1 不得过 5 μg，黄曲霉毒素 G_2、黄曲霉毒素 G_1、黄曲霉毒素 B_2 和黄曲霉毒素 B_1 的总量不得过 10 μg。

【炮制作用】 水蛭味咸、苦，性平。有小毒。归肝经。具有破血通经、逐瘀消癥的功效。水蛭生品破血逐瘀力强。但生品有毒，多入煎剂，长于破血逐瘀。滑石粉炒后可降低毒性，质地酥脆，利于粉碎，多入丸散。

案例 8-19 **水蛭滑石粉烫工艺**

1. 工艺描述与工艺参数

（1）净选：取水蛭原药材置挑选工作台上，拣去药材中的杂质、异物、非药用部位。

（2）软化：将水蛭药材用循环水洗药机冲洗。

（3）切制：启动剁刀式切药机将水蛭切成约 5 cm 的段。

（4）干燥：将切制后的水蛭段置网带式干燥机上，设置蒸汽加热温度为 70℃；网带走速为 0.5 m/min，干燥 22 min。干燥后的饮片含水量控制在 14% 以下。

（5）滑石粉炒：启动智能化炒药机，加热升温。取滑石粉置炒锅中，加热至 150℃，炒至滑石粉呈灵活状态时，投入净水蛭段，翻炒至水蛭鼓起，腥臭味逸出，显黄色时，取出。

（6）过筛：用孔径 2 mm 筛网筛去滑石粉，晾凉。

（7）包装：烫水蛭饮片按每包装袋 1 kg 称重，装入相应的塑料包装袋内，封口，贴上标签。

2. 工艺生产流程（※为质量控制点）

取水蛭原药材 —合格品→ 净选 —除去杂质※→ 软化 —→ 切制 段 干燥 —温度※/时间※→ 净水蛭段

—→ 滑石粉炒 —温度※/时间※→ 过筛 —孔径※→ 烫水蛭 —→ 中间站 —QA监控/QC检验→ 包装 —装袋称量/封口贴签→ 成品

—QA监控/QC检验→ 入库

3. 工艺关键点

工序	生产过程质量控制项目
领料、称量	名称、数量
净选	杂质、异物、非药用部分、净选程度
软化	药材硬度
切制	规格大小
干燥	水分、温度、时间、装量
滑石粉炒	温度、时间、药量、辅料量
过筛	孔径
包装	包装数量、物料标卡、封口严密性

4. 思考题

滑石粉炒水蛭的目的有哪些？

5. 知识拓展

水蛭的活性成分可分为两大类：一类是直接作用于凝血系统的凝血酶抑制剂及其他抑制血液凝固的物质；第二类是蛋白抑制剂及其他活性成分，小分子肽类及蛋白酶等。水蛭加热炮制后，其抑制血液凝固物质如水蛭素等含量降低，故抗凝血活性降低，但同时也减低了毒性。

生水蛭煎液小鼠灌胃具有显著延长凝血时间、出血时间和体内抗血栓作用；制水蛭煎液能使出血时间延长，但对凝血时间和体内血栓形成无明显影响；烫水蛭对凝血时间、出血时间和体内血栓形成均无明显作用。

水蛭生品、烫品或制品（酒润麸制）均可纠正高脂血症大鼠血浆脂蛋白紊乱；生品能降低实验性高脂血症小鼠的血清胆固醇含量。

水蛭生品、烫品或制品（酒润麸制）对巴豆油诱发的小鼠耳郭肿胀均有显著抑制作用，均能明显减轻小鼠腹腔毛细血管的通透性，其作用强度烫品＞制品＞生品。

第九章 炙 制

学习目标

1. 掌握 炙法的概念、炙法与加辅料炒法的区别,酒炙、醋炙、盐炙、蜜炙、姜炙与油炙炮制目的及重点药物的炮制作用。
2. 熟悉 炙制的操作要点及注意事项。
3. 了解 炙法的工艺与设备、质量要求及炮制研究概况。

炙法是将净选或切制后的药物,加入一定量的液体辅料拌炒,使辅料逐渐渗入药物组织内部的炮制方法。炙法历史悠久,早在南北朝时期的《雷公炮炙论》中就有酒炙的记载。现在炙法根据所用辅料不同分为酒炙、醋炙、盐炙、姜炙、蜜炙、油炙等。

第一节 炙制技术

一、炙制目的

药物吸入液体辅料经炒制后,可以起到降低某些药物的毒性和副作用,增强疗效,矫臭矫味,抑制偏性,改变药物的作用趋向和归经,使有效成分易于溶出,从而最大限度地发挥疗效。

二、炙制方法

(一)酒炙法

酒炙是药物与定量黄酒拌炒至规定程度的一类操作,又称酒炒。酒味甘、辛,性大热,有"升提""制寒""行药势""宣和百脉""矫味去腥"等功效。故一般活血祛瘀、祛风通络、性味苦寒及动物类药物多用酒炙。

炮制用酒有黄酒、白酒两大类。除另有规定外,炮制药物一般多用黄酒,取其活血通络,缓和寒性或增其温性,行药势,引药上行(升提),矫味解毒和有助于药物有效成分的溶出,提高疗效等作用。

1. 操作方法

(1)先拌酒后炒药:将净制或切制后的药物与定量酒拌匀,稍闷润,待酒被吸尽后,置炒制容器内,用文火炒干,取出,晾凉。适用于质地坚实的根及根茎类药物,如黄连、川芎等。

(2)先炒药后加酒:将净选或切制后的药物,置炒制容器内,文火炒至一定程度,再边炒边喷洒定量的酒,炒干,取出晾凉。适用于质地疏松和易碎的药物,如五灵脂。

大多数药物采用第一种方法,因第二种方法不易使酒渗入药物内部,加热翻炒时,酒易迅速挥发,所以一般少用。

酒炙法所用的酒以黄酒为主。用量一般为每100 kg药物,用黄酒10~20 kg。

2. 注意事项

(1)用酒拌润药物的过程中,容器上面应加盖,以免酒迅速挥发。

（2）若酒的用量较小，不易与药物拌匀时，可先将酒加适量水稀释后，再与药物拌润。

（3）药物酒炙时，火力多用文火，勤加翻动，将药物炒干，颜色加深即可。

（二）醋炙法

醋炙法是将净选或切制后的药物，加入一定量米醋拌炒的方法。醋，性温，味酸苦，入肝经血分，具有引药入肝、理气、止血、行水、消肿、解毒、散瘀止痛、矫味矫臭的功效。醋炙法多用于炮制疏肝解郁、散瘀止痛、攻下逐水的药物。

1. 操作方法

（1）先拌醋后炒药：将净选或切制后的药物，加入一定量米醋拌匀，加盖闷润，待醋被吸尽后，置预热的炒制容器内，用文火炒干，取出摊开晾凉或晾干。一般药物均采用此法炮制。优点是能使醋渗入药物组织内部。

（2）先炒药后加醋：将净选后的药物，置预热的炒制容器内，文火炒至表面熔化发亮，或炒至表面颜色改变，有腥气逸出时，喷洒一定量米醋，炒至微干，取出后继续翻动，摊开晾干。此法适用于树脂类和动物粪便类药物。如乳香、没药、五灵脂。

一般每 100 kg 药物，用醋 20~30 kg，最多不超过 50 kg。

2. 注意事项

（1）若用醋量较少，不能与药物拌匀时，可加适量水稀释后再与药物拌匀。

（2）醋炙药物多用文火，并应勤加翻动，一般炒至微干挂火色时，即可以取出摊晾。

（3）树脂类药物如乳香、没药，先加醋容易粘连，动物粪便类药物如五灵脂先加醋易松散，成碎块状，故都应采用先炒药后加醋的方法炮制。

（4）先炒药后加醋时，宜边喷醋边翻动药物，使之均匀，且出锅要快，防止熔化粘锅，摊晾时宜勤翻动，以免相互黏结成团块。

（三）盐炙法

将净制或切制后的饮片，加入一定量盐水拌炒的方法，称为盐炙法。食盐，性寒，味咸，具清热凉血、软坚散结、强筋骨、润燥等功效。盐炙法多用于补肾固精、疗疝、利尿、泻相火的药物。

1. 操作方法

（1）先拌盐水后炒药：将食盐加适量水溶解，滤过，与待炮炙品拌匀，闷透，置已预热的炒制容器内，以文火加热，炒至规定的程度，取出，晾凉。

（2）先炒药后加盐水：先将待炮炙品置已预热的炒制容器内，以文火加热，炒至一定程度，再喷淋盐水炒干，取出，晾凉。

一般每 100 kg 药物，用食盐 2 kg。

2. 注意事项

（1）溶解食盐时，加水量视药物吸水情况而定，一般为食盐量的 4~5 倍。

（2）含黏液质多的药物，如车前子、知母等遇水容易发黏，不宜先拌盐水。宜先将药物加热除去部分水分，使质地变疏松，再喷洒盐水，以利于盐水渗入。

（3）盐炙火力宜小，采用第二种方法更应控制火力。若火力过大，则水分迅速蒸发，食盐析出黏附在已预热的炒制容器上，达不到盐炙的目的。

（四）蜜炙法

将净选或切制后的药物，加入一定量炼蜜拌炒的方法，称为蜜炙法。蜂蜜生用性偏凉，能清热解毒；熟则性偏温，以补脾气、润肺燥之力胜。蜜炙法多用于止咳平喘、补脾益气的药物。

1. 操作方法

（1）先拌蜜后炒药：先取一定量的炼蜜，加适量开水稀释，与药物拌匀，放置闷润，使蜜逐渐渗入药物组织内部，然后置锅内，用文火炒至颜色加深、不粘手时，取出摊晾，凉后及时收贮。

（2）先炒药后加蜜：先将药物置锅内，用文火炒至颜色加深时，再加入一定量的炼蜜。迅速翻动，使蜜与药物拌匀，炒至不粘手时，取出摊晾，凉后及时收贮。

2. 注意事项

（1）根据药物质地不同，采用不同炼蜜量。质地疏松、纤维多的药物用蜜量宜大；质地坚实、黏性较强，油分较多的药物用蜜量宜小。

（2）炼蜜时火力不宜过大，以免溢出锅外或焦化；蜜炙时火力一定要小，以免焦化。蜜炙时间可稍长，尽量将水分除去，避免生霉。

（3）当炼蜜不易与药物拌匀时，可加适量开水稀释，同时要严格控制水量，以蜜汁能与药物拌匀而又无剩余的蜜液为宜。加水过少不易拌匀，加量过多则药物过湿，不易炒干，成品容易生霉。

（4）蜜炙药物须凉后密闭贮存，以免吸潮发黏或发酵变质；贮存环境除应通风干燥外，还应置阴凉处，炮制品不宜受日光直接照射。

（五）姜炙法

将净选或切制后的药物，加入定量姜汁拌炒的方法，称为姜炙法。姜炙法多用于炮制祛痰止咳、降逆止呕的药物。

1. 操作方法　取净制或切制后的药物与定量的姜汁拌匀，闷润，待姜汁被药物吸尽后，置于锅内，文火炒至一定程度，取出，晾凉。或将药物与一定量的姜汁拌匀，待姜汁被药物吸尽后，置已预热的炒制容器内，以文火加热，炒至规定的程度，取出，晾凉。

2. 注意事项

（1）制备姜汁时，要控制水量，一般以最后所得姜汁与生姜的比例 1∶1 为宜。

（2）药物与姜汁拌匀后，要充分闷润，待姜汁完全被药物吸尽后，用文火炒干，否则，达不到姜炙的目的。

三、炙制质量要求

炙制中酒炙品、醋炙品、盐炙品、姜炙品、蜜炙品和油炙品中含生片、糊片均不得超过 2%，含药屑、杂质均不得超过 1%；酒炙品、醋炙品、盐炙品、姜炙品中含水分均不得超过 13%；而蜜炙品和油炙品中含水量均不得超过 15%。

第二节　炙制设备

炙药锅、炙药机都是炙制生产中常用的设备。另外可倾式蒸煮锅及蒸煮箱也可用于制备炙制辅料。这些设备及其所附带的温度显示及恒温自动控制、炒筒运转的变频调速控制、正反转控制、操作时间的自动控制以及附加上炙制辅料定量供给泵，可以保证中药饮片炙制过程的工艺规范化。

一、炙药锅

1. 构造及基本原理　图 9-1 是炙药锅实物图。炙药锅由电加热管、药锅、搅拌装置和翻转驱动装置及保温装置等部分组成。

圆形电热管加热药锅，再由药锅加热药材，根据测温元件及控制器来控制炙药温度，其中测温棒测量锅壁温度，红外线测温探头测量药材温度，在控制柜触摸屏上预设置温度、时间及搅拌频率后，按"炙药启动"按钮，开始加热，等预热完成后，往药锅内投入适量中药材，按"搅拌正转"或者"搅拌反转"启动搅拌叶，直至炙药完成。在加热过程中，由于锅壁的传热有滞后作用，故在加热过程中，温度会有一定的过冲，这属于正常情况。炙药温度不能超过 250℃，否则将严重影响炙药锅测温元件的寿命。

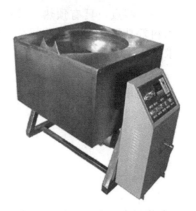

2. 操作及特点

（1）操作：①合上电控箱内漏电保护开关，打开电源中总
图 9-1　炙药锅实物图
开关，开启钥匙开关，触摸屏开始工作。②进入工艺卡界面，设定炒制温度、炒制时间、搅拌频率等参数，药物重量及药物编号根据需要而定。③按"调用参数至 PLC"按钮，此时 PLC 当前参数变为下载后的参数。④预热锅体，切换到操作界面，按"炙药启动"按钮，即加热启动，设备开始加热。如果需要设备同时开始计时，则按"计时启动"的按钮。⑤饮片倒入锅中，同时按"搅拌正转"按钮，搅拌桨开始搅拌。⑥当炙药时间达到设定值时，电蜂鸣自动报警界面切换到故障报警界面，按"故障确认"，蜂鸣器停止报警，准备开始出料。出料时先拔出定位插销，转动手轮，使炙药锅倾倒，直至药物全部出锅。⑦关机。

（2）特点：锅体内有搅拌装置，锅壁测温，锅体整体翻转出料，具有定时、恒温、控温、温度数显等功能，易清洗，符合 GMP 要求。

3. 维护、保养及注意事项

（1）如果是空锅，且又高温，禁止直接加入液体，以免锅底炸裂。

（2）尽量避免长时间无料干烧。

（3）回正锅体时，应动作缓慢，到位时，应插进定位销。

（4）出料时，也应缓慢摇动手柄，并扶持锅架，使锅体平缓倾斜。

（5）清洁时不能用坚硬锐器刮铲锅体，以免损伤。

（6）控制柜上的触摸屏要防水，防擦伤，不能用细、硬物体代替手指去按触摸屏。

（7）整个控制柜要保持卫生，定期擦拭控制柜表面。

4. 适用范围　主要用于动物类、植物类中药饮片的炙制。

二、鼓式炙药机

1. 构造及基本原理　图 9-2 是鼓式炙药机实物图。鼓式炙药机的主体部分结构与炒药机相似（参见炒制设备），不同的是热源的热能强度与炒筒转速低于炒药机，并有液体辅料喷淋装置，以便液体辅料喷淋、浸润、炒制等过程在同一设备完成，适合于酒、醋等低黏度液体辅料炮制。

2. 操作及特点

（1）操作：炙制时先将药物置于炒筒内预热、慢速旋转，达到适宜温度时喷淋液体辅料，控制辅料用量，恒温并保持炒筒慢速旋转，使药物浸润、闷润，再适当提高炒筒转速，升温炒至适当程度出料。

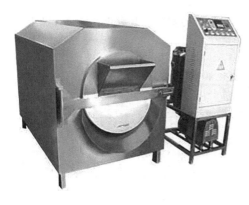

图 9-2　鼓式炙药机实物图

（2）特点：具有预热、液体辅料喷淋、闷透、抽湿、定时、控温、恒温、温度数显、自动出料等功能，便于工艺操作和管理。且该设备外观整洁、结构紧凑、易清洗，符合 GMP 要求。

3. 维护、保养及注意事项 参见第八章炒制设备的相关内容。

4. 适用范围 主要用于饮片的酒炙、醋炙、盐炙、姜炙、油炙等炙制操作。

第三节 典型案例

酒 黄 连

【**药材来源**】 本品为毛茛科植物黄连 *Coptis chinensis* Franch.、三角叶黄连 *Coptis deltoidea* C. Y. Cheng et Hsiao 或云连 *Coptis teeta* Wall.的干燥根茎。

【**炮制方法**】 取净黄连，加黄酒拌匀，闷透，置炒制容器内，用文火炒干，取出，放凉。每 100 kg 黄连，用黄酒 12.5 kg。

【**质量要求**】 酒黄连呈不规则薄片，外表色泽加深。略有酒香气。本品水分不得过 12.0%，总灰分不得过 3.5%；醇溶性浸出物不得少于 15.0%；按干燥品计，以盐酸小檗碱（$C_{20}H_{18}ClNO_4$）计，含小檗碱（$C_{20}H_{17}NO_4$）不得少于 5.0%，含表小檗碱（$C_{20}H_{17}NO_4$）、黄连碱（$C_{19}H_{13}NO_4$）和巴马汀（$C_{21}H_{21}NO_4$）的总量不得少于 3.3%。

【**炮制作用**】 黄连味苦，性寒。归心、肝、胃、大肠经，具有清热燥湿、泻火解毒的功效。黄连生用苦寒性较强，长于泻火解毒，清热燥湿。酒炙黄连能引药上行，缓其寒性，善清头目之火。

案例 9-1　　　　　　　　　　　**黄连酒炙工艺**

1. 工艺描述与工艺参数

（1）净选：取黄连原药材置挑选工作台上，拣去药材中的杂质、异物、非药用部位。

（2）软化：①水洗：将黄连抢水冲洗干净；②润药：洗后的黄连药材每 30～60 min 用适量饮用水喷淋一次，润至内无干心，软硬适度。

（3）切制：将净黄连大小分开，按把纵向顺摆在高速万能截断机输送带上，按切药机操作规程，切成规格为 1～2 mm 的薄片。

（4）干燥：将切制后的黄连饮片在 80℃以下干燥至符合质量要求。

（5）酒炙：取净黄连饮片，均匀喷淋定量黄酒搅拌均匀，加盖闷润至酒被吸尽。启动自控温鼓式炒药机，加热升温至规定温度。取润好的黄连饮片置已预热的炒筒内，控制温度和时间，加热炙炒至规定程度，取出，摊凉。

（6）包装：酒黄连饮片，按每包装袋 1 kg 称重，装入相应的塑料包装袋内，封口，贴上标签。

2. 工艺生产流程（※为质量控制点）

取黄连原药材 —合格品→ 净选 —除去杂质※→ 软化 —洗、润→ 切制 —薄片→ 干燥 —温度※／时间※→ 净黄

连片 —→ 黄酒润 —→ 酒炙 —温度※／时间※→ 酒黄连 —→ 中间站 —QA监控／QC检验→ 包装 —装袋称量／封口贴签→ 成品

—QA监控／QC检验→ 入库

---

3. 工艺关键点

工序	生产过程质量控制项目
领料、称量	名称、数量
净选	药材洁净度
软化、切制	药材硬度、规格大小
干燥	水分、温度、时间、装量
酒炙	辅料量、闷润、温度、时间、颜色
包装	包装数量、物料标卡、封口严密性

4. 思考题

影响酒黄连炮制的因素有哪些？

5. 知识拓展

黄连主要含生物碱类成分，包括小檗碱、黄连碱、掌叶防己碱、药根碱、甲基黄连碱、木兰花碱等。其中小檗碱、黄连碱为主要药效成分，具有抗炎抗菌等作用。

黄连中的主要有效成分小檗碱等易溶于水，在热水中溶解度更高。实验证明，黄连切制前，宜在水温较低时进行软化，并尽量减少在水中的浸润时间，否则易损失药效。目前黄连生用时多在用前捣碎，以避免在切制过程中成分的流失。黄连酒炙后，主要化学成分小檗碱、巴马汀、药根碱的溶出率增加，水煎液中的实际含量比生品高。

黄连经酒、姜汁、吴茱萸汁炮制后，仍有不同程度的抗菌活性，且均出现了炮制前未有的对铜绿假单胞菌的抑制作用。此外，黄连姜汁制后对变形杆菌的抑制作用增强，并优于其他炮制品。

酒 大 黄

【药材来源】　本品为蓼科植物掌叶大黄 *Rheum palmatum* L.、唐古特大黄 *Rheum tanguticum* Maxim. ex Balf.或药用大黄 *Rheum officinale* Baill.的干燥根和根茎。

【炮制方法】　取净大黄，加黄酒拌匀，闷透，置炒制容器内，用文火炒干，取出，放凉。每100 kg 大黄，用黄酒 10 kg。

【质量要求】　酒大黄呈不规则类圆形厚片或块，大小不等。有纵皱纹及疙瘩状隆起。切面黄棕色至淡红棕色，较平坦，有明显散在或排列成环的星点，有空隙。表面深棕黄色，有的可见焦斑。微有酒香气。本品水分不得过 13.0%，总灰分不得过 10.0%；水溶性浸出物不得少于 25.0%；按干燥品计，含总蒽醌以芦荟大黄素（$C_{15}H_{10}O_5$）、大黄酸（$C_{15}H_8O_6$）、大黄素（$C_{15}H_{10}O_5$）、大黄酚（$C_{15}H_{10}O_4$）和大黄素甲醚（$C_{16}H_{12}O_5$）的总量计，不得少于 1.5%；含游离蒽醌以芦荟大黄素、大黄酸、大黄素、大黄酚和大黄素甲醚的总量计，不得少于 0.50%。

【炮制作用】　大黄味苦，性寒。归脾、胃、大肠、肝、心包经，具有攻积导滞、泻火解毒、逐瘀通经、利胆退黄的功效。生大黄苦寒沉降，气味重浊，走而不守，直达下焦，泻下作用峻烈，长于攻积导滞，泻火解毒。酒大黄苦寒泻下作用稍缓，并借酒升提之性，引药上行，善清上焦血分热毒。

案例 9-2 　　　　　　　　　　　　**大黄酒炙工艺**

1. 工艺描述与工艺参数

（1）净选：取大黄原药材置挑选工作台上，拣去药材中的杂质、异物、非药用部位。

（2）软化：①水洗：将大黄置洗药机中洗净，捞出装入专用容器内，沥干水；②润药：洗后的黄连药材每 30～60 min 用适量饮用水喷淋一次，润至软硬适度。

（3）切制：将净大黄按把纵向顺摆在切药机输送链条上，切成规格为 2～4 mm 的薄片。

（4）干燥：将切制后的大黄片晾干或低温干燥至符合质量要求。

（5）酒炙：净大黄饮片，加定量黄酒搅拌均匀，加盖闷润至酒被吸尽。启动自控温鼓式炒药机，加热升温至规定温度。再将上述润好的大黄饮片置热锅中，控制温度和时间，加热炙炒至干，取出，摊凉。

（6）包装：取酒大黄饮片按每包装袋 1 kg 称重，装入相应的塑料包装袋内，封口，贴上标签。

2. 工艺生产流程（※为质量控制点）

取大黄原药材 $\xrightarrow{\text{合格品}}$ 净选 $\xrightarrow{\text{除去杂质※}}$ 软化 $\xrightarrow{\text{洗、润}}$ 切制 $\xrightarrow{\text{薄片}}$ 干燥 $\xrightarrow[\text{时间※}]{\text{温度※}}$ 净黄

连片 $\longrightarrow$ 酒炙 $\xrightarrow[\text{时间※}]{\text{温度※}}$ 酒大黄 $\longrightarrow$ 中间站 $\xrightarrow[\text{QC检验}]{\text{QA监控}}$ 包装 $\xrightarrow[\text{封口贴签}]{\text{装袋称量}}$ 成品 $\xrightarrow[\text{QC检验}]{\text{QA监控}}$ 入库

3. 工艺关键点

工序	生产过程质量控制项目
领料、称量	名称、数量
净选	药材洁净度
软化、切制	药材硬度、规格大小
干燥	水分、温度、时间、装量
酒炙	辅料量、闷润、温度、时间、颜色
包装	包装数量、物料标卡、封口严密性

4. 思考题

大黄生峻熟缓的机制是什么？

5. 知识拓展

大黄中含游离型和结合型蒽醌类衍生物，还含鞣质类、二苯乙烯苷类、苯酚苷类和苯丁酮类成分等。番泻苷和结合型蒽苷为大黄泻下主要有效成分。

大黄炮制后泻下作用缓和与具有泻下作用的番泻苷和结合型蒽苷成分含量降低有关。研究表明：大黄经酒炒其含量略有降低；大黄经炖后其含量减少。其中结合型大黄酸显著减少，番泻苷仅余微量；大黄炒炭后，其结合型大黄酸大量破坏，但仍保留少量的各型蒽醌类衍生物，番泻苷已不存在。芦荟大黄素-3-CH$_2$-O-β-D-葡萄糖苷、大黄素-8-β-D-葡萄糖苷的含量，生大黄和醋大黄没有显著性差异，酒大黄较生品增加但不显著，熟大黄和大黄炭较生大黄下降明显。

酒大黄泻下效力比生品降低 30%，熟大黄（酒炖）、清宁片降低 95%，大黄炭无泻下作用。通过胃肠激素和肠神经递质调控作用对比，也发现生大黄对正常小鼠和热结便秘模型小鼠均有明显的泻下效应，而熟大黄无泻下作用，这个可能是大黄"生泻熟缓"作用机制之一。

醋　柴　胡

【药材来源】　　本品为伞形科植物柴胡 *Bupleurum chinense* DC.或狭叶柴胡 *Bupleurum scorzonerifolium* Willd.的干燥根。

【炮制方法】　取净柴胡，加醋拌匀，闷透，置炒制容器内，文火炒干，取出，晾凉。每100 kg 柴胡片用米醋 20 kg。

【质量要求】　醋柴胡呈类圆形或不规则片，表面淡棕黄色、微有醋香气，味微苦。本品水分不得过 10.0%，总灰分不得过 8.0%，酸不溶性灰分不得过 3.0%；醇溶性浸出物不得少于 12.0%；按干燥品计，含柴胡皂苷 a（$C_{42}H_{68}O_{13}$）和柴胡皂苷 d（$C_{42}H_{68}O_{13}$）的总量不得少于 0.30%。

【炮制作用】　柴胡味辛、苦，性微寒。归肝、胆、肺经，具有疏散退热、疏肝解郁、升举阳气的功效。柴胡生品升散作用较强，多用于解表退热。柴胡醋炙能缓和升散之性，增强疏肝止痛作用。适用于肝郁气滞的胁肋胀痛，腹痛及月经不调等。

案例 9-3　　　　　　　　　　柴胡醋炙工艺

1. 工艺描述与工艺参数

（1）净选：取柴胡原药材置挑选工作台上，拣去药材中的杂质、异物、非药用部位。

（2）软化：①水洗：将柴胡水洗干净；②润药：洗后的柴胡放置闷润至软硬适度。

（3）切制：启动直线往复式切药机，将软化后的柴胡切成规格为 2～4 mm 的薄片。

（4）干燥：将切制后的柴胡饮片在 80℃ 以下干燥至符合质量要求。

（5）醋炙：取净柴胡饮片置于适合的容器中，加定量米醋拌匀，闷润至醋被吸尽。启动自控温鼓式炒药机，加热升温至规定温度。取润好的柴胡饮片置于已预热的滚筒内，控制温度和时间，加热炙炒至干，取出，摊凉。

（6）包装：醋柴胡饮片按每包装袋 1 kg 称重装入相应的塑料包装袋内，封口，贴上标签。

2. 工艺生产流程（※为质量控制点）

取柴胡原药材 →(合格品) 净选 →(除去杂质※) 软化 →(洗、润) 切制 →(薄片) 干燥 →(温度※/时间※) 净柴胡

片 → 醋炙 →(温度※/时间※) 醋柴胡 → 中间站 →(QA监控/QC检验) 包装 →(装袋称量/封口贴签) 成品 →(QA监控/QC检验) 入库

3. 工艺关键点

工序	生产过程质量控制项目
领料、称量	名称、数量
净选	药材洁净度
软化、切制	药材硬度、规格大小
干燥	水分、温度、时间、装量
醋炙	辅料量、闷润、温度、时间、颜色
包装	包装数量、物料标卡、封口严密性

4. 思考题

在柴胡炮制过程中哪些因素会影响其炮制效果？

5. 知识拓展

柴胡、醋柴胡、酒柴胡的薄层图谱结果完全一致。不同炮制品之间的醇浸物含量无明显差异。但水溶性浸出物和挥发油含量，无论是炮制前后还是不同炮制品之间均有非常显著的差异。柴胡挥发油是柴胡的解热镇痛有效成分，经醋炙后挥发油含量下降了约 20%，这与古人"外感生用……勿令犯火，便少效"的说法相一致。

柴胡酒炙品的抗炎作用优于生品和醋炙品。醋炙柴胡能明显增强胆汁的分泌量。醋炙柴胡和醋拌柴胡能显著降低中毒小鼠的血清丙氨酸氨基转移酶，各给药组均有轻度保肝作用，降低

肝损伤。柴胡生品、醋炙品、醋拌品均能降低胆碱酯酶活力,其中,醋炙品呈显著性降低,故认为柴胡用来疏肝解郁时以醋炙品为佳。

以柴胡皂苷 b_2 的含量为指标,优选柴胡醋炙的最佳工艺为:每 100 kg 柴胡加 60 kg 米醋,闷润 4 h,于 140~150℃炒 6 min。

醋 香 附

【药材来源】 本品为莎草科植物莎草 *Cyperus rotundus* L.干燥根茎。

【炮制方法】 取净香附,加醋拌匀,闷透,置炒制容器内,文火炒干,取出,晾凉。每 100 kg 净香附,用米醋 20 kg。

【质量要求】 醋香附呈不规则厚片或颗粒状,表面黑褐色。微有醋香气,味微苦。水分不得过 13.0%,总灰分不得过 4.0%;醇溶性浸出物不得少于 13.0%;挥发油不得少于 0.80%(mL/g)。

【炮制作用】 香附味辛、微苦、微甘,性平。归肝、脾、三焦经,具有疏肝解郁、理气宽中、调经止痛的功效。香附生品上行胸膈,外达肌肤,故多入解表剂中,以理气解郁为主。香附醋炙后能引药入肝经,增强疏肝止痛作用,并能消积化滞。

案例 9-4   **香附醋炙工艺**

1. 工艺描述与工艺参数

(1)净选:取香附原药材置挑选工作台上,拣去药材中的杂质、异物、非药用部位。

(2)软化:①洗净:将香附药材置于循环水洗药机中,按照操作规程操作,每次倒入 20~25 kg,洗净后装入塑料筐中,再用饮用水冲洗一遍,沥干水;②润药:洗后的香附药材每 30~60 min 用适量饮用水喷淋一次,放置润透。

(3)切制:将净香附大小分开,按切药机操作规程,切成规格为 1~2 mm 的薄片。

(4)干燥:将切制后的香附片在 80℃以下干燥至符合质量要求。

(5)醋炙:取净香附饮片置于适合的容器中,加定量米醋拌匀,闷润至醋被吸尽。启动自控温鼓式炒药机,加热升温至规定温度。取润好的柴胡片置已预热的滚筒内,控制温度和时间,加热炙炒至干,取出,摊凉。

(6)包装:醋香附饮片按每包装袋 1 kg 称重,装入相应的塑料包装袋内,封口,贴上标签。

2. 工艺生产流程(※为质量控制点)

取香附原药材 $\xrightarrow{\text{合格品}}$ 净选 $\xrightarrow{\text{除去杂质※}}$ 软化 $\xrightarrow{\text{洗、润}}$ 切制 $\xrightarrow{\text{薄片}}$ 干燥 $\xrightarrow[\text{时间※}]{\text{温度※}}$ 净香

附片 $\longrightarrow$ 醋炙 $\xrightarrow[\text{时间※}]{\text{温度※}}$ 醋香附 $\longrightarrow$ 中间站 $\xrightarrow[\text{QC检验}]{\text{QA监控}}$ 包装 $\xrightarrow[\text{封口贴签}]{\text{装袋称量}}$ 成品 $\xrightarrow[\text{QC检验}]{\text{QA监控}}$ 入库

3. 工艺关键点

工序	生产过程质量控制项目
领料、称量	名称、数量
净选	药材洁净度
软化、切制	药材硬度、规格大小
干燥	水分、温度、时间、装量
醋炙	辅料量、闷润、温度、时间、颜色
包装	包装数量、物料标卡、封口严密性

4. 思考题

醋炙有利于香附去毛吗?

5. 知识拓展

香附经醋炙后挥发油含量较生品降低约 35%。生香附乙醇提取液中 α-香附酮的含量为 0.174 mg/mL,醋炙香附为 0.208 mg/mL。香附醋炙品的水溶性浸出物含量亦明显高于生品,说明醋制香附有利于有效成分的溶出而增强疗效。醋制香附的解痉、镇痛作用明显优于生品。生香附、制香附均有降低大鼠离体子宫张力,缓解子宫痉挛,提高小鼠痛阈的作用,但以醋制香附作用较强,且醋蒸法优于醋炙法。

以 α-香附酮和稀醇浸出物为考察指标,优选得到最佳工艺为:按 20% 米醋拌匀,入锅温度 140~150℃,醋炙样品表面温度 100~110℃,醋炙 10 min。

醋 延 胡 索

【**药材来源**】 本品为罂粟科植物延胡索 *Corydalis yanhusuo* W. T. Wang 的干燥块茎。

【**炮制方法**】 取净延胡索,加醋拌匀,闷透,置炒制容器内,文火炒干,取出,晾凉。每 100 kg 净延胡索,用米醋 20 kg。

【**质量要求**】 醋延胡索呈圆形厚片或不规则的碎颗粒,表面和切面黄褐色,质较硬。微具醋香气。本品水分不得过 15.0%,总灰分不得过 4.0%;醇溶性浸出物不得少于 13.0%;按干燥品计,含延胡索乙素($C_{21}H_{25}NO_4$)不得少于 0.040%。

【**炮制作用**】 延胡索味辛、苦,性温。归肝、脾经,具有活血、行气、止痛的功效。延胡索生品止痛有效成分不易溶出,效果欠佳,故多炙用。延胡索醋炙后能增强行气止痛作用,广泛用于身体各部位的多种疼痛。

案例 9-5 延胡索醋炙工艺

1. 工艺描述与工艺参数

(1)净选:取延胡索原药材置挑选工作台上,拣去药材中的杂质、异物、非药用部位。

(2)洗净:将延胡索药材置于循环水洗药机中,按照操作规程操作,洗净后装入塑料筐中,再用饮用水冲洗一遍,沥干水。

(3)醋煮:将洗净沥干水的延胡索药材置可倾式蒸煮锅中,再将食醋加水稀释,倒入锅内,使液面与药面相平。启动蒸煮锅,按操作规程进行操作。加热煮至汁液被吸尽,延胡索切开内无干心时,出锅。置不锈钢盘内,晒或晾至外干内润。

(4)切制:将醋煮延胡索置往复式刨片机中,按操作规程进行操作。切成规格为 2~4 mm 的厚片。

(5)干燥:将切制后的延胡索片不断加到网带式干燥机的上料段,适当摊开,调节挡板高度,使物料厚度不超过 20 mm;设定好蒸汽加热温度为 70℃;网带走速调整至 0.5 m/min。启动风机,干燥过程中定期排湿,排湿风机选择设定时间 5 min。从物料投入干燥机后开始计时,22 min 后直至物料全部干燥完毕。注意控制蒸汽压力温度以不超过 80℃为宜。

(6)包装:醋延胡索饮片按每包装袋 1 kg 称重,装入相应的塑料包装袋内,封口,贴上标签。

2. 工艺生产流程(※为质量控制点)

取延胡索原药材 →合格品→ 净选 →除去杂质※→ 洗净 —→ 醋煮 →温度※/时间※→ 切制 →厚片→ 干燥

$$\frac{温度※}{时间※}醋延胡索 \longrightarrow 中间站 \frac{QA监控}{QC检验} 包装 \frac{装袋称量}{封口贴签} 成品 \frac{QA监控}{QC检验} 入库$$

3. 工艺关键点

工序	生产过程质量控制项目
领料、称量	名称、数量
净选	药材洁净度
醋煮	辅料量、温度、时间、内无干心
切制	规格大小
干燥	水分、温度、时间、装量
包装	包装数量、物料标卡、封口严密性

4. 思考题

醋炙延胡索增效的原因有哪些？

5. 知识拓展

延胡索醋煮和醋炙品中延胡索乙素和去氢紫堇碱等药效成分的含量较高。而鲜品水煮后再炮制可使延胡索乙素含量提高，两种方式对原阿片碱含量影响不大。

延胡索含多种生物碱，其中延胡索甲素、延胡索乙素、延胡索丑素具有明显的止痛作用，尤以延胡索乙素作用最强。实验证明：延胡索经醋炙后，其水煎液中总生物碱含量显著增加。其原因是难溶于水的延胡索乙素等游离生物碱与醋酸结合，生成易溶于水的生物碱盐，利于生物碱的溶出。延胡索生物碱含量高低与止痛效力成正比。酒炙和醋炙均能提高延胡索生物碱和延胡索乙素的煎出量，从而增强镇痛和镇静作用。

醋 乳 香

【药材来源】 本品为橄榄科植物乳香树 *Boswellia carterii* Birdw. 及同属植物 *Boswellia bhaw-dajiana* Birdw. 树皮渗出的树脂。

【炮制方法】 取大小一致的净乳香，置炒制器具内，文火加热，炒至冒烟，表面微熔，喷淋定量的米醋，边喷边炒至表面呈油亮光泽时，取出，摊开晾凉。每 100 kg 净乳香，用米醋 5 kg。

【质量要求】 醋乳香呈不规则乳头状小颗粒或小团块状。表面深黄色，显油亮光泽，微有醋香气。

【炮制作用】 乳香味辛、苦，性温。归心、肝、脾经。具有活血定痛，消肿生肌的作用。乳香生品气味辛烈，对胃的刺激较强，易引起呕吐，但活血消肿，止痛力强。乳香醋炙后刺激性缓和，增强了活血止痛、收敛生肌的作用，并矫正其不良气味，利于服用。多用于心腹疼痛，痈疽肿痛。

案例 9-6   **乳香醋炙工艺**

1. 工艺描述与工艺参数

（1）净选：拣去原药材中的杂质、异物及非药用部分，取大小一致的净乳香。

（2）醋炙：用滚筒式炒药机文火加热，至冒烟，表面微熔，喷适量醋，炒至表面有油亮光泽时取出，摊开晾凉。

（3）包装：醋乳香饮片按每包装袋 1 kg 称重，装入相应的塑料包装袋内，封口，贴上标签。

2. 工艺流程图（※为质量控制点）

取乳香原药材 —合格品→ 净选 —除去杂质※→ 醋炙 —温度※/喷洒米醋※→ 醋乳香 —表面油亮※→ 中间站

—QA监控/QC检验→ 包装 —装袋称量/封口贴签→ 成品 —QA监控/QC检验→ 入库

3. 工艺关键点

工序	生产过程质量控制项目
领料、称量	名称、数量
净选	药材洁净度
醋炙	辅料量、温度、时间、颜色
包装	包装数量、物料标卡、封口严密性

4. 思考题

有调查显示，我国南北方地区市售的醋乳香颜色差异显著，南方普遍颜色深，而北方颜色浅。试问炮制过程中，哪些因素对醋乳香饮片色泽有影响？

5. 知识拓展

关于醋乳香的炮制，南北方均以"炒至表面光亮"为准，但炮制温度明显不同，如《北京市中药饮片炮制规范》是采用"文火"炮制，而《福建省中药饮片炮制规范》及《广西壮族自治区中药饮片炮制规范》是"中火"炮制，对炮制时间没有明确规定。就饮片质量而言，不同炮制温度、时间对醋乳香质量均有影响。

以南北方市售醋乳香、文火和中火醋炙不同时间的醋乳香样品为研究对象，通过直观观察醋乳香颜色，应用色差仪测定色度参数值，并采用高效液相色谱法测定6种主要乳香酸成分含量，探寻醋炙过程中火力和火候对醋乳香外观颜色和主要成分含量的影响。结果显示：炮制温度是造成南北方醋乳香颜色差异的主要因素，并引起乳香中6种乳香酸含量升高或降低的幅度不同。色差仪色度参数值可客观表征醋乳香外观颜色。

醋 没 药

【药材来源】 本品为橄榄科植物地丁树 *Commiphora myrrha* Engl.或哈地丁树 *Commiphora molmol* Engl.的干燥树脂。

【炮制方法】 取净没药块，置炒制器具内，文火加热，炒至冒烟、表面微熔，喷淋定量的米醋，边喷边炒至表面显油亮光泽时，取出，摊开晾凉。每100 kg净没药，用米醋5 kg。

【质量要求】 醋没药呈不规则小块或类圆颗粒状。表面黑褐色或棕褐色，有光泽。有特异香气，略有醋香气，味苦而微辛。本品酸不溶性灰分不得过8.0%；含挥发油不少于2.0%（mL/g）。

【炮制作用】 没药味苦、辛，性平。归心、肝、脾经，具有散瘀定痛，消肿生肌的作用。没药生品气味浓烈，对胃有一定的刺激性，容易引起恶心，呕吐，故多外用。醋没药能矫正不良气味，缓和刺激性，便于服用，易于粉碎，并能增强活血止痛、收敛生肌的作用。

案例 9-7 **没药醋炙工艺**

1. 工艺描述与工艺参数

（1）净选：拣去原药材中的杂质、异物及非药用部分，取大小一致的没药块。

（2）醋炙：用滚筒式炒药机文火加热，至冒烟，表面微熔，喷适量醋，炒至表面有油亮光泽时取出，摊开晾凉。

（3）包装：醋没药饮片按每包装袋 1 kg 称重，装入相应的塑料包装袋内，封口，贴上标签。

2. 工艺流程图（※为质量控制点）

取没药原药材 —合格品→ 净选 —除去杂质※→ 醋炙 —温度※/喷洒米醋※→ 醋没药 —表面油亮※→ 中间站 —QA监控/QC检验→ 包装 —装袋称量/封口贴签→ 成品 —QA监控/QC检验→ 入库

3. 工艺关键点

工序	生产过程质量控制项目
领料、称量	名称、数量
净选	药材洁净度
醋炙	辅料量、温度、时间、颜色
包装	包装数量、物料标卡、封口严密性

4. 思考题

没药醋炙时有哪些注意事项？

5. 知识拓展

没药的主要成分为挥发油，树脂，树胶等。没药醋炙后失去一部分挥发油，刺激性减少，活血化瘀、消肿止痛的作用增强。以收率、出粉率、挥发油、外观为评价指标，对没药常见的 4 种炮制方法（蒸法、煮法、烘法、醋炙）进行比较研究，结果没药以烘制法最好，最佳炮制工艺为 125℃烘 2.5 h，药物直径为 0.5 cm。

盐 杜 仲

【药材来源】　本品为杜仲科植物杜仲 *Eucommia ulmoides* Oliv.的干燥树皮。

【炮制方法】　取净杜仲，加盐水拌匀，闷透，置炒制容器内，文火炒干时，取出，晾凉。每 100 kg 净杜仲，用食盐 2 kg。

【质量要求】　盐杜仲呈小方块或丝状，表面黑褐色，内表面褐色，折断时胶丝弹性较差，味微咸。本品水分不得过 13.0%，总灰分不得过 10.0%；醇溶性浸出物不得少于 12.0%；按干燥品计，含松脂醇二葡萄苷（$C_{32}H_{42}O_{16}$）不得少于 0.10%。

【炮制作用】　杜仲味甘，性温。归肝、肾经，具有补肝肾，强筋骨，安胎的功效。杜仲生品较少应用，一般仅用于浸酒。杜仲盐炙后能引药入肾，直达下焦，温而不燥，补肝肾，强筋骨，安胎的作用增强。且杜仲胶被破坏，有利于成分的溶出。常用于肾虚腰痛，筋骨无力，妊娠漏血，胎动不安和高血压。

案例 9-8　　　　　　　　　杜仲盐炙工艺

1. 工艺描述与工艺参数

（1）净选：取杜仲原药材置挑选工作台上，拣去药材中的杂质、异物、非药用部位。

（2）软化：①洗净：将杜仲药材倒入洗药池中，加水浸 5 min，捞出置适宜容器内，再用清水浸泡 30 min 捞出，沥干水；②润药：洗后的杜仲药材每 30～60 min 用适量饮用水喷淋一次，放置约 3 h 润至软硬适度。

（3）切制：启动直线往复式切药机，将软化后的杜仲切成规格为4 mm的丝。

（4）干燥：将杜仲丝摊放在烘干箱内，温度75℃，干燥约3 h至符合质量要求。

（5）过筛：干燥后的杜仲过孔径2 mm筛。

（6）盐炙：取净杜仲饮片，置适宜的容器内，加定量的盐水拌匀，闷透。启动炒药机，加热升温至规定程度。再将润好的杜仲饮片置热锅中，控制温度和时间，炙炒至药物表面有焦斑，折断无连丝，取出，放凉。

（7）包装：盐杜仲饮片按每包装袋1 kg称重，装入相应的塑料包装袋内，封口，贴上标签。

2. 工艺生产流程（※为质量控制点）

取杜仲原药材 —合格品→ 净选 —除去杂质※→ 软化 —洗、润→ 切制 —丝→ 干燥 —温度※ 时间※→ 净杜仲

丝 —→ 过筛 —孔径※→ 盐炙 —温度※ 时间※→ 盐杜仲 —→ 中间站 —QA监控 QC检验→ 包装 —装袋称量 封口贴签→ 成品

—QA监控 QC检验→ 入库

3. 工艺关键点

工序	生产过程质量控制项目
领料、称量	名称、数量
净选	药材洁净度
软化、切制	药材硬度、规格大小
干燥	水分、温度、时间、装量
过筛	孔径
盐炙	辅料量、闷润、温度、时间、颜色
包装	包装数量、物料标卡、封口严密性

4. 思考题

杜仲盐炙的目的是什么？

5. 知识拓展

杜仲盐炙后，京尼平苷酸、绿原酸、松脂素葡萄糖苷、中脂素二葡萄糖苷、丁香脂醇二葡萄糖苷等含量降低，顺序依次为：去粗皮盐炙品＞去粗皮生品＞未去粗皮盐炙品＞未去粗皮生品。杜仲盐炙后 Pb 元素的含量下降30%以上，而 Zn、Mn、Cu、Fe 等元素含量明显升高。

杜仲各炮制品均对机体非特异性免疫功能有调控作用，杜仲清炒品、盐炙品、砂烫品、烘制品作用均强于杜仲生品，各炮制品之间作用无显著性差异。杜仲生品对兔离体肠管有抑制作用；炒杜仲、砂烫杜仲对家兔离体肠管有不同程度的兴奋作用，但兴奋持续时间较短。杜仲各炮制品对大鼠均有显著的降压及降低心率活性的作用，且杜仲炮制品降低心率的活性略低于杜仲生品，但两者无显著性差异。

以松脂醇二葡萄糖苷、醇溶性浸出物量为指标，采用正交设计法优化杜仲最佳炮制工艺为：切制成2 cm×2 cm块于180℃盐炙10 min；采用 Box-Behnken 设计响应曲面法优化盐炙杜仲的最佳炮制工艺：每100 g杜仲用食盐2.0 g，炮制时间20 min，炮制温度140℃。

盐益智仁

【药材来源】 本品为姜科植物益智 *Alpinia oxyphylla* Miq.的干燥成熟果实。

【炮制方法】 取净益智仁，加盐水拌匀，闷透，置炒制容器内，文火炒干时，取出，晾凉，

用时捣碎。每 100 kg 净益智仁，用食盐 2 kg。

【质量要求】　盐益智仁呈不规则的扁圆形，外表棕褐至黑褐色，质硬，有特异香气。味辛、微咸。本品水分不得过 13.0%，总灰分不得过 8.5%，酸不溶性灰分不得过 1.5%。

【炮制作用】　益智仁味辛，性温。归脾、肾经。具有暖肾固精缩尿、温脾止泻摄唾的功能。益智仁生品辛温而燥，以温脾止泻、收摄涎唾力胜。益智仁盐炙后辛燥之性减弱，专行下焦，长于温肾、固精、缩尿。

案例 9-9　　　　　　　　　**益智仁盐炙工艺**

1. 工艺描述与工艺参数

（1）净选：①去壳：启动自控温鼓式炒药机，按标准操作规程加热至规定温度。再取净益智置热锅中，控制温度和时间，炒至药材微鼓起，取出摊凉。使用挤压式破碎机，将益智仁与益智壳分离。②风选：使用变频卧式风选机吹去益智壳。

（2）过筛：先过 4 mm 筛，筛去较大的碎壳，再过 1 mm 筛，筛去碎末。

（3）盐炙：取定量食盐，加适量水溶解，将盐水加入益智仁饮片中，搅拌均匀，闷润，启动炙药机，按标准操作规程加热至规定温度。再取闷透后的净益智，置热锅中，控制温度和时间，炙炒至表面微鼓起，颜色加深近干，取出，放凉。

（4）包装：盐益智仁饮片按每包装袋 1 kg 称重，装入相应的塑料包装袋内，封口，贴上标签。

2. 工艺生产流程（※为质量控制点）

取益智仁原药材 ——合格品→ 净选 ——去壳、风选※→ 过筛 ——孔径※→ 净益智仁 ——→ 盐炙 ——温度※／时间※→ 盐益智仁 ——→ 中间站 ——QA监控／QC检验→ 包装 ——装袋称量／封口贴签→ 成品 ——QA监控／QC检验→ 入库

3. 工艺关键点

工序	生产过程质量控制项目
领料、称量	名称、数量
净选	药材洁净度
过筛	孔径
盐炙	辅料量、闷润、温度、时间、颜色
包装	包装数量、物料标卡、封口严密性

4. 思考题

是否可以用恒温烘制盐益智仁代替传统盐炙益智仁？

5. 知识拓展

益智仁生品挥发油中有 68 种化合物，盐炙品中有 49 种化合物，两者共有化合物 33 种。对比益智仁盐炙前后指纹图谱，发现盐炙后新增 2 个色谱峰，同时有 7 个特征峰相对含量发生改变。

益智仁生品和盐炙品均呈剂量依赖性，对乙酰胆碱引起的膀胱逼尿肌兴奋具有显著的拮抗作用，可降低肌条收缩的平均张力。益智仁盐炙前后对腺嘌呤所致肾阳虚多尿模型大鼠肾脏指数和病理变化均具较好改善作用，且盐炙品效果优于生品。

以挥发油、水溶性浸出物、诺卡酮含量为指标，优化益智仁盐炙工艺为：将 2 g 食盐加 40 mL 水溶解后，与 100 g 净益智仁拌匀，闷润 30 min，250℃炒炙 8 min。

盐 车 前 子

【药材来源】　本品为车前科植物车前 *Plantago asiatica* L.或平车前 *Plantago depressa* Willd. 的干燥成熟种子。

【炮制方法】 取净车前子，置炒制器具内，文火加热，炒至略有爆裂声时，均匀喷淋盐水，炒干，取出晾凉。每 100 kg 净车前子，用食盐 2 kg。

【质量要求】 盐车前子呈椭圆形、不规则长圆形或三角状长圆形，略扁。表面黑褐色。气微香，味微咸。本品水分不得过 10.0%，总灰分不得过 9.0%，酸不溶性灰分不得过 3.0%；膨胀度应不低于 3.0；按干燥品计，含京尼平苷酸（$C_{16}H_{22}O_{10}$）不少于 0.40%，毛蕊花糖苷（$C_{29}H_{36}O_{15}$）不少于 0.30%。

【炮制作用】 车前子味甘，性寒。归肝、肾、肺、小肠经，具有清热利尿通淋、渗湿止泻、明目、祛痰的作用。车前子生品具利尿通淋，清肺化痰，清肝明目的功效。盐炙后引药下行入肾，清热利尿而不伤阴，能益肝明目。多用于肾虚脚肿、目暗昏花。

案例 9-10 **车前子盐炙工艺**

1. 工艺描述与工艺参数
（1）净选：拣去药材中的杂质、异物及非药用部分，取净车前子。
（2）盐炙：用滚筒式炒药机文火加热，炒至略有爆裂声时，均匀喷淋盐水，炒干，取出晾凉。
（3）包装：盐车前子饮片按每包装袋 1 kg 称重，装入相应的塑料包装袋内，封口，贴上标签。

2. 工艺流程图（※为质量控制点）

取车前子原药材 —合格品→ 净选 —风选※→ 盐炙（温度、时间※ 喷洒盐水※）→ 盐车前子 → 中间站 —QA监控 QC检验→ 包装 —装袋称量 封口贴签→ 成品 —QA监控 QC检验→ 入库

3. 工艺关键点

工序	生产过程质量控制项目
领料、称量	名称、数量
净选	药材洁净度
盐炙	辅料量、温度、时间、颜色
包装	包装数量、物料标卡、封口严密性

4. 思考题
车前子盐炙时为什么采用先炒药后加辅料的方法？

5. 知识拓展
车前子主要化学成分有多糖、环烯醚萜、黄酮类、生物碱类及苯乙醇苷等化合物。以炒制温度、炒制时间、加盐量和加水量为考察因素，以京尼平苷酸、毛蕊花糖苷、异毛蕊花糖苷成分含量，干膏得率以及外观性状为评价指标，车前子盐炙最佳炮制工艺为：每 100 g 车前子生品于 150～180℃文火炒制 10 min，均匀喷淋盐水（食盐 2g 加水 20 mL 溶解）20 mL，于 150～180℃炒制 15 min。

盐 知 母

【药材来源】 本品为百合科植物知母 *Anemarrhena asphodeloides* Bge.的干燥根茎。

【炮制方法】 取净知母片，置炒制器具内，文火加热，炒至变色，边炒边喷淋盐水，炒干，取出晾凉。每 100 kg 净知母片，用食盐 2 kg。

【质量要求】 盐知母呈不规则类圆形的厚片，色黄或微带焦斑。味微咸。本品水分不得过 12.0%，总灰分不得过 9.0%，酸不溶性灰分不得过 2.0%；按干燥品计，含芒果苷（$C_{19}H_{18}O_{11}$）不

少于 0.40%，知母皂苷 BⅡ（$C_{45}H_{76}O_{19}$）不少于 2.0%。

【炮制作用】　知母味苦、甘，性寒。归肺、胃、肾经。具有清热泻火、生津润燥的功能。知母生品苦寒滑利，长于清热泻火，生津润燥，泻肺、胃之火。盐炙可引药下行，专于入肾，能增强滋阴降火的作用，善清虚热。

案例 9-11　　　　　　　　　　　**知母盐炙工艺**

1. 工艺描述与工艺参数

（1）净选：拣去药材中的杂质、异物及非药用部分。

（2）软化：①洗净：将净知母药材置循环水洗药机中，按操作规程进行操作，每次倒入 20～25 kg，洗净后倒入塑料筐中，再用饮用水冲洗一遍，沥干水；②润药：将洗净后的药材每 30～60 min 用适量饮用水喷淋一次，放置润透。

（3）切制：将润好的药材置剁刀式切药机中，按操作规程进行操作，将知母切制成规格为 2～4 mm 的厚片。

（4）干燥：将切制后的知母片在 80℃下干燥至符合质量要求。

（5）盐炙：用滚筒式炒药机文火加热，炒至变色，均匀喷淋盐水，炒干，取出晾凉。

（6）包装：盐知母饮片按每包装袋 1 kg 称重，装入相应的塑料包装袋内，封口，贴上标签。

2. 工艺流程图（※为质量控制点）

取知母原药材 ─合格品→ 净选 ─除去杂质※→ 软化、洗、润 ─→ 切制 ─→ 厚片 ─→ 干燥 ─温度※ 时间※→ 净知

母片 ─→ 盐炙 温度、时间※ 喷洒盐水※ ─→ 盐知母 ─→ 中间站 ─QA监控 QC检验→ 包装 ─装袋称量 封口贴签→ 成品 ─QA监控 QC检验→

入库

3. 工艺关键点

工序	生产过程质量控制项目
领料、称量	名称、数量
净选	药材洁净度
软化、切制	药材硬度、规格大小
干燥	水分、温度、时间、装量
盐炙	辅料量、温度、时间、颜色
包装	包装数量、物料标卡、封口严密性

4. 思考题

知母盐炙的目的是什么？

5. 知识拓展

传统经验认为，含黏液质多的药材应该采用先炒药后加盐水的方式，宜先将药物除去部分水分，使质地变疏松，再喷淋盐水。目前知母盐炙炮制方法也多采用此法。但是以芒果苷含量为指标考察盐炙知母炮制工艺的研究结果显示，在控制加水量的情况下，采用先拌盐水后炒药的方法，芒果苷的含量高于先炒药后加盐水的方法。故提出先拌盐水后炒药的盐知母炮制工艺合理可行。

此外，食盐水对于盐炙知母中芒果苷的含量有重要影响。知母在盐炙过程中，新芒果苷会水解生成芒果苷，使盐知母中芒果苷含量升高。但过高的盐水浓度，知母无法与盐水充分浸润，从而阻碍芒果苷的水解。因此，知母盐炙过程中在控制芒果苷含量的同时，建议加入盐度值这一指标，综合考察知母的盐炙工艺。

姜 厚 朴

【药材来源】 本品为木兰科植物厚朴 *Magnolia officinalis* Rehd.et Wils.或凹叶厚朴 *Magnolia officinalis* Rehd.et Wils. var. biloba Rehd. et Wils.的干燥干皮、根皮及枝皮。

【炮制方法】 取净厚朴丝，加适量姜汁拌匀，闷润，待姜汁被吸尽后，置炒制容器内，用文火炒干，取出晾凉。或取生姜切片，加水煎汤，另取刮净粗皮的厚朴，扎成捆，置姜汤中反复浇淋，文火加热共煮，煮至姜液被吸尽，取出，切丝，干燥。筛去碎屑。每 100 kg 净厚朴，用生姜 10 kg。

【质量要求】 姜厚朴呈弯曲的丝条状或单、双卷筒状。表面灰褐色，偶见焦斑。略有姜辣气。本品水分不得过 10.0%，总灰分不得过 5.0%；按干燥品计，含厚朴酚（$C_{18}H_{18}O_2$）与和厚朴酚（$C_{18}H_{18}O_2$）的总量不得少于 1.6%。

【炮制作用】 厚朴味苦、辛，性温。归脾、胃、肺、大肠经。具有燥湿消痰，下气除滞的功效。厚朴生品味辛辣，对咽喉有刺激性，故一般内服不用生品。姜厚朴可消除对咽喉的刺激性，并可增强宽中和胃的作用。多用于湿阻气滞，脘腹胀满或呕吐泻痢，积滞便秘，痰饮喘咳。

案例 9-12　　　　　厚朴姜炙工艺

1. 工艺描述与工艺参数

（1）净选：将厚朴原药材置于挑选台上，人工拣去药材中的杂质、异物，刮去粗皮。

（2）软化：①洗净：将厚朴放入塑料筐（或竹筐）内，用饮用水淋洗，稍后，再用饮用水淋洗一遍，沥干水；②润药：将洗净后的厚朴每 30～60 min 用适量饮用水喷淋一次，放置润透。

（3）切制：将润透的厚朴净药材置剁刀式切药机上，按照操作规程进行操作，将厚朴切制成丝。

（4）干燥：将厚朴在 80℃下干燥至符合质量要求。

（5）姜汁制备：取生姜药材，用旋料式切片机切片，置炙药锅内，加适量水，加热煮沸后再煎煮 1 h，过滤，滤去煎液。姜渣再加水煎煮 15 min，过滤，滤去煎液。合并 2 次煎液并适当浓缩，备用。

（6）姜炙：取厚朴丝加适量姜汁拌匀，闷润至姜汁被吸尽。启动自控温鼓式炒药机，取润好的厚朴丝置已预热的炒筒内，控制温度和时间，文火加热炙至干，取出，晾凉。

（7）包装：姜厚朴饮片按每包装袋 1 kg 称重，装入相应的塑料包装袋内，封口，贴上标签。

2. 工艺流程图（※为质量控制点）

取厚朴原药材 —合格品→ 净选 —除去杂质※→ 软化 —洗、润→ 切制 —丝→ 干燥 —温度※/时间※→ 净厚朴

丝 → 制姜汁 —温度※/时间※→ 姜汁润 → 姜炙 —温度※/时间※→ 姜厚朴 → 中间站 —QA监控/QC检验→ 包装

装袋称量/封口贴签 —QA监控/QC检验→ 成品 → 入库

3. 工艺关键点

工序	生产过程质量控制项目
领料、称量	名称、数量
净选	药材洁净度
软化、切制	淋洗、润透、切丝
干燥	水分、温度、时间、装量
姜炙	辅料量、闷润、温度、时间、颜色
包装	包装数量、物料标卡、封口严密性

4. 思考题

姜厚朴的炮制方法有哪些？不同炮制方法、不同辅料是否对饮片质量有影响？

5. 知识拓展

生姜、干姜均可用于制备中药炮制辅料姜汁，历版《中华人民共和国药典》均有收载。但两者在药性、药效上，既有相似之处，又有较明显差异。尽管生姜、干姜作为药物，使用上有明显的区别，但长期以来，作为炮制辅料，生姜、干姜一直未能区别使用。

以挥发油类成分为指标，采用 GC-MS 对生姜、干姜、厚朴品、生姜制厚朴和干姜制厚朴进行含量测定。结果显示：干姜中含有的挥发油总量高于生姜，干姜制厚朴挥发油总量也略高于生姜制厚朴；生姜制厚朴发现 16 种成分，干姜制厚朴发现 17 种成分，生姜制厚朴和干姜制厚朴中两者共有成分 14 种，其中 4 种化合物生姜制厚朴相对质量分数高于干姜制厚朴，其余成分均为干姜制厚朴相对质量分数高于生姜制厚朴。

姜 草 果 仁

【药材来源】 本品为姜科植物草果 *Amomum tsao-ko* Crevost et Lemaire 的干燥成熟果实。

【炮制方法】 取净草果仁，加适量姜汁拌匀，闷润，待姜汁被吸尽后，置炒制容器内，用文火炒干，取出晾凉。每 100 kg 草果仁，用生姜 10 kg。

【质量要求】 姜草果仁呈卷圆锥状多面体，表面棕褐色，偶有焦斑。有特异香气，味辛辣、微苦。本品水分不得过 10.0%，总灰分不得过 6.0%；含挥发油不得少于 0.7%（mL/g）。

【炮制作用】 草果仁味辛，性温。归脾、胃经。具有燥湿温中、除痰截疟的功效。草果仁辛香燥烈，长于燥湿温中，除痰截疟。草果仁姜炙后燥烈之性缓和，温胃止呕之力增强。多用于寒湿内阻，脘腹胀痛，痞满呕吐。

案例 9-13　　　　　　　　草果仁姜炙工艺

1. 工艺描述与工艺参数

（1）净选：将草果原药材置于挑选台上，人工除去杂质、异物及非药用部位。

（2）去壳：将炒制后的草果捣碎、去壳。

（3）筛选：过筛除去皮壳和灰屑。

（4）姜汁制备：取定量的生姜加适量水压榨取汁。

（5）姜炙：取净草果仁加适量姜汁拌匀，闷润至姜汁被吸尽。启动滚筒式炒药机，加热升温至规定温度。再将润好的草果仁置已预热的炒筒内，控制温度和时间，加热炙炒至干，取出，晾凉。

（6）包装：姜草果饮片按每包装袋 1 kg 称重，装入相应的塑料包装袋内，封口，贴上标签。

2. 工艺流程图（※为质量控制点）

取草果原药材 →合格品→ 净选 →除去杂质※→ 去壳 →筛选 孔径→ 净草果仁 →

姜汁润 →姜炙 温度※ 时间※→ 姜草果仁 → 中间站 QA监控 QC检验→ 包装 装袋称量 封口贴签→ 成品 QA监控 QC检验→

入库

3. 工艺关键点

工序	生产过程质量控制项目
领料、称量	名称、数量
净选	药材洁净度
去壳	炒制后捣碎、去壳
筛选	孔径
姜炙	辅料量、闷润、温度、时间、颜色
包装	包装数量、物料标卡、封口严密性

4. 思考题

草果姜炙的目的是什么?

5. 知识拓展

草果中含有挥发油、黄酮、多糖等多种成分。姜炙后草果中挥发油含量略有上升。姜汁挥发油中所含的 α-姜黄烯、姜烯、β-没药烯和 β-倍半水芹烯等成分发生迁移,引入到草果中。以姜汁用量、闷润时间、炒制温度和炒制时间为考察因素,以外观性状、挥发油提取量、水溶性浸出物、儿茶素和表儿茶素含量为评价指标,草果姜炙的最佳炮制工艺为:加入 20% 的姜汁,闷润 2 h,140℃炒制 3 min。

炙 甘 草

【药材来源】 本品为豆科植物甘草 *Glycyrrhiza uralensis* Fisch.、胀果甘草 *Glycyrrhiza inflata* Bat.或光果甘草 *Glycyrrhiza glabra* L.的干燥根及根茎。

【炮制方法】 取一定量的炼蜜,加适量开水稀释后,加入净甘草片中拌匀,闷润至蜜汁被吸尽,置炒制器具内,文火加热,炒至黄色至深黄色、不粘手时,取出晾凉。每 100 kg 净甘草片,用炼蜜 25 kg。

【质量要求】 炙甘草呈类圆形或圆形的厚片。外表皮红棕色或灰棕色,微有光泽。切面黄色至深黄色,形成层环明显,射线放射状,略有黏性,气焦香,味甜。本品水分不得过 10.0%,总灰分不得过 5.0%;按干燥品计,含甘草苷($C_{21}H_{22}O_9$)不得少于 0.50%,甘草酸($C_{42}H_{62}O_{16}$)不得少于 1.0%。

【炮制作用】 甘草味甘,性平。归心、肺、脾、胃经。具有补脾益气,清热解毒,祛痰止咳,缓急止痛,调和诸药的功效。甘草生品味甘偏凉,长于泻火解毒,化痰止咳。甘草蜜炙后性味甘温,长于补脾和胃,益气复脉。用于脾胃虚弱,倦怠乏力,心动悸,脉结代。

案例 9-14 **甘草蜜炙工艺**

1. 工艺描述与工艺参数

(1)净选:取甘草原药材,置挑选工作台上,人工挑出杂质、异物及芦头。

(2)软化:①洗净:将甘草净药材置循环水洗药机中,按操作规程进行清洗,洗净后装入塑料筐中,再用饮用水冲洗一遍,沥干水;②润药:将洗净后的甘草药材每 30~60 min 用适量饮用水喷淋一次,润约 4 h 至软硬适度。

(3)切制:将净甘草大小分档,按转盘式切药机操作规程,切制成规格为 3~4 mm 的厚片。

（4）干燥：在适宜的温度下干燥至符合质量要求。

（5）蜜炙：先将炼蜜加适量温开水稀释后，加入净甘草片中拌匀，闷润至蜜液全部吸尽。启动炙药锅，按操作规程设置炙药锅温度，当锅体温度达到设定温度时，取闷润好的净甘草片投入热锅中，开动搅拌器，在一定温度下炒至不粘手，表面微带焦斑时，取出，晾凉。

（6）包装：炙甘草饮片按每包装袋1 kg称重，装入相应的塑料包装袋内，封口，贴上标签。

2. 工艺流程图（※为质量控制点）

取甘草原药材 $\xrightarrow{\text{合格品}}$ 净选 $\longrightarrow$ 除去杂质※ $\longrightarrow$ 软化 $\xrightarrow{\text{洗、润}}$ 切制 $\xrightarrow{\text{厚片}}$ 干燥 $\xrightarrow[\text{时间※}]{\text{温度※}}$ 净甘

草片 $\longrightarrow$ 炼蜜润 $\longrightarrow$ 蜜炙 $\xrightarrow[\text{时间※}]{\text{温度※}}$ 蜜炙甘草 $\longrightarrow$ 中间站 $\xrightarrow[\text{QC检验}]{\text{QA监控}}$ 包装 $\xrightarrow[\text{封口贴签}]{\text{装袋称量}}$ 成品

$\xrightarrow[\text{QC检验}]{\text{QA监控}}$ 入库

3. 工艺关键点

工序	生产过程质量控制项目
领料、称量	名称、数量
净选	药材洁净度
软化、切制	药材硬度、规格大小
干燥	温度、时间
蜜炙	辅料量、闷润、温度、时间、颜色
包装	包装数量、物料标卡、封口严密性

4. 思考题

甘草蜜炙后对药效有何影响？

5. 知识拓展

甘草主要含有黄酮类、多糖和苷类化合物。甘草蜜炙后主要成分未见明显质的变化，但成分之间的比例发生了改变，通过分析蜂蜜加入对甘草化学成分的影响发现，蜜炙甘草与生品相比，葡萄糖和果糖含量均显著增加。甘草蜜炙后新产生了5-羟甲基糠醛，但这两种变化非蜜炙甘草特有，5-羟甲基糠醛主要为加热的产物，而葡萄糖和果糖含量与加热关系不大，仅与蜂蜜的加入有关。以甘草加蜜量、浸泡闷润时间、炒制温度、炒制时间为考察因素，以甘草苷、甘草素、甘草查耳酮A和甘草次酸的含量作为评价指标，蜜炙甘草最佳炮制工艺为：加蜜量1/4，浸泡闷润时间15 min，炒制锅底温度160℃，炒制时间13 min。

炙　黄　芪

【**药材来源**】　本品为豆科植物蒙古黄芪 *Astragalus membranaceus* （Fisch.）Bge. var. *mongholicus*（Bge.）Hsiao 或膜荚黄芪 *Astragalus membranaceus*（Fisch.）Bge.的干燥根。

【**炮制方法**】　取一定量的炼蜜，加适量开水稀释后，淋于净黄芪片中拌匀，闷润至蜜汁被吸尽。置炒制器具内，文火加热，炒至深黄色、不粘手时，取出晾凉。每 100 kg 净黄芪片，用炼蜜25 kg。

【**质量要求**】　炙黄芪呈圆形或椭圆形的厚片，直径 0.8～3.5 cm，厚 0.1～0.4 cm，外表皮淡棕黄色或淡棕褐色，略有光泽，可见纵皱纹或纵沟。切面皮部黄白色，木部淡黄色，有放射状纹理和裂隙，有的中心偶有枯朽状，黑褐色或呈空洞。具蜜香气，味甜，略带黏性，嚼之微有豆腥味。本品水分不得过10.0%，总灰分不得过 4.0%；按干燥品计含黄芪甲苷（$C_{41}H_{68}O_{14}$）不得少于0.060%，毛蕊异黄酮葡萄糖苷（$C_{22}H_{22}O_{10}$）不得少于 0.020%。

【炮制作用】　黄芪味辛、微苦、甘，性温。归肺、膀胱、脾经。具有发汗散寒，补气固表，利尿、托毒，排脓，敛疮生肌的功效。生黄芪长于益气固表，托毒生肌，利尿退肿。用于表卫不固的自汗或体虚易于感冒，气虚水肿，痈疽不溃或溃久不敛。蜜黄芪甘温而偏润，长于益气补中。用于脾肺气虚，食少便溏，气短乏力或兼中气下陷之久泻脱肛，子宫下垂以及气虚不能摄血的便血，崩漏等出血证；也可用于气虚便秘。

案例 9-15　　　　　　　　黄芪蜜炙工艺

1. 工艺描述与工艺参数

（1）净选：将黄芪原药材摊在拣选台上，除去药材中的杂质、异物、非药用部位。

（2）软化：①水洗：将洗药池注入70%饮用水，倒入拣选整理过的黄芪药材，搓揉干净，捞起，装入篓筐中，再用饮用水冲一遍，沥干水；②润药：将洗净后的药材每30～60 min用适量饮用水喷淋一次，润药约2 h至软硬适度。

（3）切制：将净黄芪大小分开，按把纵向顺摆在高速万能截断机输送带上，按切药机操作规程，切制成规格为3～4 mm的厚片。

（4）干燥：将黄芪饮片在80℃下干燥至符合质量要求。

（5）蜜炙：先将炼蜜加适量温开水稀释后，加入净黄芪中拌匀，闷润至蜜液全部吸尽。启动炙药机，加热升温至规定温度，取润好的黄芪片置已预热的炒筒内，控制温度和时间，加热至不粘手，表面深黄色，取出，晾凉。

（6）包装：炙黄芪饮片按每包装袋1 kg称重，装入相应的塑料包装袋内，封口，贴上标签。

2. 工艺流程图（※为质量控制点）

取黄芪原药材 —合格品→ 净选 —除去杂质※→ 软化 —洗、润→ 切制 —厚片→ 干燥 —温度※／时间※→ 净黄芪片 —炼蜜润→ 蜜炙 —温度※／时间※→ 蜜炙黄芪 —→ 中间站 —QA监控／QC检验→ 包装 —装袋称量／封口贴签→ 成品 —QA监控／QC检验→ 入库

3. 工艺关键点

工序	生产过程质量控制项目
领料、称量	名称、数量
净选	药材洁净度
软化、切制	药材硬度、规格大小
干燥	水分、温度、时间、装量
蜜炙	辅料量、闷润、温度、时间、颜色
包装	包装数量、物料标卡、封口严密性

4. 思考题

黄芪的炮制方法还有哪些？它们各自的作用是什么？

5. 知识拓展

利用 HPLC-ESI-MS/MS 联用技术对蜜炙黄芪与生黄芪中的化学成分进行分离鉴定，共鉴定出黄酮类、异黄酮类、皂苷类、糖类、生物碱类、氨基酸类、有机酸类、碱基及核苷类等化学成分。黄芪蜜炙后化学成分种类未发生变化，但是芒柄花苷、9,10-二甲氧基紫檀烷-3-O-β-D葡萄糖苷、黄芪皂苷Ⅱ、黄芪皂苷Ⅰ、杜鹃花酸含量下降，而毛蕊异黄酮的含量上升。与其他炮制品相比主要化学成分含量次序，总黄酮含量排序：原药材＞酒炙品＞生饮片＞盐炙品＞

蜜炙品>炒制品；总皂苷含量排序：原药材>蜜炙品>生饮片>酒炙品>盐炙品>炒制品；黄芪甲苷含量排序：原药材>生饮片>蜜炙品>酒炙品>盐炙品>炒制品；毛蕊异黄酮苷、芒柄花素和总多糖含量排序：原药材>生饮片>酒炙品>盐炙品>蜜炙品>炒制品。

以黄芪甲苷、毛蕊异黄酮葡萄糖苷含量、饮片性状、含水量为指标，优选黄芪饮片最佳炮制工艺。结合生产实际，确定黄芪最佳炮制工艺为软化温度 5～35℃，闷润时间为 3.5～18 h，润透吸水量为 14%～18%，干燥温度为 70～80℃，干燥时间为 3.5～4.5 h。采用 Box-Behnken 响应面分析法，以蜜炙黄芪中毛蕊异黄酮苷、黄芪甲苷、总皂苷、总多糖、总黄酮、含水量为考察指标，确定黄芪最佳蜜炙工艺为蜜水稀释比 1：0.6034，炒制温度为 147.74℃，炒制时间为 4.887 min。

蜜 麻 黄

【药材来源】 本品为麻黄科植物草麻黄 *Ephedra sinica* Stapf、中麻黄 *Ephedra intermedia* Schrenk et C. A. Mey.或木贼麻黄 *Ephedra equisetina* Bge.的干燥草质茎。

【炮制方法】 取一定量的炼蜜，加适量开水稀释，加入麻黄段中拌匀，闷润至蜜汁被吸尽，置炒制器具内，文火炒至不粘手时，取出晾凉。每 100 kg 净麻黄段，用炼蜜 20 kg。

【质量要求】 蜜麻黄呈圆柱形的段。表面深黄色，微有光泽，略有黏性，有蜜香气，味甜。本品水分不得过 9.0%，总灰分不得过 8.0%；以干燥品计，含盐酸麻黄碱（$C_{10}H_{15}NO \cdot HCl$）和盐酸伪麻黄碱（$C_{10}H_{15}NO \cdot HCl$）的总量不少于 0.80%。

【炮制作用】 麻黄味辛、微苦，性温。归肺、膀胱经。具有发汗散寒，宣肺平喘，利水消肿的功能。生麻黄长于发汗解表，利水消肿，多用于风寒感冒，胸闷咳喘，风水水肿。蜜麻黄性温偏润，辛散发汗作用缓和，长于润肺止咳，多用于表证已解，气喘咳嗽。

案例 9-16 **麻黄蜜炙工艺**

1. 工艺描述与工艺参数

（1）净选：将麻黄原药材置挑选工作台上，人工除去木质茎、残根及杂质。

（2）软化：①洗净：将麻黄药材置循环水洗药机中，按操作规程进行清洗，洗净后装入专用容器中，沥干水；②润药：将洗净后的麻黄药材用适量饮用水喷淋，稍润。

（3）切制：启动剁刀式切药机，按操作规程操作，将麻黄切成段。

（4）干燥：将麻黄在 80℃干燥至符合质量要求。

（5）蜜炙：先将炼蜜加适量温开水稀释后，加入净麻黄饮片中拌匀，闷润至蜜液全部吸尽。启动炙药锅，按操作规程设置炙药锅温度，当锅体温度达到设定温度时，取闷润好的麻黄饮片投入热锅中，控制温度和时间，炙炒至不粘手时，取出，摊开晾凉。

（6）包装：炙麻黄饮片按每包装袋 1 kg 称重，装入相应的塑料包装袋内，封口，贴上标签。

2. 工艺流程图（※为质量控制点）

取麻黄原药材 —合格品→ 净选 —除去杂质※→ 软化 —洗、润→ 切制 —段→ 干燥 —温度※/时间※→ 净麻黄

段 —炼蜜润→ 蜜炙 —温度※/时间※→ 蜜炙麻黄 —→ 中间站 —QA监控/QC检验→ 包装 —装袋称量/封口贴签→ 成品

—QA监控/QC检验→ 入库

3. 工艺关键点

工序	生产过程质量控制项目
领料、称量	名称、数量
净选	药材洁净度
软化、切制	喷淋，稍润，切成段
干燥	水分、温度、时间、装量
蜜炙	辅料量、闷润、温度、时间、颜色
包装	包装数量、物料标卡、封口严密性

4. 思考题

蜜炙对麻黄中挥发油类成分有何影响？

5. 知识拓展

麻黄主要含有生物碱、挥发油及黄酮等成分。麻黄自宋代起有"与蜜拌炒"的方法记载，并沿用至今。2020 年版《中华人民共和国药典》规定麻黄的炮制工艺为蜜炙法，但对蜜炙具体的工艺参数没有明确的规定。实验表明：以炼蜜加入量、炮制温度、炒制时间为考察因素，以盐酸麻黄碱含量、豚鼠平喘潜伏期和外观性状为评价指标，蜜炙麻黄的最佳工艺为：每100kg 麻黄，用炼蜜 20 kg，在 110 ℃炒制 10 min。

蜜 枇 杷 叶

【药材来源】 本品为蔷薇科植物枇杷 *Eriobotrya japonica*（Thunb.）Lindl.的干燥叶。

【炮制方法】 取一定量的炼蜜，加适量开水稀释，加入枇杷叶丝内拌匀，闷润至蜜汁被吸尽，置炒制器具内，文火加热，炒至老黄色，不粘手为度，取出晾凉。每 100 kg 净枇杷叶丝，用炼蜜 20 kg。

【质量要求】 蜜枇杷叶呈丝条状。表面黄棕色或红棕色，微有光泽，略带黏性，有蜜香气，味微甜。本品水分不得过 10.0%，总灰分不得过 7.0%；按干燥品计，含齐墩果酸（$C_{30}H_{48}O_3$）和熊果酸（$C_{30}H_{48}O_3$）的总量不少于 0.70%。

【炮制作用】 枇杷叶味苦，性微寒。归肺、胃经，具有清肺止咳，降逆止呕的功能。枇杷叶生品长于清肺止咳、降逆止呕。蜜炙后能增强润肺止咳的作用，多用于肺燥咳嗽。

案例 9-17 **枇杷叶蜜炙工艺**

1. 工艺描述与工艺参数

（1）净选：将枇杷叶原药材置挑选工作台上，除去杂质、异物及非药用部位。

（2）软化：①洗净：将枇杷叶药材置循环水洗药机中，按操作规程进行清洗，洗净后装入专用容器中，沥干水；②润药：将洗净后的麻黄药材用适量饮用水喷淋，稍润。

（3）切制：启动剁刀式切药机，按操作规程操作，将枇杷叶切成丝。

（4）干燥：将枇杷叶在 80℃干燥至符合质量要求。

（5）蜜炙：先将炼蜜加适量温开水稀释后，加入净枇杷叶片中拌匀，闷润至蜜液全部吸尽。启动炙药锅，按操作规程设置炙药锅温度，当锅体温度达到设定温度时，取闷润好的麻黄饮片投入热锅中，控制温度和时间，炙炒至不粘手时，取出，摊开晾凉。

（6）包装：炙枇杷叶饮片按每包装袋 1 kg 称重，装入相应的塑料包装袋内，封口，贴上标签。

2. 工艺流程图（※为质量控制点）

取枇杷叶原药材 ──合格品→ 净选 ──除去杂质※→ 软化 ──洗、润→ 切制 ──丝→ 干燥 ──温度※/时间※→ 净枇

杷丝 ──→ 炼蜜润 ──→ 蜜炙 ──温度※/时间※→ 蜜枇杷叶 ──→ 中间站 ──QA监控/QC检验→ 包装 ──装袋称量/封口贴签→ 成品

──QA监控/QC检验→ 入库

3. 工艺关键点

工序	生产过程质量控制项目
领料、称量	名称、数量
净选	药材洁净度
软化、切制	喷淋，稍润，切成丝
干燥	水分、温度、时间、装量
蜜炙	辅料量、闷润、温度、时间、颜色
包装	包装数量、物料标卡、封口严密性

4. 思考题

枇杷叶表面密被绒毛，蜜炙前应如何操作？

5. 知识拓展

枇杷叶主要含有三萜酸、黄酮、多酚和倍半萜等成分。现代药理学研究表明，其具有止咳、祛痰、抗炎及抗肿瘤等活性。枇杷叶有蜜炙、姜炙、酥炙、枣汁炙等多种炮制方法，临床多用其蜜炙炮制品。采用均匀设计法，以加炼蜜量、闷润时间、炒制温度、炒制时间为考察因素，以熊果酸和齐墩果酸含量为考察指标，优选出蜜炙枇杷叶的炮制工艺条件为：每 100 g 枇杷叶，加炼蜜 40 g，润蜜时间 30 min，炒制温度（150±5）℃，炒制时间 10 min。

蜜 百 合

【药材来源】　本品为百合科植物卷丹 *Lilium lancifolium* Thunb.、百合 *Lilium brownii* F. E. Brown var. *viridulum* Baker 或细叶百合 *Lilium pumilum* DC.的干燥肉质鳞叶。

【炮制方法】　取净百合，置炒制容器内，文火加热炒至颜色加深时，加入适量开水稀释过的炼蜜，迅速翻炒，文火继续加热炒至表面微黄色不粘手，取出，晾凉。每 100 kg 净百合，用炼蜜 5 kg。

【质量要求】　蜜百合呈长椭圆形，顶端稍尖，基部较宽，边缘薄，微向内弯曲。表面棕黄色，偶有焦斑，略带黏性，味甜。本品水分不得过 13.0%。

【炮制作用】　百合味甘，性寒。归心、肺经。具有养阴润肺、清心安神的功效。百合生品清心安神力胜，蜜炙后长于润肺止咳。多用于肺虚久咳，肺痨咯血，虚火上炎等。

案例 9-18　　　　　百合蜜炙工艺

1. 工艺描述与工艺参数

（1）净选：取百合原药材，置挑选工作台上，除去杂质、异物、非药用部分及走油瓣。

（2）蜜炙：先将炼蜜加适量温开水稀释，启动炙药锅，按操作规程设置炙药锅温度，当锅体温度达到设定温度时，取净百合置热锅中，开动搅拌器，在规定温度下炒至百合饮片表面颜色加深时，喷入稀释好的定量炼蜜，边喷边搅拌，继续加热，炒至不粘手时，取出，摊开晾凉。

（3）包装：蜜百合饮片按每包装袋1kg称重，装入相应的塑料包装袋内，封口，贴上标签。

2. **工艺流程图**（※为质量控制点）

取百合原药材 —合格品→ 净选 —除去杂质※→ 净百合 —蜜炙 温度、时间※ 喷洒炼蜜※→ 蜜百合 →

中间站 QA监控/QC检验 → 包装 装袋称量/封口贴签 → 成品 QA监控/QC检验 → 入库

3. **工艺关键点**

工序	生产过程质量控制项目
领料、称量	名称、数量
净选	药材洁净度
蜜炙	辅料量、温度、时间、颜色
包装	包装数量、物料标卡、封口严密性

4. **思考题**

百合蜜炙后药效有何变化？

5. **知识拓展**

百合主要含有磷脂类、皂苷类、多糖类化合物。百合产地加工烦琐，有些生产商为了缩短炮制时间和美化药材，采用硫黄熏的方法。经过硫黄熏后，百合中磷脂、多糖和皂苷的含量都显著减少。另外，硫黄熏后的百合药材中残留有大量的硫化物，以及一定量的砷，使药材具有一定的毒性。为了确保百合药材的内在品质和临床用药的安全，建议彻底抛弃传统的硫熏法。

炙淫羊藿

【药材来源】 本品为小檗科植物淫羊藿 *Epimedium brevicornu* Maxim.、箭叶淫羊藿 *Epimedium sagittatum*（Sieb. et Zucc.）Maxim.、柔毛淫羊藿 *Epimedium pubescens* Maxim.、或朝鲜淫羊藿 *Epimedium koreanum* Nakai 的干燥叶。

【炮制方法】 取一定量羊脂油置锅内加热熔化，加入淫羊藿丝，用文火炒至油脂被吸尽，均匀有光泽，取出晾凉。每100 kg净淫羊藿丝，用羊脂油（炼油）20 kg。

【质量要求】 炙淫羊藿呈丝片状。表面浅黄色显油亮光泽。微有羊脂油气。本品水分不得过8.0%，总灰分不得过8.0%；按干燥品计，含宝藿苷Ⅰ（$C_{27}H_{30}O_{10}$）不得少于0.030%；含朝藿定A（$C_{39}H_{50}O_{20}$）、朝藿定B（$C_{38}H_{48}O_{19}$）、朝藿定C（$C_{39}H_{50}O_{19}$）和淫羊藿（$C_{33}H_{40}O_{15}$）的总量，朝鲜淫羊藿不得少于0.40%，淫羊藿、柔毛淫羊藿、箭叶淫羊藿均不得少于1.2%。

【炮制作用】 淫羊藿味辛、甘，性温。归肝、肾经。具有补肾阳，强筋骨，祛风湿的功效。生品长于祛风湿，强筋骨。炙淫羊藿能增强其温肾助阳作用。多用于阳痿、不孕症等。

案例9-19　　　　淫羊藿油炙工艺

1. 工艺描述与工艺参数

（1）净选：将淫羊藿原药材置挑选工作台上，除去枝梗、摘取叶片。

（2）软化：按循环水洗药机操作规程进行操作，每次倒入20～25 kg，洗净后装入塑料筐中，再用饮用水冲洗一遍，沥干水。喷淋饮用水，稍润。

（3）切制：按剁刀式切药机操作规程操作，将淫羊藿切成丝。

（4）干燥：将淫羊藿在80℃干燥至符合质量要求。

（5）油炙：取羊脂油置热锅内加热熔化，加入净淫羊藿丝，用文火加热，炙炒至微黄色，取出，摊开晾凉。

（6）包装：炙淫羊藿饮片按每包装袋1kg称重，装入相应的塑料包装袋内，封口，贴上标签。

2. 工艺流程图（※为质量控制点）

取淫羊藿原药材 ——合格品—→ 净选 ——除去杂质※—→ 软化 ——洗、润—→ 切制 ——丝—→ 干燥 ——温度※/时间※—→ 净淫

羊藿丝 ——→ 羊脂油 ——温度※/时间※—→ 炙淫羊藿 ——→ 中间站 ——QA监控/QC检验—→ 包装 ——装袋称量/封口贴签—→ 成品

——QA监控/QC检验—→ 入库

3. 工艺关键点

工序	生产过程质量控制项目
领料、称量	名称、数量
净选	药材洁净度
软化、切制	喷淋，稍润，切成丝
干燥	水分、温度、时间、装量
油炙	辅料量、温度、时间、颜色
包装	包装数量、物料标卡、封口严密性

4. 思考题

是否可以用油炸淫羊藿的方法代替传统油炒淫羊藿？

5. 知识拓展

淫羊藿主要含有黄酮、木质素、挥发油及生物碱等成分，是临床上常用的补肾中药材。实验研究显示，淫羊藿在经过羊脂油炙后主要化学成分及代谢情况均有所变化。采用UPLC-Q/TOF-MS 技术，对淫羊藿炮制前后的黄酮组分进行分析，证明在炮制"加热"过程中会造成淫羊藿黄酮组分的结构改变，通过诱导多级糖苷向低级糖苷的转化进而增强其药效。此外，通过考察淫羊藿炮制前后对寒证、热证病理状态下及生理状态下大鼠物质能量代谢相关指标的不同影响，来评价淫羊藿炮制前后的寒热温凉属性归属，结果显示：淫羊藿炮制后其药性有较大改变，表现为对机体物质能量代谢趋势的改变，推测炙淫羊藿药性偏温热，生品淫羊藿药性偏寒凉。

第十章 煅 制

将药物直接放于无烟炉火、煅药炉或适当的耐火容器内直接或密封高温加热的方法称为煅制。根据加热方式不同可分为"明煅"和"暗煅"（闷煅、密闭煅）。有些药物煅红后，还要趁炽热投入规定的液体辅料中浸泡，称为煅淬。

煅制历史悠久，起源甚早。《五十二病方》收载采用燔法处理矿物药、动物药和植物药等。《黄帝内经》记载的 13 个药方中，有"生铁落饮""小金丹""左角发燔治"三个药方中使用煅制。古文献中的"燔""烧""炼"是指不同程度的煅法。

第一节 煅制技术

一、煅制目的

煅制是指药物在有氧或缺氧条件下进行加热处理,药物吸收热能后理化性质发生变化的过程。药物受热时不同组分在各自方向上热胀冷缩比例不同或失去结晶水，使煅后药粒间出现孔隙，质地变得酥脆；若将处于高温状态下的药物立即浸入冷淬液中，药物表面温度急剧下降使晶格迅速收缩产生裂隙，通过反复煅淬使药物的晶格完全裂解、晶体结构发生变化，从而达到质地酥脆的目的。同时药物与淬液发生化学反应，如局部成分的氧化、醋淬中的醋酸化或水化，可促进某些成分的溶出。

煅制的目的是改变药物原有的理化性质，使其质地疏松从而使有效成分易于溶出，有利于调剂、制剂，提高临床疗效。煅制能除去药物原有的结晶水，增强药物的收敛作用，如枯矾。加热过程中还能使成分发生氧化、分解等反应，产生新药效，如煅炉甘石。

煅制根据操作方法不同分为明煅、煅淬和暗煅三种方法，主要适用于矿物类、贝壳类和化石类药物，以及需要闷煅制炭的植物药和动物药。

二、煅制方法

（一）明煅

明煅是将药物不隔绝空气放在炉火上或置于耐火容器内进行煅烧的方法。有"煅者去坚性"之说，故一般矿物类、化石类及贝壳类药物多用明煅法。

1. 炮制作用

（1）使质地疏松，易于粉碎和利于煎出有效成分，增强疗效。

（2）除去结晶水，增强药物的收敛作用。

（3）改变或缓和药性，使之适应临床需要。

2. 操作方法 按照 DLD 型高温煅药炉操作规程，设置温度，取净药材，直接放入不锈钢锅内，待温度升至设定温度后，保持一定时间，煅至所需程度，取出，倒入不锈钢凉药盘中摊晾。

3. 注意事项

（1）煅制时应一次性煅透，中途不得停火，有的药物煅制时不可搅拌，以免出现夹生现象。

（2）控制适宜的煅制温度和时间。

（3）有些药物在煅烧时产生爆溅，可加盖防止溅出。

（二）煅淬

煅淬是将药物按明煅法煅至红透，趁热投入规定的液体辅料中浸淬，使之骤然冷却的方法。煅淬的药物有"不计遍数，手捻碎为度"之要求，故煅淬法特别适用于磁石、自然铜、代赭石、紫石英等质地坚硬的药物。

1. 炮制作用

（1）使药物质地酥松，易于粉碎和利于煎出有效成分，增强疗效。

（2）改变或缓和药性，使之适应临床需要。

2. 操作方法 按照 DLD 型高温煅药炉操作规程，设置温度，取净药材，直接放入不锈钢锅内，待温度升至设定温度后，保持一定时间，煅至红透，趁热倒入液体辅料中，反复煅至酥脆，取出，倒入不锈钢凉药盘中摊晾。

3. 注意事项

（1）质地坚硬的矿物煅淬时要反复操作，使淬液全部吸尽、药物完全酥脆为度。

（2）控制好煅制温度和时间，避免生熟不匀。

（3）所用的淬液种类和用量，应根据药物的性质和煅淬目的要求而定。

（三）闷煅

闷煅是药物在密闭、缺氧条件下煅烧成炭的方法。成品性状应符合炭药的标准。闷煅又称扣锅煅、密闭煅、暗煅。闷煅一般适用于炒炭易灰化或较难成炭的药物。

1. 炮制作用

（1）改变药性，产生新疗效，增强或产生止血作用。如棕榈、血余、灯心草等煅炭后产生止血作用；荷叶、莲房煅炭后增强止血作用。

（2）降低药物的毒性。如干漆煅后破坏所含的漆酚，降低毒性。

2. 操作方法 根据操作规程，设置温度，取净药材置煅药锅内，煅至符合要求时，取出，摊凉。

3. 注意事项

（1）煅药锅装药量一般为容量的 2/3。煅烧时变化剧烈的血余、干漆等，一般不超过锅容量的 1/3，以免煅不透，影响煅炭质量。

（2）上下两部分接触处应封严，防止空气进入，使药物灰化。

（3）煅透后，应放冷后再开锅，以免药物遇空气燃烧而灰化。

（4）煅后的药物应符合"煅炭存性"的质量要求。

三、煅制质量要求

煅制温度较高，一般在 $200 \sim 1000\,°C$，煅制过程中要控制好温度和时间，以免煅制时生熟不匀，影响质量。矿物类、化石类药物以及动物的贝壳类药物要求"煅存性"；含结晶水的盐类药物应一次性煅透，中途不得停火，以免出现夹生现象。一般煅制品要求质地酥脆易碎，放凉后大块的药物用破碎机将其轧成碎块。煅制品含药屑、杂质不得超过 2%；含未煅透及灰化者不得超过 3%。

第二节 煅 制 设 备

煅药温度一般在 200～1000℃。由于药物性质与煅制要求不同，根据煅制温度将煅药设备分为中温和高温两种。中温煅药设备工作温度在 600℃ 以内,高温煅药设备工作温度在 600～1000℃。

一、中温煅药锅

图 10-1 为中温煅药锅结构示意图及实物图。该设备的工作温度为 600℃ 以下。锅体与锅盖结合处有密封圈，确保煅药时锅内药物与外界空气隔绝，热源采用电加热，用不锈钢制锅体装载药物，避免因锅体氧化、脱落等污染药物。由电加热元件发出的热能通过热辐射和炉膛空气对流传导传递给锅体，再由锅体将热能传递给药物，锅盖具有夹层和保温功能，以缩小垂直温度差。调节测温元件的高度可以测量和控制从锅体底部到药物上面空气的温度。煅药过程中产生的废气经水处理后排出。

本设备主要用于动物、植物类及部分矿物类中药材的煅制加工，是集煅药、废气处理于一体的多功能型煅药锅。外形美观整洁，设计新颖，功能齐全，锅体内表面光滑便于清洁卫生，具有定时、控温、恒温、温度数显、除烟等功能。

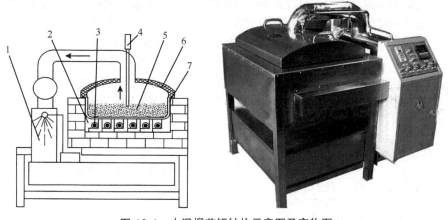

图 10-1 中温煅药锅结构示意图及实物图

1. 废弃处理装置；2. 炉膛；3. 加热管；4. 测温元件；5. 物料；6. 锅盖；7. 锅体

二、高温煅药炉

图 10-2 为高温煅药炉结构示意图及实物图。该设备的工作温度可达 600～1000℃。主要由耐火砖、保温材料、型钢等材料砌制而成。炉身分为燃烧室和煅药室两部分，两者之间通过反火道组合为一体。燃烧室燃烧燃料产生的热气流经过反火道、煅药室、煅药室炉膛底板从排烟口排出，药物装载于坩埚置于煅药室内，热能通过热气流对流传导、炉膛辐射传导给坩埚，再由坩埚传递给药物。由于温度较高，药物吸收的热能主要以炉膛、坩埚等发射的红外线为主，药物易于热透。

本设备主要用于矿物类、贝壳类等中药材的煅制。整机采用一体化制作，使用安装方便，温度控制精度更高、更自动化。智能化控制系统保证了仪器的控制精度，控制系统采用 LTDE 技术可编程智能控制，具有三十多段升温程序功能，并可修正斜率及 PID 功能，升温速度和温度均可调节，具有升温快、控温准确、可自动关机等优点。

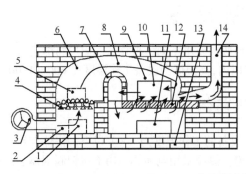
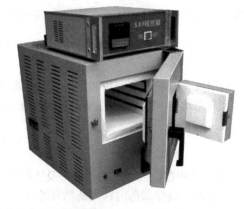

图 10-2　高温煅药炉结构示意图及实物图

1. 炉渣门；2. 炉膛；3. 鼓风机；4. 炉箅；5. 燃料进口；6. 炉火煅；7. 逆流风焰墙；8. 反火道；9. 装药炉煅；10. 装取药进口；11. 碎料口；12. 炉底板；13. 炉底；14. 排烟通道

　　目前，生产中煅制矿物贝壳类药物常用的是高温 DLD 型煅药炉，使用时有以下注意事项：①控制器应放在干燥、无腐蚀性气体的地方，工作环境温度为－10～50℃，相对湿度不超过 85%。②为确保测量准确，每年应用直流电位差计校对 LTDE 可编程温度仪的测温表，以减小误差。③定期检查各部分连接线是否松动，交流接触器的触头是否良好，出现故障应及时修复。④设备应放置于通风良好的室内，周围不可放置易燃易爆物品。外壳必须有效接地，以保证使用安全。⑤本设备工作最高温度为 1200℃，不可长时间在最高温度下工作，以免影响其使用寿命。⑥工作人员须戴手套及长袖衣裤等进行操作，做好劳动防护。放置药材时不要碰到尾部的热电偶。⑦煅药过程中炉表面温度较高，禁止靠近和打开炉门，避免烫伤。⑧温度超过 300℃禁止打开炉门，防止电热丝氧化。

三、闷煅炉

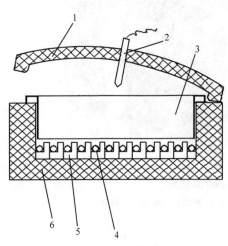

图 10-3　闷煅炉结构示意图

1. 锅盖；2. 测温计；3. 闷煅锅；4. 电炉丝；5. 耐火砖；
6. 隔热材料

　　图 10-3 为闷煅炉结构示意图。闷煅炉由不锈钢闷煅锅、测温计、炉膛、电炉丝、不锈钢锅盖、耐火砖、隔热材料及机架等组成。锅口与锅盖部分有密封圈，保证煅烧时锅内物料与外界空气隔绝，机体炉膛里配置有数组加热电炉丝，根据闷煅温度要求可以开一组或数组全开，煅锅内的温度可以从锅盖上插入的热电偶感温器在温度控制显示表上指示，并可调节温控器，使加热温度保持恒定。整个机体、锅盖外包不锈钢板，内充填耐火材料，以隔热保温，锅盖具有较重的重量，用铰链与机身相联，可保证密封性，防止闷煅时被气冲开漏气。

第三节　典型案例

枯　矾

【药材来源】　本品为硫酸盐类矿物明矾石族明矾石经加工提炼制成，主要含含水硫酸铝钾

[KAl(SO$_4$)$_2$·12H$_2$O]。

【炮制方法】 取净白矾砸成小块，置煅药炉内，控制温度和时间，煅至膨胀松脆呈白色蜂窝状固体，撤火，放凉后取出，研成细粉。

【质量要求】 枯矾呈白色、不透明、蜂窝状或海绵状固体块状物或细粉，无结晶样物质，体轻质松，手捻易碎，味酸、涩。

【炮制作用】 白矾味酸、涩，性寒。归肺、脾、大肠、肝经。外用解毒杀虫，燥湿止痒；内服止血止泻。白矾生品解毒，清热之力强；煅制为枯矾后失去结晶水，酸寒之性降低，涌吐作用减弱，增强了收涩敛疮、止血化腐作用，以燥湿敛疮，止血止泻为主。用于皮肤湿疹湿疮及聤耳流脓，阴痒带下，久泻，便血等。

案例 10-1   **白矾煅制工艺**

1. 工艺描述及工艺参数

（1）净选：将白矾原药材摊在拣选台上，除去药材中的杂质、异物、非药用部位。

（2）煅制：打开煅药炉，设定好温度和时间。取白矾砸成小块置程控煅药炉内，加热至融化，继续煅烧至膨胀松脆，完全干燥，停火，取出放凉。

（3）轧碎：将煅好的白矾轧碎至大小均匀。

（4）包装：枯矾饮片按每包装袋 1 kg 称重，装入相应的塑料包装袋内，封口，贴上标签。

2. 工艺流程图（※为质量控制点）

取白矾原药材 $\xrightarrow{\text{合格品}}$ 净选 $\xrightarrow{\text{除杂※}}$ 煅制 $\xrightarrow[\text{时间※}]{\text{温度※}}$ 轧碎 $\xrightarrow{\text{大小均匀※}}$ 中间站

$\xrightarrow[\text{QC检验}]{\text{QA监控}}$ 包装 $\xrightarrow[\text{封口贴签}]{\text{装袋称量}}$ 成品 $\xrightarrow[\text{QC检验}]{\text{QA监控}}$ 入库

3. 工艺关键点

工序	生产过程质量控制项目
领料、称量	名称、数量
净选	杂质、异物、非药用部分
煅制	温度、时间
轧碎	块大小，均匀度
包装	包装数量、物料标卡、封口严密性

4. 思考题

白矾煅制的目的是什么？白矾煅制时为什么不需要加盖？

5. 知识拓展

白矾煅制时 50℃开始失重，120℃开始出现大量吸热过程，260℃左右脱水基本完成，300℃开始分解，但 300～600℃分解缓慢，至 750℃无水硫酸铝钾脱硫过程大量发生，生成硫酸钾、三氧化二铝及三氧化硫，810℃以后持续熔融，成品水溶性差，出现浑浊并有沉淀，故煅制温度应控制在 180～260℃。白矾煅制后晶形结构发生变化，由立方晶型变为六方晶型。

用铁锅煅制白矾时，因白矾显弱酸性，能与铁反应，经一系列化学反应生成红色的三氧化二铁，所以紧贴锅底的白矾是红褐色，产品铁盐含量会超出限度，因此用性质稳定的耐火容器煅制为好。

以失水率、粉碎率、硫酸铝钾含有量为指标综合评分，烤箱煅制最佳工艺为：粒度约 10 mm，铺设厚度约 2 cm，第一阶段 250℃煅制 90 min；第二阶段 160℃煅制 60 min。煅制后失水充分，粉碎率高，硫酸铝钾含量高；扫描电镜下煅制品呈现疏松多孔结构，能够增强收敛燥湿的功效。

煅 石 膏

【药材来源】 本品为硫酸盐类矿物石膏族石膏，主要含含水硫酸钙（CaSO$_4$·2H$_2$O）。

【炮制方法】 取净石膏块，置煅药炉内，控制温度和时间，煅至红透、疏松，取出，凉后碾碎。

【质量要求】 煅石膏呈粉末状或块状，气微，味淡，白色，不透明，表面透出微红色的光泽。体较轻，质松易碎，捏之成粉。本品含硫酸钙（CaSO$_4$）不得少于 92.0%，含重金属不得超过 10 mg/kg。

【炮制作用】 石膏味辛、甘，性大寒，归肺、胃经。具有清热泻火、除烦止渴的功效。生石膏以清热泻火、除烦止渴力胜。煅石膏能缓和生品大寒之性，免伤脾阳，清热泻火之功减弱，增加了收湿、生肌、敛疮、止血的功能。用于溃疡不敛，湿疹瘙痒，水火烫伤，外伤出血。

案例 10-2 **石膏煅制工艺**

1. 工艺描述及工艺参数
（1）净选：将石膏原药材摊在拣选台上，除去药材中的杂质、异物、非药用部位。
（2）煅制：打开煅药炉，设定好温度和时间。取净石膏砸成小块置程控煅药炉内，加热煅烧至膨松胀脆，完全干燥，停火，取出放凉，碾碎。
（3）轧碎：将煅好的石膏轧碎至大小均匀。
（4）包装：煅石膏饮片按每包装袋 1 kg 称重，装入相应的塑料包装袋内，封口，贴上标签。

2. 工艺流程图（※为质量控制点）

取石膏原药材 —合格品→ 净选 —除杂※→ 煅制 —温度※/时间※→ 轧碎 —大小均匀※→ 中间站 —QA监控/QC检验→ 包装 —装袋称量/封口贴签→ 成品 —QA监控/QC检验→ 入库

3. 工艺关键点

工序	生产过程质量控制项目
领料、称量	名称、数量
净选	杂质、异物、非药用部分
煅制	温度、时间
轧碎	块大小，均匀度
包装	包装数量、物料标卡、封口严密性

4. 思考题
石膏煅制前后对药效有何影响？

5. 知识拓展
生石膏的主要成分为含水硫酸钙，加热至 80～90℃开始失水，225℃时可全部脱水转化成煅石膏。研究发现煅石膏中 H$_2$O 的吸收峰消失，煅制后 Ca、Mg、Zn、Na 元素的溶出明显增加，Al、Se 元素的溶出明显减少。
煅石膏能促进大鼠伤口成纤维细胞和毛细血管的形成，加快肉芽组织的增生，促进皮肤伤口的愈合，具有生肌作用。此外，煅石膏还具有抗炎消肿和镇痛作用。

煅 石 决 明

【药材来源】 本品为鲍科动物杂色鲍 *Haliotis diversicolor* Reeve、皱纹盘鲍 *Haliotis discus hannai* Ino、羊鲍 *Haliotis ovina* Gmelin、澳洲鲍 *Haliotis ruber*（Leach）、耳鲍 *Haliotis asinina* Linnaeus 或白鲍 *Haliotis laevigata*（Donovan）的贝壳。

【炮制方法】 取净石决明碾成小块，置煅药炉内，控制温度和时间，煅至灰白色或青白色质地酥脆时，取出放凉，碾碎。

【质量要求】 煅石决明为不规则的碎块或粗粉。灰白色无光泽，质酥脆，断面呈层状。本品含碳酸钙（$CaCO_3$）不得少于95.0%。

【炮制作用】 石决明味咸，性寒，归肝经。具有平肝潜阳、清肝明目的功效。生石决明偏于平肝潜阳。煅石决明咸寒之性降低，平肝潜阳的功效缓和，增强了固涩收敛、明目的作用。煅后质地酥松，便于粉碎，利于煎出有效成分。用于目赤、翳障、青盲雀目、痔漏成管等症。

案例 10-3 石决明煅制工艺

1. 工艺描述及工艺参数

（1）净选：将石决明原药材摊在拣选台上，除去药材中的杂质、异物、非药用部位。

（2）煅制：打开煅药炉，设定好温度和时间。取石决明砸成小块置程控煅药炉内，加热煅至灰白色质地酥脆，取出倒入不锈钢凉药盘中摊晾，用破碎机将药物轧成碎块。

（3）轧碎：将煅好的石决明轧碎至大小均匀。

（4）包装：煅石决明饮片按每包装袋1 kg称重，装入相应的塑料包装袋内，封口，贴上标签。

2. 工艺流程图（※为质量控制点）

取石决明原药材 —合格品→ 净选 —除杂※→ 煅制 —温度※/时间※→ 轧碎 —大小均匀※→ 中间站

—QA监控/QC检验→ 包装 —装袋称量/封口贴签→ 成品 —QA监控/QC检验→ 入库

3. 工艺关键点

工序	生产过程质量控制项目
领料、称量	名称、数量
净选	杂质、异物、非药用部分
煅制	温度、时间
轧碎	块大小、均匀度
包装	包装数量、物料标卡、封口严密性

4. 思考题

石决明煅制的目的是什么？

5. 知识拓展

石决明煅制后，水煎液中的钙含量明显增加。煅制对外观性状、质地、成品得率、总钙含量和煎出量、成分煎出率、微量元素含量均有一定影响。研究发现，煅石决明总钙含量和可溶性钙含量随加工温度提高而上升，在300℃时含量显著增加，综合认为石决明煅制温度在250～350℃为宜。

煅 磁 石

【药材来源】 本品为氧化物类矿物尖晶石族磁铁矿，主含四氧化三铁（Fe_3O_4）。

【炮制方法】 取净磁石砸成小块，置煅药炉内，控制温度和时间，煅制红透立即取出，醋淬至质地酥脆，碾成粗粉。每100 kg磁石，用醋30 kg。

【质量要求】 煅磁石为不规则碎块或颗粒，表面黑色，质硬而酥，无磁性，有醋香气。本品含铁（Fe）不得少于 45.0%。

【炮制作用】　磁石味咸，性寒，入肝、心、肾经。具有平肝潜阳，聪耳明目，镇惊安神，纳气平喘的功效。生磁石偏于平肝潜阳、镇静安神；煅淬后，聪耳明目、补肾纳气作用增强，缓和重镇安神的功效，且质地松脆，易于粉碎和有效成分的煎出。煅淬后用于耳鸣、耳聋、视物昏花、白内障、肾虚气喘、遗精等症。

案例 10-4　　　　　　　磁石煅制工艺

1. 工艺描述及工艺参数

（1）净选：将磁石原药材摊在拣选台上，除去药材中的杂质、异物、非药用部位。

（2）煅制：打开煅药炉，设定好温度和时间。取净磁石块砸成小块，置煅药炉内，煅至红透。

（3）淬制：取煅制好的磁石趁热倒入醋，反复煅至质地酥脆。取出倒入不锈钢凉药盘中摊晾。

（4）轧碎：将煅好的磁石轧碎至大小均匀。

（5）包装：煅磁石饮片按每包装袋 1kg 称重，装入相应的塑料包装袋内，封口，贴上标签。

2. 工艺流程图（※为质量控制点）

取磁石原药材 —合格品→ 净选 —除杂※→ 煅制 —温度※/时间※→ 淬制 —次数※→ 轧碎 —大小均匀※→ 中间站 —QA监控/QC检验→ 包装 —装袋称量/封口贴签→ 成品 —QA监控/QC检验→ 入库

3. 工艺关键点

工序	生产过程质量控制项目
领料、称量	名称、数量
净选	杂质、异物、非药用部分
煅制	温度、时间
淬制	次数
轧碎	块大小、均匀度
包装	包装数量、物料标卡、封口严密性

4. 思考题

煅淬的次数与哪些因素有关？醋淬对磁石化学成分和药效有何影响？

5. 知识拓展

磁石经火煅醋淬后砷含量显著降低，且粉碎粒度越小，越易除去砷。磁石中亚铁离子含量煅淬品高于生品，且与煅淬次数成正比。以炮制时间、炮制温度、煅淬次数为考察因素，以水溶性铁、重金属（铜、镉、汞、铅）和有害元素（砷）的溶出量为评价指标，磁石火煅醋淬最佳炮制工艺为：600℃，煅制 0.5 h，醋淬 3 次。

煅 炉 甘 石

【药材来源】　本品为碳酸盐类矿物方解石族菱锌矿，主含碳酸锌（$ZnCO_3$）。

【炮制方法】　取净炉甘石小块，置煅药炉内，控制温度和时间，煅至红透，取出，立即倒入水中浸淬，搅拌，倾取混悬液，残渣沥干再煅烧、水淬。反复多次，去渣，合并混悬液，静置，倾去上清液，干燥，研成细粉。

【质量要求】　煅炉甘石为白色、淡黄色或粉红色粉末，体轻，质松软而细腻光滑。气微，味微涩。本品含氧化锌（ZnO）不得少于 56.0%。

【炮制作用】 炉甘石味甘，性平，归肝、脾经。具有解毒明目退翳、收敛止痒敛疮的功效。炉甘石一般不用生品；经煅淬水飞后，质地细腻纯洁，适宜于眼科及外敷用，消除了由于颗粒粗糙造成的对局部黏膜的刺激性。用于目赤肿痛，眼缘赤烂，翳膜胬肉，溃疡不敛，脓水淋漓，湿疮，皮肤瘙痒等。

案例 10-5   **炉甘石煅制工艺**

1. 工艺描述及工艺参数

（1）净选：将炉甘石原药材摊在拣选台上，除去药材中的杂质、异物、非药用部位。

（2）煅制：打开煅药炉，设定好温度和时间。取炉甘石砸成小块置程控煅药炉内，加热煅烧至红透。

（3）淬制：取煅制好的炉甘石趁热立即倒入水中浸淬，搅拌倾取混悬液，残渣沥干再煅烧、水淬。反复 3～4 次，去渣，合并混悬液，静置，倾去上清液，干燥。

（4）轧碎：将干燥好的煅淬炉甘石混悬液研成细粉。

（5）包装：煅炉甘石饮片按每包装袋 1 kg 称重，装入相应的塑料包装袋内，封口，贴上标签。

2. 工艺流程图（※为质量控制点）

取炉甘石原药材 —合格品→ 净选 —除杂※→ 煅制 —温度※ 时间※→ 淬制 —次数※→ 轧碎 —大小均匀※→

中间站 —QA监控 QC检验→ 包装 —装袋称量 封口贴签→ 成品 —QA监控 QC检验→ 入库

3. 工艺关键点

工序	生产过程质量控制项目
领料、称量	名称、数量
净选	杂质、异物、非药用部分
煅制	温度、时间
淬制	次数
轧碎	粒度，均匀度
包装	包装数量、物料标卡、封口严密性

4. 思考题

炉甘石经煅淬得到细粉的原理是什么？其细粉的粒度范围是多少？

5. 知识拓展

X 射线衍射分析结果表明，生炉甘石由菱锌矿、水锌矿、方解石及白云石等矿物组成；煅后菱锌矿、水锌矿转化为氧化锌，方解石、白云石仍留在其中。炉甘石中主要组成矿物菱锌矿、水锌矿都易溶于酸。

炉甘石主要成分为碳酸锌，煅制使其分解为氧化锌，粒径变小。煅炉甘石抑菌活性取决于氧化锌含量高低与粒径大小，其含量越高、粒径越小，抑菌活性越强。煅制水飞后能降低铅含量，故能降低毒性。

煅 紫 石 英

【药材来源】 本品为氟化物类矿物萤石族萤石，主含氟化钙（CaF_2）。

【炮制方法】 取净紫石英小块，置煅药炉内，控制温度和时间，煅至红透后醋淬，反复多次，至质地酥脆，取出放凉。每 100 kg 紫石英，用醋 30 kg。

【质量要求】 煅紫石英为不规则碎块或粉末。表面黄白色、棕色或紫色，无光泽，质酥脆，有醋香气，味淡。本品含氟化钙（CaF_2）不得少于 80.0%。

【炮制作用】 紫石英味甘，性温。归心、肺、肾经。具有镇心安神、温肾暖宫、温肺平喘的功效。生紫石英偏于镇心安神，多用于心悸易惊，失眠多梦。煅紫石英质地松脆，便于粉碎，易于煎出有效成分，温肺降逆、散寒暖宫力强，多用于肺虚寒咳，宫冷不孕等。

案例 10-6 　　　　　　　　　　　　**紫石英煅制工艺**

1. 工艺描述及工艺参数

（1）净选：将紫石英原药材摊在拣选台上，除去药材中的杂质、异物、非药用部位。

（2）煅制：打开煅药炉，设定好温度和时间。取紫石英砸成小块置程控煅药炉内，加热煅烧至红透。

（3）淬制：取煅制好的紫石英趁热倒入醋中淬制，反复煅至质地酥脆。取出倒入不锈钢凉药盘中摊晾。

（4）轧碎：将煅好的紫石英轧碎至大小均匀。

（5）包装：煅紫石英饮片按每包装袋 1 kg 称重，装入相应的塑料包装袋内，封口，贴上标签。

2. 工艺流程图（※为质量控制点）

取紫石英原药材 —合格品→ 净选 —除杂※→ 煅制 —温度※ 时间※→ 淬制 —次数※→ 轧碎 —大小均匀※→

中间站 —QA监控 QC检验→ 包装 —装袋称量 封口贴签→ 成品 —QA监控 QC检验→ 入库

3. 工艺关键点

工序	生产过程质量控制项目
领料、称量	名称、数量
净选	杂质、异物、非药用部分
煅制	温度、时间
淬制	次数
轧碎	块大小，均匀度
包装	包装数量、物料标卡、封口严密性

4. 思考题

紫石英煅淬后为什么颜色会变白？

5. 知识拓展

紫石英火煅醋淬后沿一定裂解方向裂成小块，质地酥脆，便于粉碎，因此临床常用煅紫石英入药。还有研究表明紫石英煅制后有效成分钙离子含量增加，有害元素如铅、砷、汞含量减少。

莲 房 炭

【药材来源】 本品为睡莲科植物莲 *Nelumbo nucifera* Gaertn. 的干燥花托。

【炮制方法】 取净莲房，切碎，置煅药锅内，控制温度和时间，煅至符合要求时，取出，放凉。

【质量要求】 莲房炭为不规则的方块，表面焦黑色，内部棕褐色。质轻松，味微涩。

【炮制作用】 莲房味苦涩，性温。归肝经。具有化瘀止血的功效。用于崩漏，尿血，痔疮出血，产后瘀阻，恶露不尽。莲房煅炭后可增强其收敛止血作用，用于崩漏，月经过多，便血，尿血等。

案例 10-7　　　　　　　　　　莲房煅制工艺

　1. 工艺描述及工艺参数

　（1）净选：将莲房原药材摊在拣选台上，除去药材中的杂质、异物、非药用部位。

　（2）切制：将净莲房大小分开，按切药机标准操作规程，切制成块。

　（3）煅制：打开煅药炉，设定好温度和时间。取莲房碎块，置煅药机内，密闭煅至黑色质松时，取出，倒入不锈钢凉药盘中摊凉。

　（4）包装：莲房炭饮片按每包装袋 1 kg 称重，装入相应的塑料包装袋内，封口，贴上标签。

　2. 工艺流程图（※为质量控制点）

取莲房原药材 $\xrightarrow{\text{合格品}}$ 净选 $\xrightarrow{\text{除杂※}}$ 切制 $\xrightarrow{\text{大小均匀※}}$ 煅制 $\xrightarrow{\substack{\text{温度※}\\\text{时间※}}}$ 中间站

$\xrightarrow{\substack{\text{QA监控}\\\text{QC检验}}}$ 包装 $\xrightarrow{\substack{\text{装袋称量}\\\text{封口贴签}}}$ 成品 $\xrightarrow{\substack{\text{QA监控}\\\text{QC检验}}}$ 入库

　3. 工艺关键点

工序	生产过程质量控制项目
领料、称量	名称、数量
净选	杂质、异物、非药用部分
切制	规格大小
煅制	温度、时间
包装	包装数量、物料标卡、封口严密性

　4. 思考题

　莲房炭煅制时有哪些注意事项？

　5. 知识拓展

　莲房经煅炭和炒炭后，金丝桃苷含量较生品依次降低 91.54% 和 87.69%，槲皮素含量较生品依次增加 97.96% 和 108.16%。槲皮素具有止血作用，莲房制炭后止血作用增强可能与槲皮素含量增加有关。

第十一章　蒸煮焯及复制

学习目标
1. 掌握　蒸、煮、焯及复制的操作方法、常用设备及注意事项。
2. 熟悉　蒸、煮、焯及复制的成品质量。
3. 了解　蒸、煮、焯及复制的含义、原理及目的。

蒸、煮、焯法为一类"水火共制"法。在炮制过程中，既需用清水或液体辅料，又需用火加热。某些中药虽用固体辅料，但操作时仍需用水来进行蒸煮。而复制法是将净选后的药物加入一种或数种辅料，按规定操作程序，反复炮制的方法。部分药物从古至今有几十种复制的方法，其工艺和辅料等多不一致，具有地方炮制特色。

第一节　蒸煮焯及复制技术

一、蒸煮焯及复制目的

1. 蒸制目的
（1）改变药物性能，扩大用药范围：如地黄等。
（2）减少副作用：如大黄、黄精等。
（3）保存药效，利于贮存：如桑螵蛸等。
（4）便于软化切片：如木瓜、天麻等。

2. 煮制目的
（1）消除或降低药物的毒副作用：如川乌等。
（2）清洁药物：如珍珠等。

3. 焯制目的
（1）除去非药用部分：如苦杏仁等。
（2）分离不同的药用部位：如白扁豆、扁豆衣等。

4. 复制目的
（1）降低或消除药材的毒性：如天南星生品多外用，经白矾、生姜复制后，毒性降低可增加其燥湿化痰的功效。
（2）增强疗效：如白附子用白矾、生姜复制后，增强了祛风逐痰的功效。

二、蒸煮焯及复制方法

1. 蒸制方法　蒸制是利用水蒸气加热药物至一定程度的方法。将待蒸的药物漂洗干净，并大小分开，质地坚硬者可先用水浸润 1~2 h 以改善蒸的效果。用液体辅料同蒸者，可利用该辅料润透药物，然后将洗净润透或拌匀辅料后润透的药物，置笼屉或铜罐等蒸制容器内，隔水加热至所需程度取出。蒸制时间一般视药物性质而有所不同，短者 1~2 h，长者数十小时，有的要求反复蒸制。

2. 煮制方法　煮制是利用水或药汁的温度加热药物至一定程度的方法。历代医家认为煮法是降低毒性最理想的炮制方法，故有"水煮三沸，百毒俱消"之说。煮制的操作方法因各药物的性质、辅料来源及炮制要求不同而异，分为以下 3 种方法。

（1）清水煮：药物浸泡至内无干心，置适宜容器内，加水没过药面，武火煮沸，改用文火煮至内无白心，取出，切片，如乌头。或加水武火煮沸，投入净药材，煮至一定程度，取出，闷润至内外湿度一致，切片，如黄芩。

（2）药汁煮或醋煮：净药材加药汁或醋拌匀，加水没过药面，武火煮沸，改用文火煮至药透汁尽，取出，切片，干燥。如醋莪术，甘草水煮远志。

（3）豆腐煮：将药物置豆腐中，放置于适宜容器中，加水没过豆腐，煮至规定程度，取出放凉，除去豆腐。适量加水，中途需加水时，应加开水。其工艺程序及要求如下：先将待煮药物大小分开，淘洗干净后备用。再将药物放入锅中，用辅料者可同时加入（或稍后加入），加水加热至沸，一般要求在 100 ℃条件下较长时间加热，可以先用武火后用文火。一般煮至无白心，刚透心为度。若用辅料起协同作用，则辅料汁液应被药物吸尽。

3. 焯制方法　焯制是在沸水中短时间浸煮，通过加热破坏一些药物中的酶，同时也通过热胀冷缩使种仁与种皮分离。

先将多量清水加热至沸，再把药物连同具孔盛器（如笊篱、漏勺等），一起投入沸水中，翻烫 5～10 min，加热烫至种皮由皱缩到膨胀，种皮易于挤脱时，立即取出，浸漂于冷水中短暂时间，捞起，搓开种皮、种仁，晒干，簸去或筛去种皮。

4. 复制方法　复制法是采用多种辅料或多种工艺结合共同处理药物。多用于有毒中药的炮制，例如，天南星、半夏、白附子的复制法炮制，采用辅料白矾浸泡或煮制的方法，取其防腐、解毒的作用，以防止药物浸漂时腐烂，同时可降低药物的毒性，增强炮制品祛风痰、燥痰的作用。

三、蒸煮焯及复制质量要求

1. 蒸制质量要求　蒸制品应色泽黑润，内无生心，未蒸熟者不得超过 3%；含水分不得超过 13%。

2. 煮制质量要求　煮制品应煮透至内无干心，未煮透的不得超过 2%。

3. 焯制质量要求　焯制品含药屑、杂质不得超过 1%。

4. 复制质量要求　复制法根据饮片规格种类不同，炮制方法不同。煮制品未煮透者不得超过 2%；有毒药材应煮透，水分含量不得超过 13%；药汁煮品含药屑、杂质不得超过 2%。

第二节　蒸煮焯及复制设备

一、蒸　药　箱

1. 基本结构　图 11-1 是蒸药箱结构示意图及实物图。药材由料筐和小车装载，料筐壁面开有小孔，便于通气，易于蒸透。箱体为侧开门结构，外部的大车用于装载小车和料筐，便于物料进出。在箱体底部有一蒸汽管、水槽及加热元件。采用外部蒸汽蒸制药材，蒸汽直接通过蒸汽管注入蒸药箱进行蒸制，此法只能用于清蒸。采用内部蒸汽蒸制药材，由加热元件加热箱体底部水槽内液态水产生的蒸汽进行蒸制，此法可用于清蒸或辅料蒸制。箱体顶部的出气孔用于排出空气和多余的蒸汽。

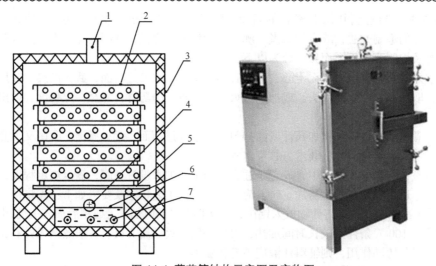

图 11-1 蒸药箱结构示意图及实物图

1. 出气孔；2. 料筐；3. 外壳；4. 蒸汽管；5. 小车；6. 水槽；7. 加热管

2. 操作与特点

（1）操作：①接通电源，打开进水阀，设定蒸制时间、恒温温度（100℃），关闭排污阀和球阀，拨动开机按钮，开始蒸制；②待药物蒸透或蒸至规定程度时关机，关闭进水阀；③冷却后，将蒸制好的产品取出。

（2）特点：采用蒸汽直接加热由料筐装载的物料，热效率高、易于蒸透。电热或电汽两用蒸药箱配套水位、温度自动控制系统；蒸汽或电汽两用蒸药箱配套减压阀、安全阀、压力表、温度表，便于控制，避免发生意外。大小车装载物料，从箱体的正面进出，小车不落地，便于操作，符合 GMP 要求。

（3）蒸药箱使用注意与保养：①本机的箱体不得承受压力。不能直接用水来浸润药材。②蒸药或煮药结束后，均应先把箱体内的热水通过排污阀排掉后，等待一定时间后再缓慢打开机门，防止箱体内高温的蒸汽喷出伤害操作人员。③严禁电加热管不浸水加热。在一个蒸药过程中，如需从蒸汽方式转换为电加热方式，应开启排污阀门或打开箱体的机门一定时间，以减少密闭箱体内的蒸汽量或降低蒸汽的温度，这样可以避免高温蒸汽遇冷水后冷凝使箱体产生负压的情况。④设备外壳必须可靠接地，避免发生意外事故。⑤严格遵守维护和保养制度，机器每年应作一次保养。⑥认真执行安全操作规程，加强安全教育，做好生产安全工作，防止意外发生。

3. 适用范围　用于中药材或其他农产品的蒸、煮加工。

二、可倾式蒸煮锅

1. 基本结构　图 11-2 为可倾式蒸煮锅结构示意图及实物图。由锅体、蒸汽夹套、保温层、阀门系统等组成。

2. 操作及特点

（1）操作：药物直接装载于锅体内，蒸煮完毕锅转动 90°可排出药物，锅体顶部的出气孔用于排出空气和多余的蒸汽。蒸制时，开启蒸汽阀，蒸汽进入锅体进行蒸制。煮制时，将一定量的水注入锅体内，开启蒸汽阀或夹套蒸汽阀，或者同时开启蒸汽阀和夹套蒸汽阀，以便加温快速、温度均匀，由蒸汽加热水和药物进行煮制，此法可用于清水或加辅料煮制。

（2）特点：具有保温结构和锅体翻转防滑装置，能耗低、操作安全，夹套与蒸汽直接加热兼备。蒸煮锅具有受热面积大、热效率高、加热均匀、液料沸腾时间短、加热温度容易控制等特点。

蒸煮锅内层锅体采用耐酸耐热的不锈钢制造，配有压力表和安全阀，外形美观、安装容易、操作方便、安全可靠。

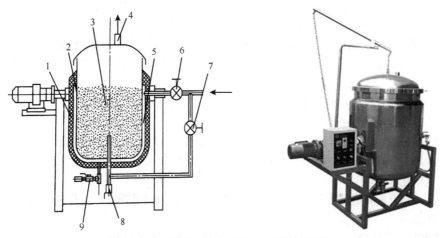

图 11-2 可倾式蒸煮锅结构示意图及实物图

1. 保温层；2. 锅体；3. 物料；4. 排气孔；5. 蒸汽夹套；6. 夹套蒸汽阀；7. 蒸汽阀；8. 药液阀；9. 疏水阀

3. 使用注意事项

（1）使用蒸汽不得长时间超过定额工作压力。

（2）进汽时应缓慢开启进汽阀，直到所需压力为止，冷凝水出口处的截止阀如装有疏水器，应始终将阀门打开；如无疏水器，则先将阀门打开直至有蒸汽溢出时再将阀门关小，开启程度保持在有少量水汽溢出为止。

（3）对安全阀，用户可根据自己使用蒸汽的压力自行调整。

（4）蒸煮锅在使用过程中，应经常注意蒸汽压力的变化，用进汽阀适时调整。

（5）停止进汽后，应将锅底的直嘴旋塞开启，放完余水。

（6）每次使用前应在各转动部位加机油。

4. 适用范围 用于中药材的蒸、煮加工。

三、蒸汽夹层锅

1. 基本结构 图 11-3 是蒸汽夹层锅结构示意图及实物图。设备由夹层锅和支架等组成，夹层锅为半球形双层钢制锅体，外壁上安装有压力表、温度计、进出蒸汽口和排水阀，内壁上标有容量刻度。

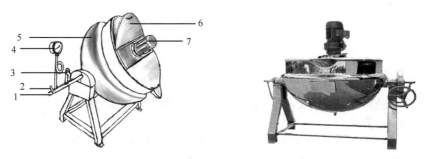

图 11-3 蒸汽夹层锅结构示意图及实物图

1. 同心轴；2. 蒸汽阀门；3. 放气口；4. 压力表；5. 蒸汽夹层；6. 锅盖；7. 搅拌电机

2. 操作及特点

（1）操作

1）蒸法：取净药材与适量液体辅料置不锈钢缸内，拌匀、密闭。每 20 min 翻一次，待辅料液吸尽后，放入夹层锅内由三角架支起的不锈钢带孔的圆盘上，盖好钢盖。从底部放入适量的清水，打开进汽阀门，并使锅内保持 0.05 MPa 的压力。30 min 后开锅，观察药材内部的变化情况，若未蒸透，继续加热至成品质量要求，然后关闭进汽阀，打开出口将水排尽，稍凉后取出炮制品，切厚片，干燥。

2）煮法：将净药材投放至锅内，加入水或其他液体辅料。打开进汽阀门，煮沸，控制锅内气压，待煮至要求程度时，出锅，烘干或晒干。

3）燀法：将锅内加入多量清水，开大进汽阀，待水沸腾后，取体积相当于水量 1/4 的药材，装入宽大的纱布口袋内，投入锅中。将燀至皱缩的种皮舒展，手捻易脱落时，提出口袋，将炮制品倒入凉水盆中稍浸。

（2）特点：该设备具有操作简单、易于控制温度和保证炮制品质量、工作效率高、经济实用、清洁卫生等特点。

3. 适用范围　广泛应用于中药材的蒸、煮、燀制，也可用于复制法。

四、回转式蒸药机

1. 基本结构　图 11-4 是回转式蒸药机结构示意图及实物图。该设备主要由支架、罐体及动力传动机构等部分组成。该机是一种回转式的真空压力容器，中间同心轴穿过，同心轴为一中空管，其间可以穿过蒸汽管、液体辅料管等，同时罐体可以绕心轴旋转，利用旋转的动态原理，使物料在罐内受热时不断翻动，达到蒸制药材和烘干药材的目的。

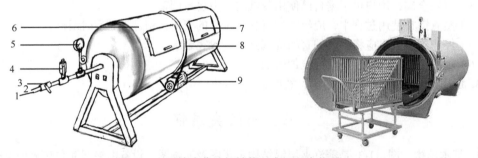

图 11-4　回转式蒸药机结构示意图及实物图

1. 同心轴；2. 蒸汽管；3. 蒸汽阀门；4. 放气口；5. 压力表；6. 罐体；7. 进料口；8. 导轨；9. 电动机

2. 操作与特点

（1）操作

1）拌料、蒸制：取定量药材，用加料机加入罐中；液体辅料（黄酒等）通过计量后，打开阀门由液体进口流入罐内。然后启动电机，使罐体旋转（转速为 2～15 r/min），药材、辅料在罐内做相对运动。10 min 后，药材、辅料即可充分混合，罐停止转动，静置，闷润至辅料液被吸尽，开启夹层套的蒸汽进口，保持温度，并每隔 0.5 h 使罐体旋转一次（每次约 5 min）。经 4～6 h，即可达到药材蒸制的要求。

2）干燥、出料：蒸好后的炮制品不必出罐，继续使罐体旋转，同时开启夹层蒸汽进口和真空进口，维持绝对压力 16 kPa。经 5～8 h，即可达到炮制品干燥的目的。出料时，开启罐门，物料放入车内（或容器内），转入下道工序。若有出料困难，可开启压缩空气进口，向罐内略通空气（控制在表压 5 kPa），物料即可放出。

（2）特点

1）功能齐全，一机多用：由于罐体采用了回转式结构原理，物料在罐内处于动态状况下受热，不至于出现"夹生"或"太过"现象。另外在加热方式上，采用了直通蒸汽和夹层蒸汽两种加热方式，可供生产中灵活选用。

2）进料、出料方便，减轻了劳动强度：罐门均采用快开形式，进料用加料机或从楼层投料；出料用料车、移动式容器或其他输送机构等接转，均比较方便。

3）采用变速传动机构：变速范围 2～15 r/min，可根据不同品种或功能（如拌料、蒸药、干燥、洗罐）上的需要，进行选择。

3. 适用范围 适用于何首乌、地黄、黄精等药材的蒸制。

五、卧式热压灭菌柜

1. 基本结构 图 11-5 是卧式热压灭菌柜结构示意图及实物图。该柜主要由活动格车、搬运车、蒸汽控制阀、蒸汽旋塞、排气口和夹套回气装置等组成。柜顶部装有压力计两只，一只指示夹层蒸汽的压力，另一只指示柜室的压力。两压力计的中间为蒸汽控制阀。柜底部装有排气口，在排气口上装有温度计及夹套回气装置。

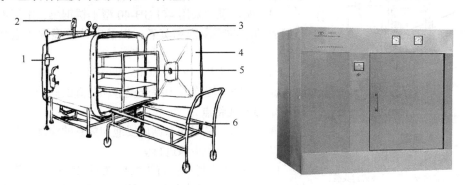

图 11-5 卧式热压灭菌柜结构示意图及实物图

1. 蒸汽阀门；2. 放气口；3. 压力表；4. 柜门；5. 活动格车；6. 搬运车

2. 操作与特点

（1）操作

1）装料：使用前，将柜室内用刷子刷净。先开启蒸汽旋塞，使蒸汽通入夹套中加热约 10 min，夹层压力逐渐上升至蒸制时所需压力。在开蒸汽旋塞的同时，将待蒸制的药物置铁丝篮中或不锈钢容器内，排列于格车架上，借搬运车推入柜室，关闭柜门，并将门闩紧。

2）蒸制：待夹层加热完成后，将蒸汽控制阀上的刻度线转至对准"消毒"两字的线上。此后应留意温度计，当温度上升到所需温度时，此时刻线定为蒸药开始的时间，柜室压力计应固定在相应的压力。

3）出料：在到达蒸制时间后，先关闭蒸汽，将蒸汽控制阀的刻线转至对准"排气"线上。此后开始排气，使柜室压力计上的压力降至"0"点。再将蒸汽控制阀的刻线对准至"关闭"线上，柜门即可开启，将蒸制药物取出。

4）干燥：如需干燥，则在排气完毕后，将蒸汽控制阀对准至"干燥"线上，使柜室压力下降至真空范围内，10～15 min，然后将蒸汽控制阀转至"关闭"线上，开启柜门，即可将干燥的药物取出。

（2）特点

1）由于采用饱和蒸汽，热效率高，穿透力强，缩短了闷润时间和蒸制时间，避免出现"夹生"情况。

2）进料、出料方便，减轻了劳动强度。由于药物置于容器中或网篮上，并有搬运车，出料、进料均比较方便。

3）容量大，适用于大批量生产。

3. 适用范围　适用于液体辅料和药汁蒸制药物的加压工艺生产。

六、动态循环浸泡蒸煮设备

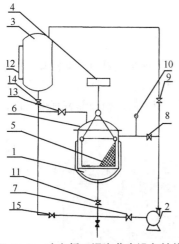

图 11-6　动态循环浸泡蒸煮设备结构
示意图

1. 蒸煮罐；2. 循环泵；3. 计量罐；4. 提升器
械；5. 耐蚀网孔式吊笼；6. 可移式封头盖；
10. 温度计；11. 放液阀；12. 液位计；13. 放
料液阀；7、8、9、14、15. 阀门

1. 基本结构　图 11-6 为动态循环浸泡蒸煮设备结构示意图。该设备主要由蒸煮罐、计量罐、循环泵、电动葫芦、吊笼等部分组成，蒸汽使用饱和蒸汽。

（1）蒸煮罐：采用 K3000 型 500 L 搪玻璃罐，用于毒性中药材的浸泡和蒸煮。

（2）计量罐：采用 K200 型 500 L 搪玻璃罐，用于储备炮制液体辅料。

（3）循环泵：采用 40FGB-40 型不锈钢泵，用于毒性中药材的动态循环浸泡和蒸煮，以及向计量罐输送炮制液体辅料。

（4）电动葫芦：采用 SG05 型电动葫芦，将吊笼放入浸泡蒸煮罐中或从浸泡罐中提起浸泡和蒸煮的药物。

2. 操作及特点

（1）操作：采用动态循环浸泡和蒸煮的炮制工艺，其操作过程可分为 3 个步骤进行。

1）辅料液的制备：首先按标准要求称取适量炮制用辅料，放入吊笼中，在动态循环浸泡蒸煮罐中加入 10 倍于辅料总量的水。启动电动葫芦，将吊笼慢慢放入浸泡蒸煮罐中。开动蒸汽阀，缓缓加热，使罐内的压力不超过 180 kPa，至沸。以后保持微沸，这时罐内压力保持在 20～50 kPa。经 2～5 h 的蒸煮后，使辅料的物质充分浸出，取样检查，口尝辅料几乎无味时，即关闭蒸汽阀，开动不锈钢循环泵，将辅料液打入计量罐中备用。提起吊笼放掉炮制辅料残渣。

2）药物浸泡：称量毒性中药 100～150 kg（根据药物的体积、质地来确定，以吊笼容积的 60%为宜），放入吊笼中，启动电动葫芦，将吊笼放入浸泡蒸煮罐中。随即开动不锈钢循环泵，进行动态循环浸泡 3～4 h。动态循环浸泡时，由于摩擦产生热量，浸泡水的温度不断升高。当罐内温度达到 35℃时，立即停泵，并把浸泡液放掉。接着加同样的水量继续进行动态循环浸泡，操作同前，如此反复，直到药物浸泡至无干心，放掉最后的浸泡液。动态循环浸泡时间的长短是由毒性中药的品种、质地、部位和块大小等确定的，一般为 24～72 h。

3）蒸煮炮制：浸泡至透心后，将制备的辅料液由计量罐倒入放置浸泡品的蒸煮罐中，然后启动蒸汽阀，缓缓加热，至沸后，调小蒸汽阀，保持微沸（罐内压力同前）。当炮制品达到质量标准后，即停止加热，并放掉辅料炮制液。用电动葫芦提起吊笼，放出炮制品。凉透后进行加工切制。晒干或烘干，即得成品。

（2）特点

1）缩短饮片生产周期，提高生产效率：水处理是毒性中药材去毒的常用方法之一。传统的浸泡去毒方法，浸泡时间长，劳动强度大，生产效率低。应用本工艺则可提高生产效率 3～5 倍。

2）减少有效成分的流失，提高饮片质量：传统的毒性中药材水处理方法，由于长时间浸泡会造成有效成分的流失。同时，毒性中药材一般多含蛋白质、淀粉、脂肪等营养物质，在水中浸泡过久，则有利于细菌、霉菌、微生物生长繁殖，以致发生腐烂、霉变、染菌及生虫现象。特别是在夏季长时间浸泡，由于气温及水温较高，药材更易出现发臭、发黏、变味、变色等变质现象，甚至完全失去药用价值。用动态循环浸泡毒性中药材，由于浸泡的时间短，减少了有效成分的流失，也避免了变异现象发生，从而提高了饮片质量和疗效。

3. 适用范围　主要适用于川乌、草乌等毒性中药材的蒸煮制，也可用于半夏、白附子、天南星等的复制法炮制。

七、多功能提取罐

1. 基本结构　图 11-7 是多功能提取罐结构示意图及实物图。该设备主要由罐体、气压门和搅拌杆等组成。

（1）罐体：为夹层钢体，用于药物的浸泡、煎煮。罐体上设有加料口、出料口、进水口、排气口、观察口等。

（2）气压门：位于罐底部，用于控制气压和控制门的开与关。门上有排液管。

（3）搅拌杆：位于罐体内，利用气压可使杆上下移动，达到搅拌药物的目的。

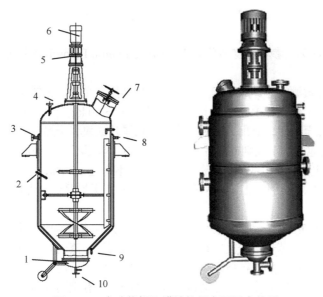

图 11-7　多功能提取罐结构示意图及实物图

1. 出渣门；2. 温度计接口；3. 加热蒸汽进口；4. 进液口；5. 减速机；6. 电动机；7. 加料口；8. 不凝性气体出口；9. 凝料出口；10. 反冲洗接口

2. 操作与特点

（1）操作

1）蒸、煮法：取适量净药物装入罐内，按各药物炮制项下的规定，加入水或液体辅料（清蒸除外），需拌润时，利用强制循环系统对辅料进行循环。蒸、煮时，关闭罐体上的排空阀，通过调节回流循环中气-液分离器上的排空阀，控制罐内压力及残余气体的排放。利用冷凝、回流装置控制辅料的挥散。炮制过程中，可直接向罐内通入蒸汽，以提高药材和辅料的升温速度；需搅拌时，可利用强制循环系统进行循环。需闷润时，可关闭所有排空阀进行润制。炮制达到规定程序后，出料。出料前，可根据需要，通过蒸馏，对炮制品进行初步干燥。如残留余液过多，可通过强制循环，增大受热面积，以利蒸馏。

2）焯法：将药材焯制需要的水量加入罐中，加热至沸，然后迅速加入药材并加热保持微沸。需搅拌时，利用强制循环系统进行循环。达规定程序后，放掉热水，然后按要求或关闭所有排空阀进行闷制，或加入冷水进行冷浸。炮制至规定程度后取出炮制品。

（2）特点

1）开发了多功能提取罐的新用途，为蒸、煮、焯、复制等方法的生产提供了设备，提高了此类炮制品生产的机械化程度。

2）减少炮制过程中辅料的损失，更好地满足药材均匀吸收辅料、润透，以及闷、搅拌、冷浸、隔水加热、迅速升温和迅速离水等工艺要求，避免炮制品质量"太过"或"不及"。

3）提高生产能力，降低劳动强度，改善生产环境，提高生产效率。

4）多功能提取罐并联热水器后，在焯制过程中，可通过放掉先与药材接触而降温的水，来更好地控制温度和时间，保证炮制品质量。

3. 适用范围　适用于中药的蒸、煮、焯，以及复制。

第三节　典型案例

熟地黄

【药材来源】　本品为玄参科植物地黄 *Rehmannia glutinosa* Libosch.的新鲜或干燥块根。

【炮制方法】

（1）取生地黄，加黄酒拌匀，隔水蒸至酒吸尽，显乌黑色光泽，味转甜，取出，晒至外皮黏液稍干，切厚片或块，干燥。每 100 kg 生地黄，用黄酒 30～50 kg。

（2）取生地黄，蒸至黑润，取出，晒至八成干，切厚片或块，干燥。

【质量要求】　熟地黄呈不规则的块片、碎块，大小、厚薄不一。表面乌黑发亮，质滋润而柔软，不易折断，易粘连。味甜或微有酒气。本品水分不得过 15.0%，总灰分不得过 8.0%，酸不溶性灰分不得过 3.0%，水溶性浸出物不得少于 65.0%；按干燥品计，含地黄苷 D（$C_{27}H_{42}O_{20}$）不得少于 0.050%。

【炮制作用】　生地黄味甘，性寒。归心、肝、肾经。具有清热凉血，养阴生津的功能。用于热病烦躁，发斑消渴，骨蒸劳热，吐血、衄血、尿血、崩漏等。蒸制后，熟地黄药性由寒转温，味由苦转甜，功能由清转补。熟地黄质厚味浓，滋腻碍脾。酒制后性转温，主补阴血，且可借酒力行散，起到行药势、通血脉的作用。熟地黄归肝、肾经。具有滋阴补血、益精填髓的功能。用于肝肾阴虚，目昏耳鸣，腰膝酸软，消渴，遗精，崩漏，须发早白。

案例 11-1　　　　　　　　　　　**地黄蒸制工艺**

1. 工艺描述与工艺参数

（1）酒蒸熟地黄工艺描述与工艺参数

1）净选：①挑选：称取地黄原药材置挑选工作台上，人工挑出杂质；②水选：启动循环水洗药机淘洗地黄。

2）酒润：取生地黄加稀释后的黄酒，拌匀，闷润。

3）蒸制：隔水蒸至酒吸尽，显乌黑色光泽，味转甜，取出。晒至外皮黏液稍干。

4）切制：启动往复式切药机，将熟地黄切成规格为 2～4 mm 的厚片。

5）干燥：将熟地黄饮片摊放在烘干箱内，控制温度和时间至干燥。

6）包装：熟地黄饮片按每包装袋 1 kg 称重，装入相应的塑料包装袋内，封口，贴上标签。

（2）清蒸熟地黄工艺描述与工艺参数

1）净选：①挑选：称取地黄原药材置挑选工作台上，人工挑出杂质；②水选：启动循环水洗药机淘洗地黄。

2）蒸制：取生地黄隔水蒸至地黄显乌黑色光泽，味转甜，取出。晒至八成干。

3）切制：启动往复式切药机，将熟地黄切成规格为 2～4 mm 的厚片。

4）干燥：将熟地黄饮片摊放在烘干箱内，控制温度和时间至干燥。

5）包装：熟地黄饮片按每包装袋 1 kg 称重，装入相应的塑料包装袋内，封口，贴上标签。

2. 工艺流程图

（1）酒蒸熟地黄工艺流程图（※为质量控制点）

取地黄原药材 —合格品→ 净选 —除杂、清洗→ 酒润 —温度、时间※→ 蒸制 —温度、时间※→ 切制

厚片 干燥 —温度、时间※→ 中间站 —QA监控/QC检验→ 包装 —装袋称量/封口贴签→ 成品 —QA监控/QC检验→ 入库

（2）清蒸熟地黄工艺流程图（※为质量控制点）

取地黄原药材 —合格品→ 净选 —除杂、清洗→ 蒸制 —温度、时间※→ 切制 厚片 干燥

温度、时间※ 中间站 —QA监控/QC检验→ 包装 —装袋称量/封口贴签→ 成品 —QA监控/QC检验→ 入库

3. 工艺关键点

工序	生产过程质量控制项目
领料、称量	名称、数量
净选	挑拣、大小分档
润药（酒蒸地黄）	黄酒稀释倍数、闷润时间
蒸制	时间
切制	规格大小
干燥	水分、温度、时间、装量
包装	包装数量、物料标卡、封口严密性

4. 思考题

熟地黄应炮制到何种程度？如何控制蒸药机的参数达到其质量要求？

5. 知识拓展

熟地黄一蒸一制测得的毛蕊花糖苷含量最高，随着蒸制次数的增加，毛蕊花糖苷的含量逐渐减少，九蒸九制测得的毛蕊花糖苷含量最低。熟地黄九蒸九晒所得多糖含量最多，九蒸九烘熟地黄多糖含量最少。对蒸制和酒炖熟地黄成分进行比较发现 2 种熟地黄多糖均由甘露糖、半乳糖醛酸、葡萄糖、半乳糖和阿拉伯糖组成，但物质的量比稍有不同，酒炖地黄多糖相对分子质量范围更宽；2 种熟地黄均含有寡糖水苏糖、甘露三糖和蜜二糖，游离单糖葡萄糖、果糖、鼠李糖、甘露糖、半乳糖和阿拉伯糖，酒炖地黄中水苏糖、半乳糖含量显著高于蒸制地黄，葡萄糖、鼠李糖和甘露糖含量均显著低于蒸制地黄；共筛选到 29 个环烯醚萜苷类、苯乙醇苷类和呋喃醛衍生物差异性非糖小分子成分，酒炖地黄中梓醇、益母草苷和地黄苷 D 含量较高，密力特苷和 5-羟甲基糠醛含量较低。

通过 HPLC 法测定发现随酒炖时间延长熟地黄中 5-HMF 含量、还原糖含量升高，最佳酒炖时间为 24 h。以回润水量、蒸制时间、蒸制次数及干燥温度为考察因素，以果糖、葡萄

糖、蔗糖、5-羟甲基糠醛等成分含量的综合评分为指标，采用正交试验优选熟地黄清蒸法和酒炖的最佳炮制工艺，清蒸最佳工艺为：生地黄以 0.4 倍水量回润，常压蒸制 2 次，每次 4 h，并以 80℃烘干；酒炖的最佳炮制工艺为：生地黄以 0.4 倍黄酒回润后，常压蒸制 2 次，每次 4 h，并在 60℃条件下进行干燥。以性状评分及毛蕊花糖苷、5-羟甲基糠醛、水溶性浸出物的含量为指标，以闷润时间、黄酒用量、蒸制时间为考察因素，采用 $L_9(3^4)$ 正交试验优选熟地黄酒炖法炮制工艺参数为：每 100 g 生地黄，加黄酒 50 g，隔水炖制 8 h。

熟地黄乙酸乙酯部位、正丁醇部位和水部位可能含有对体外培养的海马神经干细胞（NSCs）增殖活性成分。熟地黄可以缓解注意缺陷多动障碍（ADHD）大鼠前额叶皮质线粒体肿胀、嵴减少状况，提高测线粒体膜电位（MMP）和细胞内活性氧簇（ROS）水平，减少神经元凋亡降低，对前额叶皮质线粒体结构和功能损伤具有保护作用。

制 何 首 乌

【药材来源】 本品为蓼科植物何首乌 *Polygonum multiflorum* Thunb.的干燥块根。

【炮制方法】

1. 黑豆汁制备 取黑豆 10 kg，加水适量，煮约 4 h，熬汁约 15 kg；黑豆渣再加水煮 3 h，熬汁约 10 kg，合并得黑豆汁约 25 kg。

2. 蒸制 取何首乌片或块，用黑豆汁拌匀；置非铁质的适宜容器内，蒸至汁液吸尽，药物呈棕褐色，或用清蒸法，反复蒸制，至内外均成棕褐色，或晒至半干，切片，干燥，取出。

每 100 kg 何首乌片（块），用黑豆 10 kg。

【质量要求】 制何首乌呈不规则皱缩状的块片，厚约 1 cm，表面黑褐色或棕褐色，凹凸不平，质地坚硬，断面角质样，棕褐色或黑色。气微，味微甘而苦涩。本品水分不得过 12.0%，总灰分不得过 9.0%；醇溶性浸出物不得少于 5.0%；按干燥品计，含 2,3,5,4'-四羟基二苯乙烯-2-*O*-β-*D*-葡萄糖苷（$C_{20}H_{22}O_9$）不得少于 0.70%，含游离蒽醌以大黄素（$C_{15}H_{10}O_5$）和大黄素甲醚（$C_{16}H_{12}O_5$）的总量计，不得少于 0.10%。

【炮制作用】 何首乌味苦、甘、涩，性温。归肝、心、肾经。生首乌苦泄性平兼发散，具有解毒消肿、润肠通便、截疟的功能。用于瘰疬疮痈，风疹瘙痒，肠燥便秘，久疟不止等。经黑豆汁拌蒸后，味转甘厚而性转温，增强了补肝肾、益精血、乌须发、强筋骨的作用，用于血虚萎黄，眩晕耳鸣，须发早白，腰膝酸软，肢体麻木，崩漏带下，久疟体虚等。

案例 11-2 何首乌蒸制工艺

1. 工艺描述与工艺参数

（1）黑豆汁蒸何首乌工艺描述与工艺参数

1）净选：除去杂质，挑取大小均匀的何首乌原药材。

2）切制：将净何首乌大小分档，按切药机操作规程，切制成块状。

3）制备黑豆汁：取黑豆 10 kg，加水适量，煮约 4 h，熬汁约 15 kg；黑豆渣再加水煮 3 h，熬汁约 10 kg，合并得黑豆汁约 25 kg。

4）黑豆汁润：取大小均匀的何首乌饮片加定量的黑豆汁，拌匀，闷润。

5）蒸制：隔水蒸至黑豆汁吸尽，内外均呈棕褐色时，取出。

6）干燥：将制何首乌饮片摊放在烘干箱内，控制温度和时间至干燥。

7）包装：制何首乌饮片按每包装袋 1 kg 称重，装入相应的塑料包装袋内，封口，贴上标签。

（2）清蒸何首乌工艺描述与工艺参数

1）净选：除去杂质，挑取大小均匀的何首乌原药材。

2）切制：将净何首乌大小分档，按切药机操作规程，切制成块状。

3）蒸制：隔水蒸至何首乌内外均呈棕褐色时，取出。

4）干燥：将制何首乌饮片摊放在烘干箱内，控制温度和时间至干燥。

5）包装：制何首乌饮片按每包装袋 1 kg 称重，装入相应的塑料包装袋内，封口，贴上标签。

2. 工艺流程图

（1）黑豆汁蒸何首乌工艺流程图（※为质量控制点）

取何首乌原药材 ──合格品──→ 净选 ──大小分档──→ 切制 ──规格※──→ 制备黑豆汁 ──────→ 黑豆汁润 ──时间※──→ 蒸制 ──时间※──→ 干燥 ──温度、时间※──→ 中间站 ──QA监控／QC检验──→ 包装 ──装袋称量／封口贴签──→ 成品 ──QA监控／QC检验──→ 入库

（2）清蒸何首乌工艺流程图（※为质量控制点）

取何首乌原药材 ──合格品──→ 净选 ──大小分档──→ 切制 ──规格※──→ 蒸制 ──时间※──→ 干燥 ──温度、时间※──→ 中间站 ──QA监控／QC检验──→ 包装 ──装袋称量／封口贴签──→ 成品 ──QA监控／QC检验──→ 入库

3. 工艺关键点

工序	生产过程质量控制项目
领料、称量	名称、数量
净选	挑拣、大小分档
切制	规格大小
润药	黑豆汁的量、闷润时间
蒸制	时间
干燥	水分、温度、时间、装量
包装	包装数量、物料标卡、封口严密性

4. 思考题

何首乌蒸制的目的是什么？如何保证制何首乌临床使用安全、有效？

5. 知识拓展

何首乌中含有蒽醌衍生物、二苯乙烯苷、卵磷脂、淀粉、脂肪等成分。现代研究表明，游离蒽醌衍生物具有补益作用，能抑制肠道对胆固醇的再吸收。二苯乙烯苷具有降胆固醇和保肝作用。卵磷脂是构成神经组织，特别是脑脊髓的主要成分，具有良好的滋补作用，能升血糖、抗衰老，还有减轻动脉粥样硬化的作用。随着蒸制时间延长，何首乌中总蒽醌、结合蒽醌含量逐渐降低，游离蒽醌逐渐增加，致泻作用减弱。制何首乌中磷脂类成分和糖的含量增加，补益作用更加突出。生首乌有致泻的副作用，制何首乌可以增加小鼠免疫器官的重量，对免疫抑制剂引起的白细胞下降和脏器重量下降有对抗作用。制何首乌温水浸液能使切除肾上腺饥饿小鼠的肝糖原升高。制何首乌水煎液能明显提高小鼠全血及脑组织 SOD 的活性，加速体内脂质过氧化物的清除，减少自由基对组织细胞的损害。结合外观、化学成分含量和药理作用，现代工艺研究认为常压下蒸制 32 h 为好。将何首乌传统炮制工艺改为蒸汽压力锅清蒸法，可使工作效率提高而成本降低，但对于何首乌活性成分及药理作用的影响有待于进一步研究。

酒 萸 肉

【药材来源】 本品为山茱萸科植物山茱萸 *Cornus officinalis* Sieb.et Zucc.的干燥成熟果肉。

【炮制方法】 取净山萸肉，置适宜容器内，用黄酒拌匀，闷润至吸尽，放入蒸药箱内隔水加热蒸制，控制温度和时间，蒸至山萸肉呈黑色时取出，将山萸肉摊放在干燥箱内干燥。每 100 kg 山萸肉，用黄酒 20 kg。

【质量要求】 酒萸肉表面显紫黑色，质滋润柔软，微有酒气。本品水分不得过 16.0%，总灰分不得过 6.0%；水溶性浸出物不得少于 50.0%；按干燥品计，含莫诺苷（$C_{17}H_{26}O_{11}$）和马钱苷（$C_{17}H_{26}O_{10}$）的总量不得少于 0.70%。

【炮制作用】 山茱萸味酸、涩，性微温。归肝、肾经。具有补益肝肾、涩精固脱的功能。山茱萸生品敛阴止汗力强，多用于自汗，盗汗，遗精，遗尿。酒蒸制后借酒力温通，助药势，降低其酸性，补肾涩精、固精缩尿力胜，滋补作用增强。多用于头目眩晕，腰部冷痛，阳痿早泄，尿频遗尿。

案例 11-3 　　　　　　　　　　　**山茱萸蒸制工艺**

1. 工艺描述与工艺参数

（1）净选：称取山茱萸原药材置挑选工作台上，挑出霉变、泛油等变质药材及非药用部位。

（2）酒润：取净山茱萸加稀释后的黄酒，拌匀，闷润。

（3）蒸制：隔水蒸至外皮呈紫黑色，熄火后闷过夜，取出。

（4）干燥：将酒萸肉饮片摊放在烘干箱内，控制温度和时间至干燥。

（5）包装：酒萸肉饮片按每包装袋 1 kg 称重，装入相应的塑料包装袋内，封口，贴上标签。

2. 工艺流程图（※为质量控制点）

取山茱萸原药材 —合格品→ 净选 —除杂→ 酒润 —温度、时间※→ 蒸制 —时间※→ 干燥 —温度、时间※→ 中间站 —QA监控／QC检验→ 包装 —装袋称量／封口贴签→ 成品 —QA监控／QC检验→ 入库

3. 工艺关键点

工序	生产过程质量控制项目
领料、称量	名称、数量
净选	去杂质、异物、非药用部位
润药	黄酒稀释倍数、闷润时间
蒸制	时间
干燥	水分、温度、时间、装量
包装	包装数量、物料标卡、封口严密性

4. 思考题

酒萸肉应炮制到何种程度？如何控制蒸药机的参数达到其质量要求？

5. 知识拓展

山茱萸主含山茱萸苷、皂苷、鞣质、熊果酸、没食子酸、苹果酸、酒石酸、维生素 A 等。现代研究发现，山萸肉生品中没食子酸溶出量明显低于酒萸肉，辅料酒对其溶出及煎出量影响不大。

与生品比较，酒萸肉中 5-羟甲基糠醛、二氢槲皮素、没食子酸、马钱苷、莫诺苷、山茱萸苷和獐芽菜苷 7 个成分含量显著升高，5-羟甲基糠醛是山茱萸酒蒸炮制后产生的新物质，原儿茶酸、马钱苷酸和山茱萸新苷 3 个成分含量显著降低。

以加酒量、蒸制时间、烘干温度、烘干时间为因素，以没食子酸、马钱苷、山茱萸新苷 I 等成分的含量以及浸出物含量为指标，采用 $L_9(3^4)$ 正交试验优化酒萸肉蒸制的最佳工艺为：每 100 kg 净山萸肉加黄酒 20 kg，拌匀，闷润 1 h，蒸制 8 h，60 ℃烘 6 h 至干燥。以干燥时间、温度、加酒量和蒸制时间为考察因素，以马钱苷、莫诺苷、没食子酸、5-羟甲基糠醛的含量为指标，采用正交设计试验优化酒萸肉炮制的最佳工艺为：每 100 kg 去核鲜山萸肉加 25 kg 黄酒浸润 30 min 至透，100 ℃干燥 3 h 后再蒸 1 h，干燥。

以蒸制时间、加酒量、烘干温度为考查因素，以 5-羟甲基糠醛、莫诺苷、当药苷、马钱苷、山茱萸新苷 I 的含量以及浸出物含量为指标，采用星点设计-效应面法优选酒萸肉的工艺为每 100 kg 净山萸肉加黄酒 20～25 kg，拌匀，闷润 1 h，蒸制 8～8.5 h，55～65 ℃烘干。

酒女贞子

【药材来源】 本品为木犀科植物女贞 *Ligustrum lucidum* Ait.的干燥成熟果实。

【炮制方法】 取净女贞子，用黄酒拌匀，稍闷后置蒸制容器内，密闭后置水中炖，或直接通入蒸汽蒸至酒完全吸尽，女贞子黑润时，取出，干燥。每 100 kg 女贞子，用黄酒 20 kg。

【质量要求】 酒女贞子呈椭圆形或倒卵形，略弯曲，黑褐色，表面附有白色粉霜，微有酒香气。本品水分不得过 8.0%，总灰分不得过 5.5%；醇溶性浸出物不得少于 25.0%，按干燥品计，含红景天苷（$C_{14}H_{20}O_7$）不得少于 0.20%。

【炮制作用】 女贞子味甘、苦，性凉。归肝、肾经。具有滋补肝肾、明目乌发的功能。生用以清肝明目、滋阴润燥为主，多用于肝热目眩、阴虚肠燥便秘。如与菊花、桑叶同用，治肝热目赤；与生首乌或火麻仁同用，治肠燥便秘。酒制后补肝肾作用增强，多用于头晕耳鸣，视物不清，须发早白。如治肝肾阴虚，头目眩晕，须发早白的二至丸。

案例 11-4　　　女贞子蒸制工艺

1. 工艺描述与工艺参数

（1）净选：除去杂质，挑取大小均匀的女贞子原药材。

（2）酒润：取净女贞子加定量的黄酒，拌匀，闷润。

（3）蒸制：隔水蒸至酒吸尽，颜色黑润时，取出。

（4）干燥：将酒女贞子饮片摊放在烘干箱内，控制温度和时间至干燥。

（5）包装：酒女贞子饮片按每包装袋 1 kg 称重，装入相应的塑料包装袋内，封口，贴上标签。

2. 工艺流程图（※为质量控制点）

取女贞子原药材 ——合格品→ 净选 ——除杂→ 酒润 ——温度、时间※→ 蒸制 ——时间※→ 干燥 ——温度、时间※→ 中间站 ——QA监控/QC检验→ 包装 ——装袋称重/封口贴签→ 成品 ——QA监控/QC检验→ 入库

3. 工艺关键点

工序	生产过程质量控制项目
领料、称量	名称、数量
净选	去除杂质、大小均匀
润药	黄酒的稀释倍数、闷润时间
蒸制	时间
干燥	水分、温度、时间、装量
包装	包装数量、物料标卡、封口严密性

4. 思考题

女贞子应蒸至何种程度？如何控制蒸制的程度？

5. 知识拓展

女贞子主要含有环烯醚萜苷类、苯乙醇类、三萜类、黄酮等成分，环烯醚萜苷类主要有特女贞苷、女贞苷、oleonuezhenide、女贞苷 G13、橄榄苦苷等近 30 种。环烯醚萜总苷能保肝利胆、抗肿瘤、降血脂、降血糖，苯乙醇类化合物主要含有红景天苷、酪醇、羟基酪醇、毛蕊花糖苷、松果菊苷，具有抗炎抗菌、抗肿瘤、保肝、抗氧化、抗衰老、免疫调节、抗病毒、增强记忆等活性。

女贞子的炮制始见于宋代《疮疡经验全书》，为"饭上蒸"。古代应用的炮制方法有蒸制、酒制、药汁制、酒蜜制、盐制、焙制等多种方法，现代主要为酒蒸法。目前各地对女贞子的炮制方法仍不统一，主要为酒蒸法，但其炮制工艺也不规范。《中华人民共和国药典》、《全国中药炮制规范》及各省、市中药炮制规范均未对酒女贞子的炮制时间和温度作出明确规定，成品质量均凭经验掌握，缺之客观的工艺参数，因而造成各地炮制品质量相差很大。

与女贞子生品相比，随着蒸制时间的增加，酒女贞子中特女贞苷、松果菊苷、毛蕊花糖苷含量降低，芦丁含量略有下降，红景天苷和酪醇含量升高。

以红景天苷、特女贞苷含量为评价指标，以黄酒用量、水用量、闷润时间、炖制时间为考察因素，采用正交试验优选酒炖女贞子最佳炮制工艺为：取女贞子，加其重量20%的黄酒，不加水，闷润 1 h，蒸汽加热炖制 10 h。炖制时间是影响女贞子质量的主要因素，黄酒用量、水用量、闷润时间对其质量均无显著性影响。另有学者以黄酒用量、闷润时间以及蒸制时间为自变量，以红景天苷含量为指标，采用响应曲面法优化酒蒸女贞子最佳炮制工艺为：黄酒用量 15.14%，闷润时间 2.95 h，蒸制时间 9.97 h。

酒女贞子可以降低小鼠血清丙氨酸氨基转移酶（ALT）和天门冬氨酸氨基转移酶（AST）活性，减少丙二醛含量并且减轻肝组织病变程度，对四氯化碳和酒精诱导的小鼠急性肝损伤具有一定的保护作用。

酒 黄 精

【药材来源】 本品为百合科植物滇黄精 *Polygonatum kingianum* Coll. et Hemsl.、黄精 *Polygonatum sibiricum* Red.或多花黄精 *Polygonatum cyrtonema* Hua 的干燥根茎。

【炮制方法】 取净黄精，加黄酒拌匀，密闭，隔水蒸至酒被吸尽，色泽黑润，口尝无麻味时，取出，稍晾，切厚片，干燥。

【质量要求】 酒黄精呈不规则厚片，表面棕褐色至黑色，有光泽，中心棕色至浅褐色，可见筋脉小点，质柔软，味甜，略有酒气。本品水分不得过 15.0%，总灰分不得过 4.0%；醇溶性浸出物不得少于 45.0%；按干燥品计，含黄精多糖以无水葡萄糖（$C_6H_{12}O_6$）计，不得少于 4.0%。

【炮制作用】 黄精味甘，性平。归脾、肺、肾经。具有补气养阴、健脾、润肺、益肾的功能。用于脾胃虚弱，体倦乏力，口干食少，肺虚燥咳，精血不足，内热消渴。生黄精具麻味，刺人咽喉。蒸后补脾润肺益肾的功能增强，并可除去麻味，以免刺激咽喉。用于肺虚燥咳，脾胃虚弱，肾虚精亏。如治肾虚精亏、头晕足软的枸杞丸。酒制能助其药势，使之滋而不腻，更好地发挥补益作用。如用于治疗气血两亏的九转黄精丹及用于肾虚阳痿，梦遗滑精的海马保肾丸。

案例 11-5　　　　　黄精蒸制工艺

1. 工艺描述与工艺参数

（1）净选：取黄精原药材，除去杂质，洗净，进行大小分档。

（2）酒润：取黄精饮片加定量的黄酒，拌匀，闷润。

（3）蒸制：蒸至酒被吸尽，色泽黑润，口尝无麻味时，取出，稍晾。

（4）切制：启动切药机，将蒸制后的黄精切厚片。

（5）干燥：将酒黄精饮片摊放在烘干箱内，控制温度和时间至干燥。

（6）包装：酒黄精饮片按每包装袋1kg称重，装入相应的塑料包装袋内，封口，贴上标签。

2. 工艺流程图（※为质量控制点）

取黄精原药材 —合格品→ 净选 —除杂→ 酒润 —温度、时间※→ 蒸制 —时间※→ 切制 —规格※→ 干燥 —温度、时间※→ 中间站 —QA监控/QC检验→ 包装 —装袋称量/封口贴签→ 成品 —QA监控/QC检验→ 入库

3. 工艺关键点

工序	生产过程质量控制项目
领料、称量	名称、数量
净选	去除杂质、挑拣、大小分档
润药	黄酒的稀释倍数、闷润时间
蒸制	时间
切制	规格大小
干燥	水分、温度、时间、装量
包装	包装数量、物料标卡、封口严密性

4. 思考题

黄精蒸制的目的是什么？应蒸至何种程度？

5. 知识拓展

黄精含多种多糖、氨基酸、黏液质等。黄精蒸制后，水溶性浸出物和醇溶性浸出物与生品相比均增加，总糖量比生品略有减少，还原糖则增加82%以上，游离氨基酸也增加。

黄精炮制后，刺激性消失。药理研究表明，将生黄精及清蒸品、酒蒸品的水提醇沉液按450g/kg（相当于原生药）的剂量给小鼠灌服。结果，生品组小鼠全部死亡，而炮制组小鼠均无死亡，且活动正常。黄精炮制前后黄精多糖具有相同的药理作用，均有延长小白鼠游泳时间和常压耐缺氧存活时间；提高血红蛋白水平和白细胞计数；增加胸腺、脾脏的重量和未成年雄性小鼠睾丸和前列腺贮精囊的重量；提高血清中免疫球蛋白IgA、IgM、IgG含量的作用。

GC-MS分析检测到酒黄精炮制后产生了2,3-二氢-3,5-二羟基-6-甲基-4H-吡喃-4-酮，5-羟甲基糠醛等特征性Maillard反应产物。

以浸出物、多糖、总皂苷含量作为考察指标，以黄酒酒精度、蒸制时间和蒸制压力为因素，采用正交试验优选酒蒸黄精最佳工艺为：每100kg黄精加20%酒精度黄酒20kg，0.05MPa压力下蒸制1h，70℃干燥。

制 川 乌

【药材来源】 本品为毛茛科植物乌头 *Aconitum carmichaelii* Debx.的干燥母根。

【炮制方法】 取净川乌，大小个分开，用水浸泡至内无干心，取出，加水煮沸 4～6 h，或蒸 6～8 h，至取个大及实心者切开无白心，口尝微有麻舌感时，取出晾至六成干，切厚片，干燥。

【质量要求】 制川乌呈不规则厚片，表面灰褐色或黄褐色，有光泽，可见灰棕色多角形环纹，中间有空洞，质轻脆，气微，微有麻舌感。本品水分不得过 11.0%；按干燥品计，含双酯型生物碱以乌头碱（$C_{33}H_{47}NO_{11}$）、次乌头碱（$C_{33}H_{45}NO_{10}$）及新乌头碱（$C_{33}H_{45}NO_{11}$）的总量计，不得过 0.040%，含苯甲酰乌头原碱（$C_{32}H_{45}NO_{10}$）、苯甲酰次乌头原碱（$C_{31}H_{43}NO_9$）及苯甲酰新乌头原碱（$C_{31}H_{43}NO_{10}$）的总量应为 0.070%～0.15%。

【炮制作用】 川乌味辛、苦，性热；有大毒。归心、肝、脾、肾经。具有祛风除湿、温经止痛的功能。生川乌，有大毒，多外用于风冷牙痛，疥癣，痈肿。如用醋渍后洗患处治痈肿。制后毒性降低，可供内服。用于风寒湿痹，肢体疼痛，麻木不仁，心腹冷痛，疝痛，跌打肿痛。如治寒疝的乌头煎。

案例 11-6   **川乌煮制工艺**

1. 工艺描述与工艺参数

（1）净选：取川乌原药材置挑选工作台上，挑出杂质，进行大小分档。

（2）浸泡：将大小分档后的川乌浸泡至清水中，定时换水，浸泡至内无干心，取出。

（3）煮制：加水煮沸 4～6 h，或蒸 6～8 h，至取个大及实心者切开无白心，口尝微有麻舌感时，取出晾至六成干。

（4）切制：启动切药机，将晾至六七成干的制川乌切成规格为 3 mm 厚片。

（5）干燥：将制川乌饮片摊放在烘干箱内，控制温度和时间至干燥。

（6）包装：制川乌饮片按每包装袋 1 kg 称重，装入相应的塑料包装袋内，封口，贴上标签。

2. 工艺流程图（※为质量控制点）

取川乌原药材 —合格品→ 挑选 —除杂 大小分档→ 浸泡 —程度※→ 煮制 —时间※ 水量※→ 切制 —厚片→ 干燥

—温度、时间※→ 中间站 —QA监控 QC检验→ 包装 —装袋称量 封口贴签→ 成品 —QA监控 QC检验→ 入库

3. 工艺关键点

工序	生产过程质量控制项目
领料、称量	名称、数量
净选	去除杂质、挑选、大小分档
浸泡	加水量、换水次数、浸泡时间
煮制	时间、程度
切制	规格大小
干燥	水分、温度、时间、装量
包装	包装数量、物料标卡、封口严密性

4. 思考题

川乌应煮至何种程度？如何控制其炮制程度？

5. 知识拓展

川乌炮制的主要目的是降低毒性，其炮制降毒原理是：双酯型生物碱性质不稳定，遇水、

加热易被水解或分解，使极毒的双酯型乌头碱 C-8 位上的乙酰基水解，失去一分子乙酸，得到相应的苯甲酰单酯型生物碱，其毒性为双酯型乌头碱的 1/500～1/50。再进一步水解，使 C-14 位上的苯甲酰基水解，失去一分子苯甲酸，得到亲水性氨基醇类乌头原碱，其毒性仅为双酯型乌头碱的 1/4000～1/2000。另一原因可能是炮制过程中脂肪酰基取代了 C-8 位上的乙酰基，生成脂碱，从而降低了毒性。

川乌炮制过程中毒性降低的程度主要取决于毒性强的双酯型生物碱的水解程度，实验表明，这与炮制时温度的高低及加热时间的长短有关，与所用辅料品种及用量多少关系不大。因此，现行《中华人民共和国药典》已将古今十分繁杂的川乌炮制工艺统一为水浸后蒸或煮的湿热处理方法。

在煎煮 0～4 h 的川乌煎剂中，随煎煮时间延长，其有效成分总生物碱含量呈现上升趋势，而主要毒性成分酯型生物碱则呈现下降趋势。蒸制川乌中单酯型生物碱在 2～8 h 达到《中华人民共和国药典》规定含量，在 5 h 时达到峰值，双酯型生物碱在 1～8 h 内达到《中华人民共和国药典》要求，含量随时间的延长出现先增长后下降的趋势，乌头碱、新乌头碱等成分在蒸制 4～6 h 达到峰值。

以制川乌中双酯型生物碱和单酯型生物碱的含量为指标，研究认为制川乌的最佳蒸制时间为 6 h。以川乌中 6 种乌头类生物碱的含量作为评价指标，以浸泡时间、蒸制功率、蒸制时间为因素，采用正交试验设计优化川乌蒸制最佳工艺为：川乌浸泡软化 62 h，于 600 W 下蒸 5 h。

制　远　志

【药材来源】　本品为远志科植物远志 *Polygala tenuifolia* Willd. 或卵叶远志 *Polygala sibirica* L. 的干燥根。

【炮制方法】　取甘草，加适量水煎煮两次，合并煎液浓缩至甘草量的 10 倍，再加入净远志，用文火煮至汤被吸尽，取出，干燥。每 100 kg 远志，用甘草 6 kg。

【质量要求】　制远志呈小圆筒形节状小段，表面黄棕色，味略甜，嚼之无刺喉感。本品水分不得过 12.0%，总灰分不得过 6.0%，酸不溶性灰分不得过 3.0%；每 1000 g 含黄曲霉毒素 B_1 不得过 5 μg，黄曲霉毒素 G_2、黄曲霉毒素 G_1、黄曲霉毒素 B_2 和黄曲霉毒素 B_1 总量不得过 10 μg；醇溶性浸出物不得少于 30.0%。按干燥品计，远志含远志𠮶酮Ⅲ（$C_{25}H_{28}O_{15}$）不得少于 0.10%，含 3,6′-二芥子酰基蔗糖（$C_{36}H_{46}O_{17}$）不得少于 0.30%，含细叶远志皂苷（$C_{36}H_{56}O_{12}$）不得少于 2.0%。

【炮制作用】　远志味苦、辛，性温。归心、肾、肺经。具有安神益智、祛痰、消肿的功能。远志生品"戟人咽喉"，多外用涂敷，用于痈疽肿毒，乳房肿痛。如治口疮的远志散。甘草水制，既能缓和燥性，又能消除麻味，防止刺喉，以安神益智为主。用于心神不宁、惊悸，失眠，健忘。如治失眠健忘的远志丸。

案例 11-7　　　　　　　　远志煮制工艺

1. 工艺描述与工艺参数

（1）净选：取远志原药材置挑选工作台上，挑出杂质。

（2）软化：①水淋：用清水喷淋净远志 8 min，水淋次数 5 次；②润：喷淋后的净远志放置 4 h。

（3）切制：启动切药机。将远志切成规格 8 mm 段。

（4）制备甘草汁：取甘草，加适量水煎煮两次，合并煎液浓缩至甘草量的 10 倍。

（5）煮制：将远志段加入到甘草汁中，用文火煮至汁被吸尽，取出。

（6）干燥：将制远志饮片摊放在烘干箱，控制温度和时间至干燥。

（7）包装：制远志饮片按每包装袋 1 kg 称重，装入相应的塑料包装袋内，封口，贴上标签。

2. 工艺流程图（※为质量控制点）

取远志原药材 →(合格品) 软化 →(程度※) 切制 →(规格※) 制备甘草汁 → 煮制 →(温度、时间※)

干燥 →(温度、时间※) 中间站 →(QA监控/QC检验) 包装 →(装袋称量/封口贴签) 成品 →(QA监控/QC检验) 入库

3. 工艺关键点

工序	生产过程质量控制项目
领料、称量	名称、数量
净选、软化、切制	去除杂质、淋洗、软化、切段
制备甘草汁	加水量、浓缩程度
煮制	时间
干燥	水分、温度、时间、装量
包装	包装数量、物料标卡、封口严密性

4. 思考题

远志应煮至何种程度？如何控制其炮制程度？

5. 知识拓展

远志化学成分结构复杂，相对分子质量较大，主要含有皂苷类、𠮟酮类、寡糖酯类三大类化学成分，此外还含有有机酸、生物碱、黄酮、脂肪油、氨基酸、树脂及四氢非洲防己胺等成分。

远志在《神农本草经》中归为上品。因远志有"戟人咽喉"的毒副作用，历代记载远志炮制方法有很多，包括净制、切制、炒、焙、炙、蒸、甘草制、姜制、酒制、蜜制、复制、灯心制等，临床上以甘草水制远志和蜜制远志居多。现版《中华人民共和国药典》收载了远志和制远志（甘草水制）。

远志经甘草水煮后，远志中3种寡糖 tenuifoliose J、tenuifoliose H、tenuifoliose A 的含量随着煮制时间的延长而显著降低。

制远志高、低剂量对正常小鼠的自发活动均有显著影响；制远志与远志相同剂量组间无显著性差异，仅有减少的趋势。对戊巴比妥钠协同催眠作用的影响，制远志高、低剂量组均有显著性差异；制远志高剂量组与生远志相同剂量组无显著性差异，但入睡潜伏时间有缩短的趋势。制远志组小鼠脑内5-羟色胺、去甲肾上腺素和多巴胺含量较生远志组小鼠高。

焯苦杏仁

【药材来源】　本品为蔷薇科植物山杏 *Prunus armeniaca* L. var. *ansu* Maxim、西伯利亚杏 *Prunus sibirica* L.、东北杏 *Prunus mandshurica*（Maxim.）Koehne 或杏 *Prunus armeniaca* L.的干燥成熟种子。

【炮制方法】　取净杏仁置10倍量沸水中，加热约5min，至种皮微膨起即捞出，用凉水浸泡，取出，搓开种皮与种仁，干燥，筛去种皮。用时捣碎。

【质量要求】　焯苦杏仁呈扁心形，表面乳白色或黄白色，一端尖，另一端钝圆，肥厚，左右不对称，富油性。有特殊的香气，味苦。本品水分不得过 1.0%；过氧化值不得过 0.11；以干燥品计，含苦杏仁苷（$C_{20}H_{27}NO_{11}$）不得少于 2.4%。

【炮制作用】　苦杏仁味苦，性微温；有小毒。归肺、大肠经。具有降气止咳平喘、润肠通便的功能。生用有小毒。剂量过大或使用不当易中毒。性微温而质润，长于润肺止咳，润肠通便。多用于新病咳喘（常为外感咳喘），肠燥便秘。焯制后可降低毒性，使用药安全。焯苦杏仁可除去非药用部位，便于有效成分煎出，提高药效。又可破坏酶，保存苦杏仁苷。焯苦杏仁作用与生杏仁基本相同。

案例 11-8 苦杏仁焯制工艺

1. 工艺描述与工艺参数

（1）净选：除去杂质，挑取大小均匀的苦杏仁原药材。

（2）沸水煮：净苦杏仁置 10 倍量沸水中，加热约 5 min，至种皮微膨起即捞出，用凉水浸泡，取出。

（3）去皮：使用去皮机，搓开种皮与种仁。

（4）干燥：将焯苦杏仁摊放在烘干箱内，控制温度和时间至干燥。

（5）风选：将干燥后的焯苦杏仁投入风选机中，分离种仁与残留种皮。

（6）色选：将焯苦杏仁饮片投入色选仪中，除去褐色油粒和带皮苦杏仁。

（7）包装：焯苦杏仁饮片按每包装袋 1 kg 称重，装入相应的塑料包装袋内，封口，贴上标签。

2. 工艺流程图（※为质量控制点）

取苦杏仁原药材 —合格品→ 煮制 —时间※→ 去皮 —→ 干燥 —温度、时间※→ 风选、色选 —→ 中间站 —QA监控/QC检验→ 包装 —装袋称量/封口贴签→ 成品 —QA监控/QC检验→ 入库

3. 工艺关键点

工序	生产过程质量控制项目
领料、称量	名称、数量
净选	去除杂质、大小分档
沸水煮	投药时间、煮制时间、投料比
去皮	搓皮力度
干燥	水分、温度、时间、装量
风选	风力大小
色选	色差
包装	包装数量、物料标卡、封口严密性

4. 思考题

苦杏仁焯制中控制质量的关键因素是什么？如何进行操作？

5. 知识拓展

苦杏仁的炮制始见于汉代《金匮要略》的"去皮尖炒"，后有煮制、油制、麸炒、童便制、蒸制、制霜、蜜制、盐制、酒浸、姜制等法。现代苦杏仁的炮制方法主要有捣碎、焯制、蒸制、炒制等。《中华人民共和国药典》2020 年版一部收载有苦杏仁、焯苦杏仁和炒苦杏仁三种饮片规格。

苦杏仁炮制以苦杏仁酶破坏完全，尽可能地保存苦杏仁苷为目的。焯、蒸、烘等炮制方法均可杀酶保苷，目前苦杏仁炮制方法主要为焯法、炒法，但全国各地的炮制工艺并不统一，而且炮制工艺仍处于经验控制水平，没有客观的工艺参数。

焯制可以有效缓解苦杏仁苷在人体内生成氢氰酸，从而保证镇咳平喘作用又不会引起毒性作用。

以性状、水分、灭酶程度、苦杏仁苷含量为指标，以加水量、焯制时间、干燥温度、干燥时间为因素，采用 $L_9(3^4)$ 正交试验法优选焯苦杏仁最佳炮制工艺为：加水量 10 倍，煮沸 10 min，电热鼓风恒温干燥箱干燥，温度 60℃，时间 6 h。

焯 桃 仁

【药材来源】 本品为蔷薇科植物桃 *Prunus persica*（L.）Batsch 或山桃 *Prunus davidiana*（Carr.）Franch. 的干燥成熟种子。

【炮制方法】 取净桃仁置沸水中，加热烫至种皮微膨起即捞出，在凉水中稍泡，捞起，搓开种皮与种仁，干燥，筛去种皮。用时捣碎。

【质量要求】 燀桃仁呈扁长卵形，无种皮，表面呈类白色或黄白色，富油性。本品水分不得过 6.0%；酸值不得过 10.0，羰基值不得过 11.0；每 1000 g 含黄曲霉毒素 B_1 不得过 5 μg，含黄曲霉毒素 G_2、黄曲霉毒素 G_1、黄曲霉毒素 B_2 和黄曲霉毒素 B_1 总量不得过 10 μg；以干燥品计，含苦杏仁苷（$C_{20}H_{27}NO_{11}$）不得少于 1.50%。

【炮制作用】 桃仁味苦、甘，性平。归心、肝、大肠经。具有活血祛瘀、润肠通便的功能。生用行血祛瘀力强，多用于血瘀经闭，产后瘀滞腹痛，跌打损伤。如治妇女经闭不通，产后瘀血的核桃承气汤；治跌打损伤，腹中瘀血刺痛的桃红四物汤。燀制后易去皮，可除去非药用部位，使有效成分易于煎出，提高药效。其功用与生桃仁基本一致。

案例 11-9　　　　　　　　　　桃仁燀制工艺

1. 工艺描述与工艺参数
（1）净选：除去杂质，挑取大小均匀的桃仁原药材。
（2）沸水煮：净桃仁置 10 倍量沸水中，加热约 5 min，至种皮微膨起即捞出，用凉水浸泡，取出。
（3）去皮：使用去皮机，搓开种皮与种仁。
（4）干燥：将燀桃仁摊放在烘干箱内，控制温度和时间至干燥。
（5）风选：将干燥后的燀桃仁投入风选机中，分离种仁与残留种皮。
（6）色选：将燀桃仁饮片投入色选仪中，除去褐色油粒和带皮桃仁。
（7）包装：燀桃仁饮片按每包装袋 1 kg 称重，装入相应的塑料包装袋内，封口，贴上标签。

2. 工艺流程图（※为质量控制点）

取桃仁原药材 —合格品→ 煮制 —时间※→ 去皮 → 干燥 —温度、时间※→ 风选、色选 —→ 中间站 —QA监控/QC检验→ 包装 —装袋称量/封口贴签→ 成品 —QA监控/QC检验→ 入库

3. 工艺关键点

工序	生产过程质量控制项目
领料、称量	名称、数量
净选	去除杂质、大小分档
沸水煮	投药时间、煮制时间、投料比
去皮	搓皮力度
干燥	水分、温度、时间、装量
风选	风力大小
色选	色差
包装	包装数量、物料标卡、封口严密性

4. 思考题
桃仁燀制中控制质量的关键因素是什么？如何进行操作？

5. 知识拓展
以苦杏仁苷的含量、HPLC 指纹图谱特征峰峰面积之和、桃仁油含量为综合评价指标，以沸水烫时间、冷水浸泡时间、干燥温度和干燥时间为因素，采用 $L_9(3^4)$ 正交试验设计优选燀桃仁的最佳工艺为：沸水中烫 3 min，冷水浸泡 1 min，去皮，在 60℃ 的条件下干燥 4 h。以苦杏仁苷为考察指标进行实验发现，桃仁受热时间 4～10 min，冷浸 10 min 以内，容易脱皮且苦杏仁苷含量损失小。燀桃仁冷浸时间 5 min 左右，预热烘箱温度达到 70℃ 时，立即将燀桃仁脱皮放入，可避免酶对油脂酸败的催化作用。

姜半夏

【药材来源】　本品为天南星科植物半夏 *Pinellia ternata*（Thunb.）Breit.的干燥块茎。

【炮制方法】　取净半夏，大小分档，用水浸泡至内无干心，另取生姜切片煎汤，加白矾与半夏共煮透，取出，晾干，或晾至半干，干燥；或切薄片，干燥。每 100 kg 净半夏，用生姜 25 kg，白矾 12.5 kg。

【质量要求】　姜半夏呈片状、不规则颗粒状或类球形。表面棕色至棕褐色。质硬脆，断面淡黄棕色，常具角质样光泽。气微香，味淡，微有麻舌感，嚼之略粘牙。本品水分不得过 13.0%，总灰分不得过 7.5%；水溶性浸出物不得少于 10.0%；以干燥品计，含白矾以含水硫酸铝钾 [KAl（SO₄）₂·12H₂O]计不得过 8.5%。

【炮制作用】　半夏味辛，性温。有毒。归脾、胃、肺经。具有燥湿化痰、降逆止呕、消痞散结的功效。生半夏有毒，误食生半夏可致唇舌刺痛，咽喉肿痛，严重者可致失音，使人呕吐，一般不作内服，多外用于疮痈肿毒，但可随方入煎剂使用，不宜入丸散使用。生半夏以化痰止咳、消肿散结为主。半夏经炮制后，能降低毒性，缓和药性，消除副作用。姜半夏善于止呕，能温中化痰、降逆止呕，用于痰饮呕吐，胃脘痞满，喉痹，瘰疬等。

案例 11-10　　　　　　　　　　姜半夏复制工艺

1. 工艺描述与工艺参数

（1）净选：称取半夏原药材，置挑选工作台上，人工挑出杂质并分开大小。

（2）浸泡：将半夏用清水浸泡至起白泡时，换水，加入白矾，浸泡时间 48 h。

（3）煮制：将生姜片和白矾置可倾式蒸煮锅内加适量水煮沸后，倒入半夏煮 4～6 h，取出，除去姜片。

（4）晾干：将半夏日晒或温度 50℃，时间 5 h，干燥至七、八成干。

（5）切制：启动切药机。将姜半夏切成规格为 1～2 mm 的薄片。

（6）干燥：将切制好的姜半夏置烘干箱内摊平，温度 80℃干燥 4 h。

（7）过筛：干燥后的姜半夏过孔径 3 mm 筛。

（8）包装：姜半夏饮片按每包装袋 1 kg 称重，装入相应的塑料包装袋内，封口，贴上标签。

2. 工艺流程图（※为质量控制点）

取半夏原药材 ——合格品→ 净选 ——大小分档※→ 浸泡 ——程度※/时间※→ 煮制 ——时间、辅料※→ 晾干

——时间※/温度※→ 切制 ——薄片※→ 干燥 ——时间※/温度※→ 过筛 ——孔径※→ 中间站 ——QA监控/QC检验→ 包装 ——装袋称量/封口贴签→ 成品

——QA监控/QC检验→ 入库

3. 工艺关键点

工序	生产过程质量控制
领料、称量	名称、数量
净选	去除杂质、大小分档
浸泡	用量、比例、时间
煮制	辅料、比例、时间
晾干	温度、湿度、干燥程度
切制	规格大小
干燥	水分、温度、时间、装量
过筛	孔径
包装	包装数量、物料标卡、封口严密性

4. 思考题

（1）姜半夏炮制过程经过反复煎煮炮制药效会降低吗？

（2）为何半夏用清水浸泡易起白泡？

5. 知识扩展

半夏刺激性毒性成分主要是毒针晶和凝集素蛋白。毒针晶虽肉眼不可见，但显微镜及电镜观察显示毒针晶极细长、两头尖锐，表面具倒刺、凹槽。误食鲜半夏或生半夏后，在口腔咀嚼或吞咽的作用力下，大量半夏毒针晶可刺入口腔及咽喉的黏膜组织，同时毒针晶上带有的以及块茎中的凝集素蛋白随之进入机体组织，诱导氧化应激，激活下游炎症信号通路，促使炎症因子大量释放，导致强烈的急性致炎毒性。

姜半夏炮制后毒性降低，主要原因是炮制过程中的加热过程可促使毒性成分凝集素蛋白变性而降低毒性。此外，单独白矾溶液浸泡也可破坏毒针晶及毒蛋白的结构。白矾溶液中的铝离子可以与组成毒针晶的草酸钙中草酸形成络合物，草酸钙被溶解，毒针晶产生机械刺激的刚性物质基础被破坏；同时白矾溶液可以溶解并降解凝集素蛋白。

制 白 附 子

【药材来源】　本品为天南星科植物独角莲 *Typhonium giganteum* Engl. 的干燥块茎。

【炮制方法】　取净白附子，大小分开，用清水浸泡，每日换水 2～3 次，数日后如起泡沫，换水后加白矾（每 100 kg 白附子，用白矾 2 kg）泡 1 日后再进行换水，至口尝稍有或无麻辣味为度，取出。另取白矾及生姜片加适量水，煮沸后，倒入白附子共煮至内无干心为度，捞出，除去生姜片，晾至六至七成干，切厚片，干燥。每 100 kg 白附子，用生姜、白矾各 12.5 kg。

【质量要求】　制白附子呈类圆形或椭圆形厚片，外表皮淡棕色，切面黄色，断面角质状。味淡，微有麻舌感。本品水分不得过 13.0%，总灰分不得过 4.0%；乙醇浸出物不得少于 15.0%。

【炮制作用】　白附子味微辛，性温。有毒。归胃、肝经。具有祛风痰，止惊搐，解毒散结，止痛的功效。生白附子一般外用。用于口眼㖞斜，破伤风，瘰疬痰咳，毒蛇咬伤。制白附子可降低毒性，增强祛风痰的作用。多用于偏头痛，痰湿头痛，咳嗽痰多。

案例 11-11　　　　　白附子复制工艺

1. 工艺描述与工艺参数

（1）净选：称取白附子原药材，置挑选工作台上，人工挑出杂质。

（2）浸泡：取净白附子，分开大小个，浸泡于无空的框子中，每日换水 3 次，2 日后起黏沫，换水后加白矾（每 100 kg 白附子，用白矾 2 kg），泡 1 日后再进行换水，1 日后口尝微有麻舌感，取出。

（3）煮制：将生姜片、白矾置蒸煮锅内加适量水，煮沸后倒入白附子共煮 6 h，闷过夜，切开无白心，捞出，除去生姜片。将煮制后的白附子晾至六七成干。

（4）切制：启动切药机，将晾至六七成干的制白附子切成规格为 3 mm 的厚片。

（5）干燥：将切制好的制白附子置烘干箱内摊平，温度 80℃ 干燥 4 h。

（6）过筛：干燥后的制白附子过孔径 2 mm 筛。

（7）包装：制白附子饮片按每包装袋 1 kg 称重，装入相应的塑料包装袋内，封口，贴上标签。

2. 工艺流程图（※为质量控制点）

取白附子原药材 →（合格品/除杂）净选 →（大小分档※）复制 →（浸泡※/煮制※）切制 →（厚片※）干燥 →（时间※/温度※）过筛

筛 $\xrightarrow{\text{孔径※}}$ 中间站 $\xrightarrow[\text{QC检验}]{\text{QA监控}}$ 包装 $\xrightarrow[\text{封口贴签}]{\text{装袋称量}}$ 成品 $\xrightarrow[\text{QC检验}]{\text{QA监控}}$ 入库

3. 工艺关键点

工序	生产过程质量控制
领料、称量	名称、数量
净选	去除杂质、大小分档
浸泡	用量、比例、时间、浸泡程度
煮制	辅料、比例、时间
切制	规格大小
干燥	水分、温度、时间、装量
过筛	孔径
包装	包装数量、物料标卡、封口严密性

4. 思考题

制白附子复制过程中用到了白矾和生姜片，分别起到什么作用？

5. 知识扩展

白附子有毒，中医临床内服多以炮制品入药。白附子的毒性作用主要表现为对眼结膜、胃黏膜及皮肤的局部刺激作用。其毒性成分与半夏类似，为其所含的毒针晶及凝集素蛋白。制白附子的炮制解毒机制同姜半夏。

制 天 南 星

【药材来源】　本品为天南星科植物天南星 *Arisaema erubescens*（Wall.）Schott、异叶天南星 *Arisaema heterophyllum* Bl.或东北天南星 *Arisaema amurense* Maxim.的干燥块茎。

【炮制方法】　取净天南星，大小分档，分别用清水浸泡，每日换水 2～3 次，如起白沫，换水后加白矾（每 100 kg 天南星，加白矾 2 kg），泡 1 日后再换水，至切开口尝微有麻舌感时取出。另取适量白矾、生姜片置锅内加入适量水煮沸后，倒入天南星共煮至内无干心时取出，除去姜片，晾至四至六成干，切薄片，干燥。每 100 kg 天南星，用生姜、白矾各 12.5 kg。

【质量要求】　制天南星呈类圆形或不规则形的薄片。黄色或淡棕色，质脆易碎，断面角质状。气微，味涩，微麻。本品水分不得过 12.0%，总灰分不得过 4.0%；以干燥品计，含白矾以含水硫酸铝钾计不得过 12.0%，总黄酮以芹菜素（$C_{15}H_{10}O_5$）计不得少于 0.050%。

【炮制作用】　天南星性味苦，辛，性温；有毒。归肺、肝、脾经。具有燥湿化痰，祛风止痉，散结消肿的功效。生天南星辛温燥烈，有毒，多外用，治痈肿疮疥，蛇虫咬伤。也有内服者，以祛风止痉为主，多用于破伤风。制天南星毒性降低，燥湿化痰作用增强。多用于顽痰咳嗽。

案例 11-12　　　　　　　天南星复制工艺

1. 工艺描述与工艺参数

（1）净选：称取天南星原药材，置挑选工作台上，人工挑出杂质，并筛选分出大小。

（2）浸泡：将天南星用清水浸泡至起白泡时，换水加入白矾，浸泡时间 48 h。

（3）煮制：将生姜片和白矾置可倾式蒸煮锅内，加适量水煮沸后，倒入天南星，煮 5 h 取出，除去姜片，晾至四至六成干。

（4）切制：启动切药机，将制天南星切成规格为 1～2 mm 的薄片。

（5）干燥：将制天南星摊放于洁净场地上，日晒，温度 50℃，干燥时间 5 h。

（6）过筛：干燥后的制天南星过孔径 3 mm 筛。

（7）包装：制天南星饮片按每包装袋 1 kg 称重，装入相应的塑料包装袋内，封口，贴上标签。

2. 工艺流程图（※为质量控制点）

取天南星原药材 →合格品→ 净选 →大小分档※→ 浸泡 →程度※ 时间※→ 煮制 →时间、辅料※→ 晾干 →时间※ 温度※→ 切制 →薄片→ 干燥 →时间※ 温度※→ 过筛 →孔径→ 中间站 →QA监控 QC检验→ 包装 →装袋称量 封口贴签→ 成品 →QA监控 QC检验→ 入库

3. 工艺关键点

工序	生产过程质量控制
领料、称量	名称、数量
净选	去除杂质、大小分档
浸泡	用量、比例、时间
煮制	辅料、比例、时间
切制	规格大小
干燥	水分、温度、时间、装量
过筛	孔径
包装	包装数量、物料标卡、封口严密性

4. 思考题

天南星复制法炮制的作用是什么？

5. 知识扩展

除制天南星外，天南星还有一种炮制品为胆南星。胆南星是用制天南星细粉与牛、羊或猪胆汁经加工而成，或用生天南星细粉与牛、羊或猪胆汁经发酵加工而成。即市场流通两种胆南星，因炮制方法不同分为发酵法胆南星和混合蒸制法胆南星。传统的胆南星的制备工艺是在自然条件下，利用天然条件存在的微生物进行发酵，而胆南星的现代制备工艺，则在长期探索研究之后发展出比较完备的炮制方法，与传统方法相比更为完善。

胆南星中含有胆汁酸类成分，胆汁酸含量的高低与投料时使用的胆汁的量相关。胆汁来源有猪、牛、羊胆汁三种，不同胆汁其所含的胆汁酸类成分有差异，故胆南星中所含的胆汁酸类成分与胆汁种类相关。发酵法胆南星和混合蒸制法胆南星，两种炮制方法的差异导致其所含胆汁酸类成分也存在差异。发酵法胆南星主要含游离胆汁酸类成分，混合蒸制法胆南星主要含结合型胆汁酸类成分。现有市场上胆南星主要是猪胆汁为原料的胆南星，少量为牛胆汁。故对于胆南星质量控制，使用胆汁的种类和量，以及采用发酵法或混合蒸制法，均对胆南星的胆汁酸类成分的种类与含量产生显著影响。

淡 附 片

【药材来源】 本品为毛茛科植物乌头 *Aconitum carmichaeli* Debx.的子根"泥附子"的加工品"盐附子"。

【炮制方法】 取盐附子，大小分档，用清水浸漂，每日换水 2～3 次，至盐分漂尽，与甘草、黑豆加水共煮至透心，切开后口尝无麻舌感时，取出，除去甘草、黑豆，晾六至七成干，切薄片，干燥。每 100 kg 盐附子，用甘草 5 kg，黑豆 10 kg。

【质量要求】 淡附片呈纵切片，上宽下窄，长 1.7～5 cm，宽 0.9～3 cm，厚 0.2～0.5 cm。外皮褐色。切面褐色，半透明，有纵向导管束。质硬，断面角质状。气微，味淡，口尝无麻舌感。本品水分不得过 15.0%，总灰分不得过 7.0%，酸不溶性灰分不得过 1.0%；含双酯型生物碱以新乌头碱（$C_{33}H_{45}NO_{11}$）、次乌头碱（$C_{33}H_{45}NO_{10}$）及乌头碱（$C_{34}H_{47}NO_{11}$）的总量计，不得过 0.010%。

按干燥品计，含苯甲酰新乌头原碱（$C_{31}H_{43}NO_{10}$）、苯甲酰乌头原碱（$C_{32}H_{45}NO_{10}$）及苯甲酰次乌头原碱（$C_{31}H_{43}NO_9$）的总量不得少于 0.010%。

【炮制作用】 附子味辛、甘，性大热。有毒。归心、肾、脾经。具有回阳救逆，补火助阳，散寒止痛的功效。生附子有毒，多外用。产地加工成盐附子，可以防止药物腐烂，利于贮存。加工炮制后毒性降低，便于内服。淡附片以回阳救逆，散寒止痛为主。用于亡阳虚脱，肢冷脉微，阴寒水肿，阳虚感冒，寒湿痹痛，心腹疼痛。

案例 11-13 **淡附片复制工艺**

1. 工艺描述与工艺参数
（1）净选：取盐附子，挑选去除杂质，过筛分档。
（2）浸漂：清水浸漂，每日换水 2~3 次，至盐分漂尽。
（3）煮制：加入甘草、黑豆加水共煮至透心，切开后口尝无麻舌感时，取出，除去甘草、黑豆。
（4）切制：启动切药机。将淡附片切成规格为 1~2 mm 薄片。
（5）干燥：将切制好的淡附片置烘干箱内摊平，温度 80℃干燥 4 h。
（6）过筛：干燥后的淡附片过孔径 3 mm 筛。
（7）包装：取制淡附片按每包 1 kg 称重，装入相应的塑料包装袋内，封口贴上标签。

2. 工艺流程图（※为质量控制点）

取盐附子 —合格品→ 净选 —大小分档※→ 浸漂 —程度※→ 煮制 —时间、辅料※→ 切制 —薄片→ 干燥

—时间※/温度※→ 过筛 —孔径※→ 中间站 —QA监控/QC检验→ 包装 —装袋称量/封口贴签→ 成品 —QA监控/QC检验→ 入库

（中间站处标注：时间※）

3. 工艺关键点

工序	生产过程质量控制
领料、称量	名称、数量
净选	去除杂质、大小分档
浸漂	用量、比例、次数、时间
煮制	辅料、比例、时间
切制	规格大小
干燥	水分、温度、时间、装量
过筛	孔径
包装	包装数量、物料标卡、封口严密性

4. 思考题
（1）淡附片复制过程中加入辅料甘草、黑豆的目的是什么？
（2）附子还有哪些炮制品？其炮制工艺是怎样的？

5. 知识扩展
乌头类药材的减毒原理为通过水处理、加热炮制处理，使其所含极毒的双酯型生物碱水解，得到苯甲酰单酯型生物碱，其毒性较小，约为双酯型生物碱的 1/500~1/50；再进一步水解，得到氨基醇类乌头原碱，其毒性很弱，仅为双酯型生物碱的 1/4000~1/2000，但仍具有较好的功效，从而达到炮制"减毒"的目的。淡附片中的毒性成分双酯型生物碱较炮制前的盐附子降低了约 97%；单酯型生物碱较盐附子增加了约 1.26 倍，而甘草制对照饮片及黑豆制对照饮片的双酯型生物碱均降低了约 98%，单酯型生物碱均增加了约 0.6 倍，由甘草、黑豆两种辅料共同炮制的淡附片所含的单酯型生物碱的总量明显高于甘草或黑豆单一辅料炮制品。由于加入辅料炮制，淡附片中带入了甘草成分甘草苷和芒柄花苷，可能会影响附子的药效，但其炮制机制尚待深入研究。

第十二章　发酵与发芽

学习目标
1. 掌握　发酵与发芽的目的、方法、注意事项、质量要求。
2. 熟悉　代表性药物的工艺流程、关键工艺要点、炮制作用。
3. 了解　发酵与发芽的主要设备。

经净制或处理后的药物，在一定的温度和湿度条件下，利用微生物和酶的催化分解作用使药物发泡、生衣的方法称为发酵法。

将净选后的新鲜成熟的果实或种子，在一定的温度和湿度条件下，促使萌发幼芽的方法称为发芽法。

我国古代对发酵的认识和利用有着悠久的历史。中药发酵法起源于食品加工，最早在《诗经》即有"若作酒醴，尔惟曲蘖"的记载。我国第一部药物学专著《神农本草经》中有"白僵"的记载，从现代发酵工业的观点来看，白僵蚕是发酵后的产品。东汉时期张仲景所著《伤寒论》中载有"栀子豉汤方""栀子甘草豉汤""栀子生姜豉汤"等方剂，此类方剂中均含有经发酵所得的豆豉。到了宋代，发酵广泛用于中药炮制，出现了"半夏合生姜制曲法"等。古代把芽称作蘖，春秋战国时期《五十二病方》中即有"冶蘖米"的记载。蘖米即麦、粟、稻胚芽，古时稻与谷通名，直至李时珍《本草纲目》问世，才明确描述了各种发芽品的来源和区别，元代《本草元命苞》中明确记载了大麦的发芽方法："大麦蘖……，水渍生芽为蘖。"

第一节　发酵与发芽技术

一、发酵与发芽目的

发酵与发芽均借助了酶与微生物的作用，对环境的要求（如温度与湿度等）较高，炮制后均能产生新化合物，往往使原料药的性质发生了根本的变化，是制备新药的重要有效方法。

1. 发酵法　微生物与中药共同发酵，微生物产生的代谢产物和药物成分发生作用的同时可拓宽代谢途径，增强药物疗效。中药中原有致密的细胞壁会阻碍其有效成分的溶出、降低体内吸收，而微生物能分泌各种胞外酶，使壁结构分解，从而为细胞内外的物质扩散提供通道，提高有效成分的吸收利用率。发酵过程中在酶的作用下，微生物代谢过程中的大分子成分被分解、转化，合成新化合物，产生效用更强的有效成分；原先在人体内不可直接被利用的有效成分，也可在体外通过发酵进行转化，转化后的有效成分可直接被机体利用，由此产生新的治疗作用。部分中药具有一定程度的毒性和刺激性，经发酵处理后，毒性成分的结构发生改变，变成低毒甚至无毒的物质，从而减弱其毒性或刺激性。

发酵炮制的目的：①改变原有性能，产生新的治疗作用，扩大用药品种；②增强疗效，缓和副作用。

2. 发芽法　发芽主要借助种子萌发与生长过程中的多种类酶的作用来实现。种子发芽需保证三个条件成立，一是种子具有活性，二是适宜的环境，三是克服休眠。通过发芽，淀粉被水解成糊精、葡萄糖及果糖，蛋白质被水解成氨基酸，脂肪被分解成甘油和脂肪酸，并产生各种消化酶、维生素等物质。

发芽炮制的目的是使药物具有新的功效，扩大用药品种。

二、发酵与发芽方法

1. 发酵法

（1）操作方法：发酵法可以分为传统发酵法和现代发酵法。传统发酵法是将药物进行加工处理后，置适宜的温度、湿度环境下，利用环境中的自然菌种进行发酵，包括将药料与面粉进行混合发酵，如六神曲、建神曲、半夏曲等，或者直接用药料进行发酵，如淡豆豉、百药煎等。现代发酵法可以分为固体发酵法和液体发酵法，固体发酵法是在没有自由水或自由水含量极低的条件下，以富含多种营养成分的农副产品作为发酵营养基质，用一种或多种真菌作为发酵菌种，该发酵方法是从制曲工艺发展而来，在整个发酵过程中可以较好地控制参与发酵的菌种的种类和数量，同时对温度、湿度、酸碱度、通气等也能较好地实现动态控制。液体发酵法又称液体深层发酵法，是在借鉴抗生素生产工艺基础上发展起来的，主要是将菌丝加入液态培养基中，与药材混合后在一定温度条件下进行发酵，其发酵产品包括菌丝体和发酵液。此外，在固体发酵法的基础上又发展形成了药用真菌的双向发酵技术，其是采用具有一定活性成分的中药材或药渣作为药性基质来代替传统的营养型基质，与发酵菌种构成发酵组合，其产品称药用菌质。药性基质在提供真菌所需营养的同时，还受到真菌的酶影响而导致自身的组织、成分的改变，产生新的性味功能，因此具有双向性。双向发酵技术体现了中药药物与药用真菌的有机结合。

目前，炮制中所采用发酵法以传统发酵法为主。其过程需注意以下条件：①需要菌种，传统的发酵方法多数是利用空气中微生物的自然发酵；②需要水、含氮物质、含碳物质、无机盐类作为培养基；③发酵最佳温度一般应控制在 30～37℃；④发酵相对湿度一般应控制在 70%～80%；⑤pH 值宜控制在 4.0～7.6，同时保证有充足的氧气或二氧化碳。

（2）注意事项

1）原料在发酵前应进行杀菌、杀虫处理，以免杂菌影响发酵质量。

2）应注意控制好温度以及湿度，若温度太高则菌种易老化、死亡，不能发酵；温度过低，菌种繁殖太慢，不利发酵。若湿度太大，药料易霉烂，造成药物发暗；过分干燥，则药料易散不成形。药料以"握之成团，指间可见水迹，放下轻击则碎"为宜。

3）发酵过程必须一次完成，不能中断，不能停顿。

2. 发芽法

（1）操作方法：选取新鲜、成熟饱满、无病虫害的种子用清水浸泡适当的时间，捞出，置于透气的漏水容器内，用湿物盖严，每日淋水 2～3 次以保持湿润，在适宜的温度下，经 2～3 天萌发幼芽，待芽长出 0.2～1 cm 时取出干燥。

（2）注意事项

1）需选择新鲜、成熟的种子，并测定其发芽率，要求发芽率达到 85% 以上。

2）根据气候、环境等因素确定种子浸泡的时间，一般春、秋季宜浸泡 4～6 h，夏季宜短 4 h 左右，冬季宜长 8 h 左右。浸泡后种子的含水量宜控制在 42%～45%。

3）发芽时应在有充足氧气、通风良好的条件下进行。温度一般宜控制在 18～25℃。

4）注意淋水保持湿度，并勤检查防止霉烂。

5）芽长宜控制 0.2～1 cm，以免过长影响药效。

吸水是种子萌发的第一步，可使种皮膨胀软化，氧气容易透过种皮，增加胚的呼吸，也使胚易于突破种皮；另外水分使凝胶状态的细胞质转变为溶胶状态，使代谢加强，并在一系列酶的作用下，使胚乳的贮藏物质逐渐转化为可溶性物质，供幼小器官生长用。种子萌发是一个非常活跃的过程，旺盛的物质代谢和活跃的物质运输需要氧的参与，因此需要选择有充足氧气、通风良好的场地或容器进行发芽。种子的萌发也是一个生理生化变化的过程，也需要适宜的温度条件。

三、发酵与发芽质量要求

发酵制品以曲块表面有黄白色霉衣，内部有斑点为佳，不应出现黑色；应有酵香气味，不应出现霉味及酸败味。

发芽后的芽长一般为 0.2～1.0 cm，出芽率不得少于 85%。发芽制品水分含量不得超过 13%，含杂质不得超过 1%。

第二节　发酵与发芽设备

发酵设备多采用发酵罐。根据发酵设备的罐内结构，分为机械搅拌通风发酵罐和非机械搅拌通风发酵罐，机械搅拌通风发酵罐主要包括通气式发酵罐和自吸式发酵罐，非机械搅拌通风发酵罐主要包括气升式发酵罐和塔式发酵罐等，其中以通气式发酵罐和自吸式发酵罐运用较多。目前在实际生产则多采用发酵箱。发芽设备则多采用发芽箱、智能发芽室等。

一、通气式发酵罐

本设备适用性强，是目前生产上重要的反应器，能够提供较高的传质速率和必要的混合速度，在一定程度上可节省能耗，同时提高产品产量与收率。通气式发酵罐设备主要部件包括罐体、搅拌装置、传热装置、通气装置和传动装置等，见图 12-1。

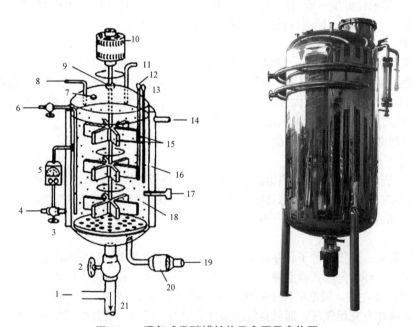

图 12-1　通气式发酵罐结构示意图及实物图

1. 蒸汽管；2. 阀门；3. 喷雾装置；4. 冷却水进入口；5. 温度传感器和控制装置；6. 取样管；7. 观察孔；8. 培养物或营养物加入口；9. 无菌轴封；10. 电动机；11. 排气管；12. pH 计；13. 溶解氧探测器；14. 冷却水排出口；15. 搅拌叶；16. 冷却夹层；17. 生物传感器装置；18. 发酵液；19. 空气进入口；20. 空气过滤器；21. 出料管

通气式发酵罐利用机械搅拌器的作用，使空气和发酵液充分混合，促进氧的溶解，以保证供给微生物生长繁殖和代谢所需的溶解氧。在发酵过程中，气液接触至关重要，气体需要与液体进行充分且有效的接触以提供足够的质量传递或热量传递能力。

二、自吸式发酵罐

本设备是一种不需要空气压缩机，而在搅拌过程中自动吸入空气的发酵罐。这种设备的耗电量小，能保证发酵所需的空气，并能使气液分离细小，均匀地接触。自吸式发酵罐设备主要部件包括罐体、自吸搅拌器及导轮、轴封、换热装置和消泡器等，见图12-2。

自吸式发酵罐利用罐内叶轮的高速转动，形成真空将空气吸入罐内，由于叶轮转动产生的真空，其吸入压头和空气流量有一定限制，因而仅适用对通气量要求不高的发酵品种。

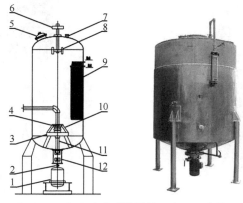

图 12-2　自吸式发酵罐结构示意图及实物图

1. 电机；2. 联轴器；3. 转子；4. 轴封；5. 入孔；6. 消泡转轴；7. 排气管；8. 消泡器；9. 冷却蛇管；10. 定子；11. 搅拌器；12. 轴承器

三、发　酵　箱

本设备是一种全自动智能工作的发酵装置，企业可根据自身的产能定做合适体积的设备。具有经久耐用、清洁卫生、升温速度快、短时间内完成发酵、温度与湿度分布均匀等优点。发酵箱主要部件包括密封的外框、活动门、不锈钢托架、电源控制开关、水槽、温度调节器以及湿度调节器等，见图12-3。

发酵箱利用电热管将水槽内的水加热蒸发，使药物在一定温度和湿度下充分地发酵、膨胀。

四、种子发芽箱

本设备主要包括优质冷板整体钣金制造箱、304（8个镍）优质不锈钢制造内胆、优质304不锈钢托盘、中空玻璃等，见图12-4。箱内配以优质风机装置，强迫空气对流，温度分布更加均匀；配备喷淋装置；模拟晴天阳光照射，光线柔和；控制系统采用微电脑控制、数字显示，触摸开关可任意设定各个实验段运行时间、温度、湿度和光照值。

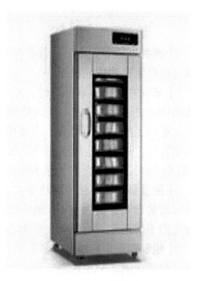

图 12-3　发酵箱

五、智能种子发芽室

本设备是一种可人工控制光照、温度、湿度、气压和气体成分等因素的密闭隔离设备。种子发芽室设备主要部件包括库体、库门、压缩及制冷（制热）系统（分为室外机和室内机）、辅助电加热器、加湿器、除湿机、灭菌紫外灯、照明灯和电脑控制系统（含各种传感器）等，见图 12-5。种子发芽室具有程控、控光、控温及灭菌等多种功能，人机界面采用工业彩色手触摸液晶屏，并有历史数据记录功能；且有漏电保护、缺相保护和超温保护等多种功能。

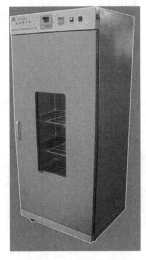

图 12-4　种子发芽箱

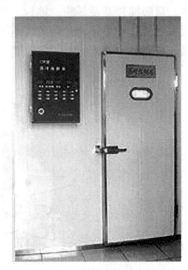

图 12-5　智能种子发芽室

第三节　典型案例

神　曲

【药材来源】　本品为苦杏仁、赤小豆、鲜青蒿、鲜辣蓼、鲜苍耳草等药加入面粉（或麦麸）混合后经发酵而成的曲剂。

【炮制方法】　取苦杏仁、赤小豆粉碎，与面粉混匀，加入鲜青蒿、鲜辣蓼、鲜苍耳草药汁，揉搓成捏之成团、掷之即散的粗颗粒状软材，置模具中压制成扁平方块，用粗纸或鲜苘麻叶包严，放入箱内，按品字形堆放，上面覆盖鲜青蒿。置 30～37℃，相对湿度 70%～80% 下，经 4～6 天即能发酵，待药面生出黄白色的霉衣时取出，除去粗纸或苘麻叶，切成 2.5 cm³ 的小块，干燥。每 100 kg 面粉，用苦杏仁、赤小豆各 4 kg，鲜青蒿、鲜辣蓼、鲜苍耳草各 7 kg。

【质量要求】　神曲曲块坚实，可整块取出而不碎。具有芳香气，无霉烂发臭气味。表面满布黄白的菌丝及少数黑孢子，曲块边缘呈鲜黄色；可见黄色分生孢子柄的膨胀部。如曲的表面干燥，分生孢子甚至全部不发育，即为不良曲。

【炮制作用】　神曲味甘、辛，性温。归脾、胃经。可健脾开胃，并有发散作用。用于感冒食滞，脘腹胀满，呃逆或嗳气等。

案例 12-1　　　　　　　　　　　**神曲发酵工艺**

1. 工艺描述与工艺参数

（1）净选：取苦杏仁、赤小豆、鲜青蒿、鲜辣蓼、鲜苍耳草（或其干品），置挑选工作台上，人工除去变质药材及非药用部位。

（2）配料：每 100 kg 面粉，用杏仁、赤小豆各 4 kg，鲜青蒿、鲜辣蓼、鲜苍耳草各 7 kg。杏仁、赤小豆粉碎成粉，与面粉混合均匀。鲜青蒿、鲜辣蓼和鲜苍耳草榨汁后药渣煎汁，并合并汁液。

（3）混合：将粉末和汁液搅拌均匀，揉搓成"握之成团，掷之即散"的软材。

（4）压块：将软材置模具中压制成扁平方块，将压实后的块状物起模。

（5）发酵：将药料用粗纸或鲜荷麻叶包裹，按品字形堆放，放入发酵箱内，每码一层用鲜青蒿铺上一层，最上一层用鲜青蒿盖严，置 30～37℃，保持湿度在 70%～80% 的环境下，发酵 4～6 天。至药物表面长出黄白色菌衣，取出。

（6）切块干燥：将发酵好的药料切成 2.5 cm³ 的立方块，干燥。

（7）包装：神曲，饮片按规定重量称重，装入相应的包装袋内，封口，贴上标签。

注意事项：应控制好发酵时的温度与湿度，发酵过程须一次完成，不可间断停顿。

2. 工艺流程图（※为质量控制点）

取苦杏仁、赤小豆 —合格品→ 净选 —除去杂质→ 粉碎 ——→ 加入面粉 ——→ 混匀 ——→ 加入鲜

青蒿、鲜辣蓼、鲜苍耳汁 ——→ 拌匀 ——→ 软材 ——→ 成型 ——→ 发酵 —温、湿度※／时间※→ 切块 ——→ 干燥

——→ 神曲 ——→ 中间站 ——→ 包装 —装袋称量／封口贴签→ 成品 —QA监控／QC检验→ 入库

3. 工艺关键点

工序	生产过程质量控制项目
领料、称量	名称、数量
净选	杂质、异物、非药用部分
配料	用量、比例
混合	软材松软程度
压块	块状大小
堆曲发酵	堆放形态、温度、湿度、时间
切块干燥	块大小，均匀
包装	包装数量、物料标卡、封口严密性

4. 思考题

如何控制神曲的发酵条件？以及如何判断神曲发酵完全？

5. 知识扩展

神曲的发酵本质是基质和微生物如酵母菌、真菌、细菌在适宜环境下进行的生物代谢。微生物为了分解基质，生成自身所需营养物质，产生了木质素酶、纤维素酶、淀粉酶、蛋白酶等酶类物质。这些酶类将基质中的淀粉、蛋白质分解为单糖、低聚糖、氨基酸、小肽等成分，从而使神曲具备了健脾消食的作用。神曲消食化积的重要作用机制主要为促进胃泌素的分泌，控制胆碱酯酶和血清 NO 的分泌，改善食积造成的肠道菌群紊乱状况等。

现代研究表明，蛋白酶、消化酶和淀粉酶活力越高，神曲的质量越好。以此三者活力值为指标，得到神曲的最佳炮制工艺为：苦杏仁、赤小豆混合，过 2 号筛粉碎成粗粉，与面粉、麦麸混匀；另取辣蓼、青蒿、苍耳草加 12 倍水，浸泡 30 min，煎煮 1 h，用 200 目滤布板框滤过，滤液浓缩成清膏（原生药 6.5 倍量水），趁热与上述药粉拌匀。在温度为 37℃，湿度为 75% 的恒温恒湿环境自然发酵 3～4 天，取出，干燥。

麦 芽

【药材来源】 本品为禾本科植物大麦 *Hordeum vulgare* L.的成熟果实经发芽干燥的炮制加工品。

【炮制方法】 取新鲜成熟饱满的净大麦，用清水浸泡到 6～7 成透，捞出，置漏水的容器内，上盖湿物，每日喷淋清水 2～3 次，保持湿润，待芽长至 0.5 cm 时，取出干燥。

【质量要求】 麦芽呈梭形，长 8～12 mm，直径 3～4 mm。表面淡黄色，背面为外稃包围，具 5 脉；腹面为内稃包围。除去内外稃后，腹面有一条纵沟；基部胚根处生出幼芽和须根，幼芽长披针状条形，长约 5 mm。须根数条，纤细而弯曲。质硬，断面白色，粉性。气微，味微甘。本品水分含量不得超过 13.0%，总灰分不得超过 5.0%；出芽率不得少于 85%；每 1000 g 含黄曲霉毒素 B_1 不得过 5 μg，黄曲霉毒素 G_2、黄曲霉毒素 G_1、黄曲霉毒素 B_2 和黄曲霉毒素 B_1 总量不得过 10 μg。

【炮制作用】 麦芽味甘，性平。归脾、胃经。具有健脾和胃，疏肝行气的作用。用于脾虚食少，乳汁郁积等。

案例 12-2 **大麦发芽工艺**

1. 工艺描述与工艺参数

（1）选种：选择新鲜、粒大、饱满、无病虫害、色泽鲜艳的果实。

（2）浸泡：清水浸泡至六七成透，捞出。

（3）发芽：置漏水的容器内，盖好，每日淋水 2～3 次，保持湿润，保持温度 18～25℃。待芽长至 0.5 cm 时，取出。

（4）干燥：晒干或烘干。

（5）包装：取麦芽，称重，装入相应的包装袋内，封口，贴上标签。

2. 工艺流程图（※为质量控制点）

取大麦 → 选种 —合格品→ 浸泡 —泡至六七成※→ 捞出 → 发芽 —温、湿度※/芽长度※→ 干燥 → 麦芽 → 中间站 —QA监控/QC检验→ 包装 —装袋称量/封口贴签→ 成品 —QA监控/QC检验→ 入库

3. 工艺关键点

工序	生产过程质量控制项目
领料、称量	名称、数量
选种	原料要求
浸泡	浸泡程度
发芽	水分、温度、芽长
干燥	水分、温度
包装	包装数量、物料标卡、封口严密性

4. 思考题

大麦发芽时操作方法及要点是什么？

5. 知识拓展

麦芽化学成分包括酶类、糖类及生物碱类。酶类包括淀粉酶、蛋白水解酶等；糖类成分主要是麦芽糖；生物碱类有大麦芽碱、胆碱、甜菜碱等。麦芽富含淀粉酶、转化糖酶，淀粉酶将淀粉分解成麦芽糖和糊精，转化糖酶将低聚糖进一步分解成单糖，有消食化积的功效。麦角类生物碱是其除了维生素 B_6 外，回乳作用的主要成分，可促进催乳素释放因子（PRF）释放，抑制催乳素（PRL）的分泌，发挥拟多巴胺激动剂样的作用。

以总生物碱含量、大麦芽碱含量及淀粉酶活力为评价指标，考察浸泡时间、溶剂、环境温湿度等因素对麦芽发芽炮制影响，得到最佳炮制工艺为：水浸泡 5 h，环境温度 25℃，湿度 70%，每日洒水量为 1∶1（大麦与水重量比）。

第十三章 制 霜

学习目标
1. 掌握 制霜法的方法及常用制霜设备。
2. 熟悉 制霜法的作用。
3. 了解 制霜法的质量要求及设备原理。

制霜是药物经过去油制成松散粉末，或通过渗透析出细小结晶，或升华、煎煮成粉渣的一类炮制技术。制霜法属于中药传统制药技术，是制备新饮片的方法之一。制霜操作分为去油制霜、渗析制霜、升华制霜、煎煮制霜等。

第一节 制霜技术

一、制霜目的

1. 去油制霜 除去药材中所含的油脂，避免内服发生滑肠、呕吐及中毒等副作用，缓和泻下作用。

2. 渗析制霜 制造新药，产生新的治疗作用。西瓜霜具有清火消肿的功效。西瓜清热解暑，芒硝清热泻火，二者加工成霜产生协同作用，增强了清热泻火消肿之功效，并使药物纯净、细腻。

3. 升华制霜 纯净药物。

4. 煎煮制霜 缓和药性，综合利用资源。

二、制霜方法

1. 去油制霜 取药物去壳取仁后，串轧成泥状，用多层草纸包裹，加热并压榨去油，待草纸吸满油后，换下吸油纸。照上法再串轧，依次进行如下操作：用草纸包裹、加热压榨、换草纸等，如此反复多次，直至换下来的草纸不显油痕，药物呈松散粉末，不再黏结成饼为度。取出，再碾轧一次，过50目筛，取细粉，装入密闭容器内。

2. 渗析制霜

（1）瓦罐析霜：选取新鲜成熟的西瓜，洗净，切碎，装入不带釉的泥瓦罐内，装一层西瓜放一层芒硝，堆放至罐容量的4/5时，将罐口封严，扎紧，悬挂于阴凉通风处。待霜析出后，随析出，随刷下，直到无结晶物析出为止。刷下的西瓜霜要密闭收藏。

（2）西瓜析霜：选新鲜无伤痕的西瓜，洗净，擦干后，在近果柄处切一厚片，留作顶盖，挖出部分瓜瓤及种子，装入芒硝，装好后照原样盖好，竹签插牢，用网兜兜起，悬挂于阴凉通风处待霜析出，随析出，随刷下。

3. 升华制霜 是药物经高温加热升华成细小结晶的方法。如砒霜的制取。

4. 煎煮制霜 是药物经过多次长时间煎熬后成粉渣另作药用的方法。如鹿角霜。

三、制霜质量要求

除另有规定外，取待制霜品碾碎如泥，经微热，压榨除去大部分油脂，含油量符合要求后，取残渣研制成符合规定的松散粉末。如巴豆霜的脂肪油含量为 18.0%～20.0%。

第二节　制霜设备

热挤压去油制霜机见图 13-1。

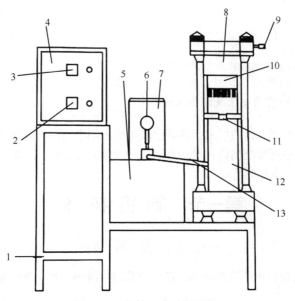

图 13-1　热挤压去油制霜机

1. 机架；2. 压力控制器；3. 温度测控仪；4. 控制面板；5. 液压装置；6. 压力表；7. 电机；8. 加热套；9. 压力手柄；10. 榨膛；11. 出油口；12. 液压缸；13. 油管

1. 适用范围　适用于去油制霜的药物。

2. 结构特点　具有体积小，重量轻，占地少，易移动，出油率高，消耗低的特点，一次制霜的容积为 3 L。

3. 结构和工作原理　由料筒、液压泵、加热器、柱塞、电机等部件组成。物料加热后，通过液压系统进行压榨，达到压榨去油的目的。

4. 操作步骤

（1）开机：接通 220 V 电源（注意电机转向要与所标注箭头方向一致），打开电源开关，电源指示灯亮起。

（2）预热：打开加热器开关（向上扳动即可，温控仪旁边小"ON"指示灯亮起）为榨膛预热，预热温度可在温控仪上设定，如设定值为 110℃。

注：110℃适合芝麻压榨的温度，不同原料根据环境室内和室外的不同，其预热温度也不同。预热时不要用手触摸榨膛加固圈，以免烫手。

（3）注料：当预热温度到达设定温度（温控仪面板的指示灯会从绿色变为红色，"OFF"小灯亮起）时，打开上板，放入棉垫，将炒好的、温度在 120℃左右的油料注入榨膛之中，一次可注入 1 kg。然后再放入棉垫，最后再放入铁板。如果压榨的物料温度较低或物料比较细小，则将物料装入布袋后放入榨膛。注料时不要将金属、石子等坚硬物体投入榨膛以避免损坏榨膛。

（4）榨油过程：装料完毕后，把上板转回正上方，不能转动为止。设定压榨压力，如 15 MPa，把卸压杠杆抬到最高位。然后再启动控制面板开关，此时液压系统工作，油缸柱塞上升，开始挤压油料，榨膛周围便会有油流出。控制面板上的压力表指示即时液压系统压力（本机器安全压榨压力为 60 MPa）。被榨出的油经导流盘流入左或右接油台里。压力表指示的压力值达到设定压力值时，工作电机会停止工作（即液压系统停止工作），当系统压力减弱（即小于设定值）时，工作电机会自动启动，这样可以保持要求的压力不变。维持 5 min 后（视具体情况而定），压榨完毕，按控制面板"OFF"钮关闭电机，向下压动卸压杠杆，油缸柱塞向下移动（不必全卸，能打开上压板即可）。打开上压板，转到合适的位置（不阻碍榨膛出渣即可），再把卸压杠杆抬到最高位。然后再按控制面板"ON"钮启动电机，此时液压系统工作，油缸柱塞上升，油渣会从榨膛上口顶出，油渣取出后，再按控制面板"OFF"钮关闭电机，向下压动卸压杠杆，油缸柱塞向下移动（柱塞到底为止）。此时可进行下一次装料，压榨。

（5）关机：关闭工作电机和加热器，榨出的油过滤结束后，关闭所有电源。

第三节　典型案例

巴豆霜

【**药材来源**】　本品为大戟科植物巴豆 *Croton tiglium* L.的干燥成熟果实的炮制加工品。

【**炮制方法**】　取生巴豆原药材，洗净，干燥，去除种皮，得到净巴豆仁。取净巴豆仁，碾碎如泥，经微热后压榨除去大部分油脂，取残渣研成松散粉末。

【**质量要求**】　巴豆霜为粒度均匀、疏松的淡黄色粉末，显油性。本品水分含量不得过 12.0%，总灰分不得过 7.0%；以干燥品计，含巴豆苷（$C_{10}H_{13}N_5O_5$）不得少于 0.80%，含脂肪油应为 18.0%～20.0%。

【**炮制作用**】　巴豆味辛，性热。有大毒。归胃、大肠经。具有峻下冷积、逐水消肿、豁痰利咽、蚀疮的功效。生巴豆毒性强烈，仅供外用蚀疮。用于恶疮疥癣，疣痣。巴豆去油制霜后，能降低毒性，缓和泻下作用，用于寒积便秘，乳食停滞，腹水，二便不通，喉风，喉痹等。

案例 13-1　　　　　　　　　　**巴豆制霜工艺**

1. 工艺描述与工艺参数

（1）净制：取巴豆原药材，洗净，干燥，去种皮，得净巴豆仁。

（2）碾碎：取净巴豆仁，碾碎如泥。

（3）热压：微热碾碎的巴豆仁，压榨除去大部分油脂。

（4）研磨：取残渣研成松散粉末。

（5）包装：巴豆霜按规定称重，装入相应的塑料包装袋内，封口，贴上标签。

2. 工艺流程图（※为质量控制点）

取生巴豆原药材 —合格品→ 净制 —除去杂质※／去种皮※→ 净巴豆仁 ——→ 碾碎 ——→ 热压 ——→ 研磨

——→ 巴豆霜 ——→ 中间站 —QA监控／QC检验→ 包装 —装袋称量／封口贴签→ 成品 —QA监控／QC检验→ 入库

3. 工艺关键点

工序	生产过程质量控制
领料、称量	名称、数量
净制	去杂质、去种皮
制霜	碾碎、温度、油脂去除、研磨
包装	包装数量、物料标卡、封口严密性

4. 思考题

（1）如何控制巴豆的油脂率？

（2）工业化制霜设备装置的特点是什么？制霜机对温度有什么要求？

5. 知识扩展

巴豆制备巴豆霜必须经加热方能使巴豆中的巴豆毒蛋白灭活，降低溶血毒性。不同制霜方法中，如果采用淀粉稀释法，而不经加热处理，其溶血效应依然会保留；提油返油法由于可能存在有机溶剂残留，导致血细胞变性、溶血和变色。

木鳖子霜

【药材来源】　本品为葫芦科植物木鳖 *Momordica cochinchinensis*（Lour.）Spreng.的干燥成熟种子的炮制加工品。

【炮制方法】　取生木鳖子原药材，去除种皮，得到净木鳖子仁。取净木鳖子仁，碾碎如泥，经微热后，压榨除去大部分油脂，取残渣研成松散粉末。

【质量要求】　木鳖子霜为白色或灰白色的均匀、松散粉末。有特殊的油腻气，味苦。本品按干燥品计，含丝石竹皂苷元 3-O-β-D 葡萄糖醛酸甲酯（$C_{37}H_{56}O_{10}$）不得少于 0.40%。

【炮制作用】　木鳖子味苦、微甘，性凉。有毒。归肝、脾、胃经。具有散结消肿，攻毒疗疮功效。木鳖子生品有毒，仅供外用。用于疮疡肿毒，乳痈瘰疬等。木鳖子制霜后除去部分脂肪油，降低了毒性，可入丸散剂内服，其功效同木鳖子。

案例 13-2　　　　　木鳖子制霜工艺

1. 工艺描述与工艺参数

（1）净制：取木鳖子原药材，去除种皮，得净木鳖子仁。

（2）碾碎：取净木鳖子仁，碾碎如泥。

（3）热压：微热碾碎的木鳖子仁，压榨除去大部分油脂。

（4）研磨：取残渣研成松散粉末。

（5）包装：木鳖子霜按规定称重，装入相应的塑料包装袋内，封口，贴上标签。

2. 工艺流程图（※为质量控制点）

取木鳖子原药材 —合格品→ 净制 —去除种皮※→ 净木鳖子仁 —→ 碾碎 —→ 热压 —去除油脂※→ 研磨 —→ 木鳖子霜 —→ 中间站 —QA监控/QC检验→ 包装 —装袋称量/封口贴签→ 成品 —QA监控/QC检验→ 入库

3. 工艺关键点

工序	生产过程质量控制
领料、称量	名称、数量
净制	去种皮
制霜	碾碎、温度、油脂去除、研磨
包装	包装数量、物料标卡、封口严密性

4. 思考题

（1）木鳖子去油制霜后有什么作用？

（2）木鳖子为什么使用热压去油法而不选用冷压去油法？

5. 知识扩展

去油制霜的目的多是为了降低毒性，但随着脂肪油的含量降低，其他有效成分的相对含量随之增高，故同时也有增强疗效的作用。木鳖子中含大量不饱和脂肪酸，进一步鉴定出 14 种脂肪酸，以（Z）-13′-十八（碳）烯酸（21.62%）、亚油酸（19.85%）、11-二十（碳）烯酸（2.10%）为主，其中大部分是具生物活性物质。近年来的研究表明：不饱和脂肪酸对人体有降低血脂、胆固醇和血压，抗血栓，抗动脉硬化，预防心血管疾病，增强记忆力，预防老年痴呆症，防癌等多种作用。因此，不能将木鳖子中的脂肪油完全除去。实验表明依靠传统方法和标准，控制木鳖子霜含 18%～20% 的脂肪油，是有一定道理的。同时，木鳖子中含有的皂苷及其苷元类成分是否发生变化，还有待于进一步研究。

千 金 子 霜

【药材来源】 本品为大戟科植物续随子 *Euphorbia lathyris* L.的干燥成熟种子的炮制加工品。

【炮制方法】 取生千金子原药材，除去杂质，去除种皮，得到净千金子仁。取净千金子仁，碾碎如泥，经微热后，压榨除去大部分油脂，取残渣研成松散粉末。

【质量要求】 千金子霜为均匀、疏松的淡黄色粉末，微显油性，味辛辣。本品含脂肪油应为 18.0%～20.0%。

【炮制作用】 千金子味辛，性温。有毒。归肝、肾、大肠经。具有泻下逐水，破血消癥的功效。千金子生品毒性较大，多供外用，用于顽癣、疣赘。千金子去油制霜后可降低毒性、缓和泻下作用，可供内服。常用于二便不通，水肿，痰饮，积滞胀满，血瘀经闭等。

案例13-3 千金子制霜工艺

1. 工艺描述与工艺参数
（1）净制：取千金子原药材，除去杂质，去除种皮，得净千金子仁。
（2）碾碎：取净千金子仁，碾碎如泥。
（3）热压：微热碾碎的千金子仁，压榨除去大部分油脂。
（4）研磨：取残渣研成松散粉末。
（5）包装：千金子霜按规定称重，装入相应的塑料包装袋内，封口，贴上标签。

2. 工艺流程图（※为质量控制点）

千金子原药材 —去除种皮→ 净制 ⟶ 碾碎 ⟶ 热压 —去除油脂※→ 研磨 —QA监控/QC检验→ 包装

—装袋称量※/封口贴签→ 成品 —QA监控/QC检验→ 入库

3. 工艺关键点

工序	生产过程质量控制
领料、称量	名称、数量
净制	除杂质、去种皮
制霜	碾碎、温度、油脂去除、研磨
包装	包装数量、物料标卡、封口严密性

4. 思考题
千金子去油制霜后有什么作用？

5. 知识扩展
千金子始载于《蜀本草》，原名续随子。千金子味辛，性温，有毒，归大肠、肝、肾经。具有逐水消肿、破血消癥之功效。用于水肿、痰饮、积滞胀满、二便不通、血瘀经闭、顽癣、疣赘的治疗。千金子药用资源在我国主要分布于黑龙江、吉林、辽宁、河北、山西、江苏、浙江等省。千金子主要含有脂肪油、萜类、挥发油、香豆素和甾醇类化合物。现代药理学研究显示，脂肪油为其泻下的主要成分，主要作用于肠道产生润肠通便的功效，但是常由于作用过于剧烈而产生峻泻作用。千金子的活性成分还有抗肿瘤和美白作用。千金子有一定的毒性，千金子素 L5 和千金子素 L6 为千金子中有毒和有刺激性的成分。

千金子去油制霜既降低了千金子的毒性又能保留其药理活性，千金子霜已成为千金子应用于临床的主要形式。

柏 子 仁 霜

【**药材来源**】 本品为柏科植物侧柏 *Platycladus orientalis*（L.）Franco 的干燥成熟种仁的炮制加工品。

【**炮制方法**】 取生柏子仁原药材，除去杂质，去除种皮，得到净柏子仁。取净柏子仁，碾碎如泥，经微热后，压榨除去大部分油脂，取残渣研成松散粉末。

【**质量要求**】 柏子仁霜为均匀、疏松的淡黄色粉末，微显油性，气微香。本品酸值不得过 40.0，羰基值不得过 30.0，过氧化值不得过 0.26；每 1000 g 本品含黄曲霉素 B_1 不得过 5 μg，黄曲霉素 G_2、黄曲霉素 G_1、黄曲霉素 B_2 和黄曲霉素 B_1 总量不得过 10 μg。

【**炮制作用**】 柏子仁味甘，性平。归心、肾、大肠经。具有养心安神，止汗，润肠通便的功效。柏子仁生品润肠作用强，常用于肠燥便秘。但生品气味不佳，易致恶心或呕吐。柏子仁去油制霜后，可消除呕吐和润肠致泻的副作用，用于心神不安，虚烦失眠等。

案例 13-4 **柏子仁制霜工艺**

1. 工艺描述与工艺参数

（1）净制：取柏子仁原药材，除去杂质，去种皮，得净柏子仁。

（2）碾碎：取净柏子仁，碾碎如泥。

（3）热压：微热碾碎的柏子仁，压榨除去大部分油脂。

（4）研磨：取残渣研成松散粉末。

（5）包装：柏子仁霜按规定称重，装入相应的塑料包装袋内，封口，贴上标签。

2. 工艺流程图（※为质量控制点）

取生柏子仁原药材 →合格品→ 净制 →除去杂质※ / 去种皮※→ 净柏子仁 → 碾碎 → 热压

→去除油脂→ 研磨 → 柏子仁霜 → 中间站 →QA监控 / QC检验→ 包装 →装袋称量 / 封口贴签→ 成品 →QA监控 / QC检验→ 入库

3. 工艺关键点

工序	生产过程质量控制
领料、称量	名称、数量
净制	除杂质、去种皮
制霜	碾碎、温度、油脂去除、研磨
包装	包装数量、物料标卡、封口严密性

4. 思考题

柏子仁去油制霜后有什么作用？

5. 知识扩展

　　柏子仁含有大量脂肪油，常作为无效成分除去，如《中华人民共和国药典》中柏子仁霜的制备方法就是将油脂经压榨后除去。研究发现：柏子仁的脂肪油中含有大量二萜类化合物，而二萜类化合物的代表性化合物——穿心莲内酯具有抗癌、抗病毒、消炎止痛等活性。柏子仁生品经蒸制、炒制后脂肪油和总二萜含量明显增加，制霜后二者含量明显下降，表明柏子仁中脂肪油和二萜类成分的含量有较强的正相关性。蒸或炒制后有利于柏子仁中油脂性成分提出；制霜后脂肪油和二萜类成分含量减少，减小了柏子仁滑肠的弊端。

西　瓜　霜

　　【药材来源】　　本品为葫芦科植物西瓜 *Citrullus lanatus*（Thunb.）Matsumu. et Nakai 的成熟新鲜果实与芒硝经加工制成的炮制品。

　　【炮制方法】　　取新鲜西瓜，沿蒂头切一厚片作顶盖，挖出部分瓜瓤，将芒硝填入瓜内，盖上顶盖，用竹签插牢，用碗或碟托住，悬挂于阴凉通风处，待西瓜表面析出白霜时，随时刮下，直至无白霜析出，晾干。或取新鲜西瓜切碎，放入不带釉的瓦罐内，一层西瓜一层芒硝，将口封严，悬挂于阴凉通风处，数日后即瓦罐外面析出白色结晶物，随析随收集，至无结晶析出为止。或将新鲜成熟的西瓜切碎，加入芒硝加热溶解过滤；滤液经减压浓缩低温析出结晶，结晶风化即得。每 100 kg 西瓜，用芒硝 15 kg。

　　【质量要求】　　西瓜霜为类白色至黄白色的结晶性粉末。气微、味咸。本品含重金属不得过 10 mg/kg。含砷量不得过 10 mg/kg。按干燥品计，含硫酸钠（Na_2SO_4）不得少于 90.0%。

　　【炮制作用】　　西瓜霜味咸，性寒。归肺、胃、大肠经。具有清热泻火，消肿止痛的功效。用于咽喉肿痛，喉痹，口疮。

案例 13-5　　　　　　　　　西瓜制霜工艺

　　1. 工艺描述与工艺参数

　　（1）西瓜析霜工艺描述与工艺参数

　　1）净制：挑选新鲜无伤痕的西瓜，洗净，擦干。

　　2）制霜：在西瓜近果柄处切一厚片作顶盖，挖出部分瓜瓤，装入芒硝，盖好顶盖，竹签插牢，悬挂于阴凉通风处，待有结晶析出。

　　3）收集：随析出，随刷下，收集所有结晶物，即为西瓜霜。

　　4）包装：西瓜霜按规定称重，装入相应的塑料包装袋内，封口，贴上标签。

　　（2）瓦罐析霜工艺描述与工艺参数

　　1）净制：挑选新鲜成熟的西瓜，洗净。

　　2）制霜：将西瓜切碎，装入不带釉的泥瓦罐内，西瓜、芒硝次第铺放，至罐容量的 4/5 时，将罐口密封，悬挂于阴凉通风处，待有结晶析出。

　　3）收集：随析出，随刷下，收集所有结晶物，即为西瓜霜。

　　（3）现代方法工艺描述与工艺参数

　　1）净制：挑选新鲜、成熟的西瓜。

　　2）制霜：将西瓜切碎，加入芒硝加热溶解、过滤；滤液经减压浓缩，低温析出结晶。

　　3）收集：滤取结晶，结晶风化，即为西瓜霜。

2. 工艺流程图（※为质量控制点）

取西瓜 ⟶ 净制 ⟶ 切碎 加入芒硝※ ⟶ 析晶 ⟶ 收集 ⟶ 西瓜霜 ⟶ 中间站

$\dfrac{QA监控}{QC检验}$ 包装 $\dfrac{装袋称量}{封口贴签}$ 成品 $\dfrac{QA监控}{QC检验}$ 入库

3. 工艺关键点

工序	生产过程质量控制
领料、称量	名称、数量
净制	洗净
制霜	切碎、温度、辅料比例、时间
包装	包装数量、物料标卡、封口严密性

4. 思考题

（1）制备西瓜霜的原理是什么？

（2）西瓜霜制备的传统方法与现代方法有何区别？

5. 知识扩展

西瓜霜有很长的药用历史，早在清代，名医顾世澄就在《疡医大全》中著："西瓜霜，治咽喉口齿，双蛾喉痹，命在须臾。"曾被历代医家称为口腔、咽喉的良药，古人称其为"喉科圣药"，至今已有 200 余年的历史。现代通过硅胶、ODS 等柱色谱和制备 HPLC 等分离手段，对西瓜霜抗菌有效部位进行分离纯化，采用 ^1H-NMR、^{13}C-NMR、^1H-^{1}HCOSY、HSQC 和 HMB 等波谱学测试方法，结合 ESI-MS，鉴定化合物结构。从其有效部位共分离得到 8 个化合物，分别为：（1S, 3S）-1-甲基-1, 2, 3, 4-四氢-β-咔啉-3-羧酸、（3S）-1, 2, 3, 4-四氢-β-咔啉-3-羧酸、（9E）-1, 3, 4-trihydroxy-2（2'-hydroxy-tetracosanoylamino）-9-octadecene、丁香苷、松柏苷、豆甾-7-烯-3-O-β-D-葡萄糖苷、β-谷甾醇和腺苷。

砒　霜

【药材来源】　本品为天然产矿物砷华 Arsenolitum 或硫化物类矿物毒砂 Arsenpyritum 或雄黄 Realgar 等含砷矿物加工制成。主要含有 As_2O_3。

【炮制方法】　取净信石，置耐热容器内，高温加热，收集升华物，即得。

【质量要求】　砒霜为白色结晶或粉末。

【炮制作用】　信石味酸、辛，性大热。有大毒。归脾、肺、胃、大肠经。具有祛痰、截疟、杀虫、蚀疮去腐的功效。信石：有大毒。用于寒痰、疟疾、梅毒、瘰疬、痔漏等。砒霜：制霜后药性更纯，毒性更大。功同信石。

案例 13-6　　　　　　　　　　信石制霜工艺

1. 工艺描述与工艺参数

（1）净制：取信石原药材，除去杂质，碾细。

（2）制霜：取净信石，置耐热容器内，高温加热。

（3）收集：收集升华物。

（4）包装：砒霜按规定称重，装入相应的塑料包装袋内，封口，贴上标签。

2. 工艺流程图（※为质量控制点）

取信石原药材 —合格品→ 净制 —除去杂质※→ 碾细 —→ 净信石 —高温加热※→ 收集升华物

—→ 砒霜 —→ 中间站 —QA监控/QC检验→ 包装 —装袋称量/封口贴签→ 成品 —QA监控/QC检验→ 入库

3. 工艺关键点

工序	生产过程质量控制
领料、称量	名称、数量
净制	除去杂质、碾碎
制霜	温度、时间、药物状态
包装	包装数量、物料标卡、封口严密性

4. 思考题

信石升华制霜的目的是什么？

5. 知识扩展

砒霜首载于《开宝本草》，自古至今药用已有千年，其主要成分为三氧化二砷（As_2O_3）。因其毒性剧烈，使医者畏于应用。但砒霜在治疗某些疑难病证方面疗效独著。现代临床主要应用于急性早幼粒细胞白血病、原发性肝癌、哮喘、乳腺癌、肺癌、多发性骨髓瘤、系统性红斑狼疮、鼻咽癌和类风湿关节炎的治疗。

砒霜的毒性峻烈，口服 5～50 mg 即可中毒，致死量 60～200 mg。中毒后的临床表现主要有以下症状。

（1）胃肠道反应：急性中毒多在口服 0.5～1 h 后出现口咽干燥、灼热、流涎、剧烈呕吐、吞咽困难、腹痛、腹泻；吐出物初似米泔样，后呈黏液或胆汁状，腹泻大便如米泔样夹有血丝。大量吐泻可出现极度衰弱，引起脱水、休克。

（2）肝肾损害症状：肝损害明显，可出现黄疸、肝昏迷。肾功能受损，出现蛋白尿、血尿。

（3）神经系统症状：急性期可见头晕、头痛、烦躁不安、惊厥、昏迷。部分患者缓解后发生多发性神经炎，或有吞咽困难，发音障碍，个别产生精神症状如幻听等。

（4）呼吸系统症状：可见呼吸困难，发绀，重症患者可因呼吸中枢麻痹，于中毒后 24 h 至数日而死亡。

（5）循环系统症状：可见血压下降，心律失常，可并发中毒性心肌病，阿-斯综合征。急性砒霜中毒者多于 24 h 内死亡，患者眼结膜充血，鼻及口腔黏膜充血、水肿，或糜烂出血，即所谓"七窍出血"。患者大多死于肝、肾功能衰竭和呼吸麻痹。

鹿 角 霜

【药材来源】 本品为鹿科动物马鹿 *Cervus elaphus* Linnaeus 或梅花鹿 *Cervus nippon* Temminck 的角去胶质的角块。

【炮制方法】 将鹿角长时间煎煮，熬去胶质，取出角块，除去杂质，干燥。用时捣碎，即为鹿角霜。

【质量要求】 鹿角霜为长圆柱形或不规则的块状，大小不一。表面灰白色，显粉性，常具纵棱，偶见灰色或灰棕色斑点。体轻，质酥，断面外层较致密，白色或灰白色，内层有蜂窝状小孔，灰褐色或灰黄色。有吸湿性。气微，味淡，嚼之有粘牙感。本品水分不得过 8.0%。

【炮制作用】 鹿角霜味咸涩，性温。归肝、肾经。具有温肾助阳，收敛止血的功效。用于脾肾阳虚，白带过多，遗尿尿频，崩漏下血，疮疡不敛。

案例 13-7 鹿角制霜工艺

1. 工艺描述与工艺参数

（1）净制：除去杂质。

（2）煎煮：取骨化鹿角熬去胶质，取出鹿角骨块。

（3）干燥：将煎煮过的鹿角块进行干燥。

（4）捣碎：除去杂质，捣碎或研碎。

（5）包装：鹿角霜按规定称重，装入相应的塑料包装袋内，封口，贴上标签。

2. 工艺流程图（※为质量控制点）

取鹿角原药材 —合格品→ 净制 —除去杂质※→ 煎煮 —去胶质※→ 净鹿角块 —→ 干燥 —→ 捣碎 —→ 鹿角霜 —→ 中间站 —QA监控/QC检验→ 包装 —装袋称量/封口贴签→ 成品 —QA监控/QC检验→ 入库

3. 工艺关键点

工序	生产过程质量控制
领料、称量	名称、数量
净制	除去杂质
制霜	煎煮去胶、温度、时间、干燥、捣碎
包装	包装数量、物料标卡、封口严密性

4. 思考题

（1）鹿角为什么要熬去胶质？

（2）如何判断熬去胶质的状态？

（3）鹿角制霜的目的是什么？

5. 知识扩展

鹿角霜为鹿科动物梅花鹿或马鹿的角熬制鹿角胶后剩余的残渣。梅花鹿栖于混交林、山地草原及森林近缘，分布于东北、华北等地，为国家一级保护动物，目前野生数量较少，禁止捕猎。吉林、辽宁、河北、四川等地有饲养。现在所用的鹿角霜，均为提制鹿角胶后剩下的残渣，而古代在制取鹿角霜的过程中，有不提出胶质者，也有加入其他辅料药者。

市场上有时也可发现鹿角霜药材中混有龙骨的碎块，或多混有非鹿科动物的枯骨，可通过几种简单的方法鉴别：①伪品性状呈不规则块状，表面灰白色，无纵棱；②伪品断面不整齐，无骨密质与骨松质之分，均呈蜂窝状小孔，较大而不均匀；③伪品气腥，味淡，舔之不粘舌，嚼之亦不粘牙。有些不法商贩在正品鹿角霜中掺加少量小块的伪品，很难被发现，在使用时应引起注意。

第十四章 粉 碎

学习目标
1. 掌握 不同种类饮片的粉碎方法与设备。
2. 熟悉 饮片的粉碎设备选择。
3. 了解 粉碎的质量要求。

粉碎是固体物料在外力的作用下，克服物料的内聚力，使之破碎的过程。为方便调剂或制剂，部分中药饮片需要粉碎成粉末或者颗粒。因此，粉碎是中药饮片生产中的基本操作单元之一，也是中药饮片炮制的重要环节之一。在粉碎过程中，通常需要完成分级的操作，将粉体按照粒径大小分成不同粒级部分，以供不同的应用。

第一节 粉 碎 技 术

一、粉 碎 目 的

1. 增加药物的表面积，促进药物的溶解与吸收，提高药物的生物利用度。
2. 便于调剂和服用，加速药物中有效成分的浸出或溶解。
3. 为制备多种剂型奠定基础，如混悬剂、散剂、片剂等。

二、粉 碎 方 法

中药粉碎应遵循的原则是不宜过度粉碎，达到需要的粉碎度即可，以节省能源和减少药物在粉碎过程中的损失，药物粉碎时应保持药物的组成和药理作用不变。中药的药用部分必须全部粉碎应用，一般较难粉碎的部分，如叶脉或纤维等不应随意丢弃；毒性饮片或刺激性较强的药物粉碎时，应严格注意劳动保护与安全；易吸潮、易风化的药物以及含水量稍大的饮片粉碎前应适当干燥。根据粉碎产品的粒度分为破碎（大于 3 mm）、磨碎（60 μm～3 mm）和超微（细）磨碎（小于 60 μm）。超微粉是将传统中药粉末粉碎到细胞破壁范围，平均粒度小于 15 μm。中药散剂、丸剂用饮片粉末的粒径都属于磨碎范围，而浸提用饮片的粉碎粒度属于破碎和磨碎之间。

中药的粉碎方法包含干法粉碎、湿法粉碎和超微粉碎。

（1）干法粉碎是将药物适当干燥，使药物含水量至一定的限量（一般应小于 5%），再选择适当的粉碎方式和机械（或工具）粉碎，可以降低粒径，增加比表面积，加快药效成分的溶出速度，提高生物利用度，便于各种制剂的制备，但粉碎过程也有可能带来不良影响，如粉碎后粉体的吸湿性增大、稳定性降低以及毒性或刺激性成分溶出增加可能影响用药安全。

（2）湿法粉碎是指药物中加入适量的水或其他液体进行研磨粉碎的方法，主要是水飞法，它利用粗细粉末在水中悬浮性的不同，将不溶于水的矿物、贝壳类药物经反复研磨，分离制备成极细粉，如朱砂、雄黄、滑石、珍珠、炉甘石等药物。湿法粉碎可以减少粉尘飞扬，保护环境和操作者健康，细度可以达到 300 目以上，能够满足制剂要求。此外，大量水洗过程可以去除水溶性以及难溶性杂质。

（3）超微粉碎是将中药微粉至平均粒度小于 15 μm 的现代粉碎技术。通过超微粉碎技术，将传统中药粉末粉碎到细胞破壁范围，粒度小、分布均匀，多用于贵重药、动物药的粉碎，如冬虫夏草等。超微粉碎可以增加药效成分的溶出度，加速体内释药速度、吸收速度和代谢速度，提高生物利用度，增强药物疗效，同时有利于完善中药制剂工艺，改善制剂品质，提高饮片利用率，有利于保护中药资源。

三、粉碎质量要求

中药粉末饮片质量应遵循《中华人民共和国药典》2020 年版（一部）、《全国中药炮制规范》（1988 年版）和国家中医药管理局关于《中药饮片质量标准通则》（试行）（1994 年版）中已有规定的投料饮片的质量要求。

1. 质量要求　中药饮片粉碎后性味与归经、功能与主治等应保持与传统饮片的性质相一致。中药粉末饮片质量标准内容应包括：药品名称、来源、制法、性状、鉴别、检查、浸出物、含量测定、性味与归经、功能与主治、用法与用量、注意、贮藏等项目。

2. 质量指标

（1）性状：根据多批粉碎后样品的实际情况，对品种的外观颜色、形态和气味进行客观、准确的描述。

（2）鉴别：粉碎后粉末的显微鉴别首选《中华人民共和国药典》2020 年版中已有规定的该饮片的显微特征，如果确有干扰，可选用其他显微特征或改用其他鉴别方法。鉴别方法应尽量与投料饮片质量标准的鉴别方法相一致，如有变动或采用其他更简便的薄层鉴别方法，应考察方法的耐用性。

（3）检查：根据生产工艺的具体情况，设置粒度检查项，检测方法参照《中华人民共和国药典》2020 年版（四部）通则颗粒剂项下方法，根据多批样品测定结果制定限度，反映品种的均一性。

（4）浸出物：参考《中华人民共和国药典》2020 年版中已有规定的该饮片浸出物规定，用水或其他适宜的溶剂，采用冷浸、热浸等方法对中药粉末饮片中可溶性物质进行测定。

（5）含量测定：参考《中华人民共和国药典》2020 年版中已有规定的该饮片含量测定规定，对中药粉末饮片含有的有效成分、指标成分或类别成分进行测定，以评价其内在质量的项目和方法。

第二节　粉 碎 设 备

一、颚式破碎机

颚式破碎机模仿人的咀嚼破碎物料。颚式破碎机由电机、偏心轴、动颚（碰）板、定颚（碰）板等部分组成，其结构示意图及实物图见图 14-1。由偏心轴、动颚（碰）板、连杆组成曲柄-摇杆机构，偏心轴（曲柄）的连续旋转使动碰板相对于定颚（碰）板作"咀嚼"运动，从机器上方投入的块料就被"嚼碎"从下方排出。颚板夹角常做成可调的，以便根据需要调节破碎比。颚式破碎机生产能力大，可长时间运转，结构简单，维护检修方便，在中药饮片的破碎中被广泛应用，常作为一级破碎机使用。

二、锤式粉碎机

锤式粉碎机常用于脆性药物的中碎或细碎，不适用于黏性固体药物的粉碎。锤式粉碎机是一种撞击式粉碎机，锤头安装在转盘上，并可自由摆动。锤式粉碎机一般由加料器、转盘、锤头、衬板、筛板（网）等部件组成，见图 14-2。衬板的工作面呈锯齿状，并可更换。工作时，固体药物由加料斗加入，并被螺旋加料器送入粉碎室。在粉碎室内，高速旋转的圆盘带动其上的 T 形锤对固体药物进行强烈锤击，使药物被锤碎或与衬板相撞而破碎。粉碎后的微细颗粒通过筛板由出口排出，不能通过筛板的粗颗粒则继续在室内粉碎。选用不同规格的筛板（网），可获得粒径为 4～325 目的药物颗粒。锤式粉碎机结构紧凑，重量轻，有较大的破碎比（10～50），操作安全，维修方便，粉碎能耗小，生产能力大。缺点是锤头易磨损，筛孔易堵塞，过度粉碎的粉尘较多。

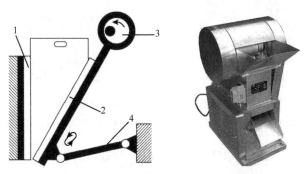

图 14-1 颚式破碎机结构示意图及实物图

1. 定颚板；2. 动颚板；3. 偏心轴；4. 连杆

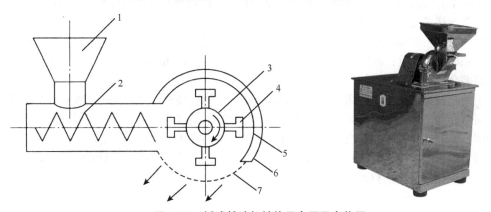

图 14-2 锤式粉碎机结构示意图及实物图

1. 加料斗；2. 螺旋加料器；3. 转盘；4. 锤头；5. 衬板；6. 外壳；7. 筛板

三、冲击式粉碎机

冲击式粉碎机适用范围广，适宜粉碎各种干燥的药物，如中草药的根、茎、叶和皮等。但粉碎过程会发热，因此不适宜于粉碎含有大量挥发性成分的药物、具有黏性的药物和硬度较大的矿物药。冲击式粉碎机在高速旋转的转盘上装有许多固定的冲击棒（钢齿），在粉碎机盖板上固定着与转盘相间隔的冲击棒，外壁上装有筛圈。冲击式粉碎机主要部件包括加料斗、粉碎室、离心转盘、齿圈板、电机等构成，见图 14-3。物料由加料斗输入，从中心部位轴向进入粉碎机内，由于离心力的作用，物料由中心部位甩向外壁。首先受到内圈冲击棒的粉碎，而后受到外面几圈圆周速度越来越大的冲击棒粉碎，最后物料到达外壁，细粉经筛圈从粉碎机底部出料。冲击式粉碎机适应性较强，结构简单，制造容易，且操作、维护也较为方便。同时，该粉碎机破碎效率高，动力消耗低，破碎比大，一般为 20 左右，高的可达 50～70。

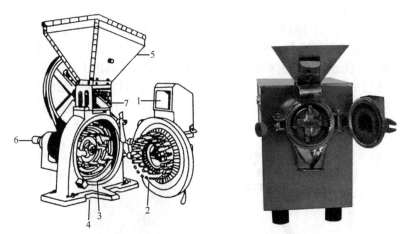

图 14-3　冲击式粉碎机结构示意图及实物图

1. 加料口；2. 钢齿；3. 环状筛板；4. 出粉口；5. 加料斗；6. 水平轴；7. 抖动装置

四、球　磨　机

　　球磨机是中药炮制中使用较广泛的一种粉碎设备，适用于粉碎非组织性的脆性药物（如儿茶、五倍子、珍珠等），也常用于剧毒药物、贵重药物、吸湿性和刺激性较强药物的粉碎与混合。球磨机主要构件有球罐、支架及转动部分等，见图 14-4。结构简单，使用可靠，操作密闭。球磨机除可干法粉碎外，还可以湿法粉碎。目前大生产多采用球磨机水飞朱砂、炉甘石、滑石等。球磨机的缺点是体积庞大、笨重；运行时有强烈的振动和噪声，需有牢固的基础；另外，工作效率较低，能耗大；研磨介质与简体衬板的损耗较大。

　　球磨机的结构主体是一个不锈钢或瓷制的圆筒体，筒体内装有直径为 25～125 mm 的钢球或瓷球，即研磨介质，装入量为筒体有效容积的 25%～45%。工作时，电动机通过联轴器和小齿轮带动大齿圈，使筒体缓慢转动。当筒体转动时，研磨介质随筒体上升至一定高度后向下滚落或滑动。固体药物由进料口进入筒体，并逐渐向出料口运动。在运动过程中，药物在研磨介质的连续撞击、研磨和滚压下而逐渐粉碎成细粉，并由出料口排出。

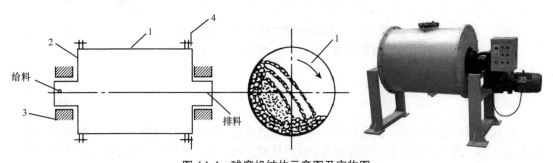

图 14-4　球磨机结构示意图及实物图

1. 筒体；2. 端盖；3. 轴承；4. 大齿圈

五、气流粉碎机

　　气流粉碎机是一种重要的超细粉碎设备，又称流能磨。其结构简单、紧凑，粉碎成品粒度细，可获得粒径 5 μm 以下的超微粉。经无菌处理后，可达到无菌粉碎的要求，由于压缩气体膨胀时的冷却作用，粉碎过程中的温度几乎不升高，故特别适用于热不稳定性中药的超微粉碎。其缺点是能耗高，噪声大，运行时会产生振动。气流粉碎机是利用高速气流使药物颗粒之间以及颗粒与器壁之间产生强烈的冲击、碰撞和摩擦，从而达到粉碎药物的目的。气流粉碎机主要构件有加料斗、空气室、粉碎室、分级涡等，见图14-5。气流粉碎机在空气室的内壁上装有若干个喷嘴，高压气体由喷嘴以超音速喷入粉碎室，固体药物则由加料口经高压气体引射进入粉碎室。在粉碎室内，高速气流夹带着固体药物颗粒，并使其加速到 50～300 m/s 的速度，在强烈的碰撞、冲击及高速气流的剪切作用下，固体颗粒被粉碎；粗细颗粒均随气流高速旋转，但所受离心力的大小不同，细小颗粒因所受的离心力较小，被气流夹带至分级涡并随气流一起由出料管排出，而粗颗粒因所受离心力较大在分级涡外继续被粉碎。

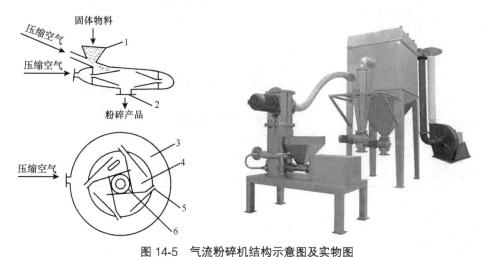

图 14-5 气流粉碎机结构示意图及实物图

1. 加料斗；2. 出料管；3. 空气室；4. 粉碎室；5. 喷嘴；6. 分级涡

第三节 典型案例

三 七 粉

【药材来源】 本品为五加科植物三七 *Panax notoginseng*（Burk.）F. H. Chen 干燥根及根茎。

【炮制方法】 取三七，洗净，干燥，碾成细粉。

【质量要求】 三七为灰黄色粉末，气微，味微苦回甜。本品水分不得过 14.0%，总灰分不得过 6.0%，酸不溶性灰分不得过 3.0%；重金属及有害元素，铅不得过 5 mg/kg，镉不得过 1mg/kg，砷不得过 2 mg/kg，汞不得过 0.2 mg/kg，铜不得过 20 mg/kg；醇溶性浸出物不得少于 16.0%；按干燥品计，含人参皂苷 Rg_1（$C_{42}H_{72}O_{14}$）、人参皂苷 Rb_1（$C_{54}H_{92}O_{23}$）和三七皂苷 R_1（$C_{47}H_{80}O_{18}$）总量不得少于 5.0%。

【炮制作用】 三七味甘、微苦，性温。归肝、胃经。具有散瘀止血、消肿定痛的功效。三七生品以止血化瘀、消肿定痛之力偏胜，有止血不留瘀，化瘀不伤正的特点，常用于出血证及跌打损伤，瘀滞肿痛。三七粉功效与三七同，可口服或外敷使用。打粉利于调剂和使用。

案例 14-1　　　　　　　　　　　　　三七粉碎工艺

1. 工艺描述与工艺参数

（1）净选：①整理：称取三七，将饮片置挑选工作台上，人工挑出杂质；②清洗：用清水冲洗挑选好的三七，除去泥土等杂质。

（2）干燥：将三七摊放于烘箱内，控制温度干燥。

（3）粉碎：投入一定量的三七净饮片置粉碎机内，粉碎，过筛，得细粉。

（4）包装：三七粉按每包装袋1kg称重，装入相应的塑料包装袋内，封口，贴上标签。

2. 工艺流程图（※为质量控制点）

取三七原药材 $\xrightarrow{\text{合格品}}$ 净选 $\xrightarrow{\text{整理、清洗※}}$ 干燥 $\xrightarrow[\text{温度※}]{\text{时间※}}$ 粉碎 $\xrightarrow{\text{孔径※}}$ 中间站

$\xrightarrow[\text{QC检验}]{\text{QA监控}}$ 包装 $\xrightarrow[\text{封口贴签}]{\text{装袋称量}}$ 成品 $\xrightarrow[\text{QC检验}]{\text{QA监控}}$ 入库

3. 工艺关键点

工序	生产过程质量控制项目
领料、称量	名称、数量
净选	杂质、异物、非药用部分
干燥	水分、温度、时间、装量
粉碎	粉碎时间、粒度
包装	包装数量、物料标卡、封口严密性

4. 思考题

如何有效地控制机械化粉碎机粉碎的程度？

5. 知识拓展

有研究人员比较了三七不同规格、等级间饮片的密度和内在成分含量的差异，并探讨了产地、种植年限、采挖时间对三七商品规格等级的影响，修订完善了三七饮片商品规格等级标准。

朱 砂 粉

【药材来源】　本品为硫化物类矿物辰砂族辰砂的炮制加工品。

【炮制方法】　取朱砂原药材，净制除去铁屑，水飞，晾干或40℃以下干燥，过200目筛。

【质量要求】　朱砂粉为朱红色极细粉末，体轻，以手指撮之无粒状物，以磁铁吸之，无铁末。气微，味淡。取本品1g，加水10 mL，搅匀，滤过，静置，滤液不得显汞盐的鉴别反应。本品含硫化汞（HgS）不得少于98.0%。

【炮制作用】　朱砂味甘，性微寒。有毒。归心经。具有镇惊安神、清热解毒的功效。朱砂有毒，颗粒粗且不易吸收，故一般不直接入药。朱砂通过湿法粉碎可去除杂质，降低毒性，制备的极细粉便于服用和制剂。临床应用多入丸散剂或冲服，不入煎剂，外用适量。用于心悸、失眠、癫病、疔肿等。

案例 14-2　　　　　　　　　朱砂粉碎工艺

　　1. 工艺描述与工艺参数

　　（1）净制：取朱砂原药材，用磁铁反复摩擦吸尽铁屑或使用磁选机，除去铁质。

　　（2）水飞：取净朱砂粉末和水加入球磨机圆筒内，投料量一般为圆筒容积的 1/4～1/3，加水量为投料量的一倍。研磨至所需程度，取出。

　　（3）干燥：静置 12 h 使细粉完全沉淀，倾去上清液，细粉用清水漂洗数次，40℃以下干燥，过 200 目筛。

　　（4）包装：取朱砂粉，按一定规格称重，装入相应的塑料包装袋内，封口，贴上标签。

　　2. 工艺流程图（※为质量控制点）

取朱砂原药材 —合格品→ 净选 —除去铁屑※→ 水飞 —加水研磨※→ 干燥 —温度※／孔径※→ 中间站

QA监控／QC检验 —包装← 装袋称量／封口贴签 —成品← QA监控／QC检验 —入库

　　3. 工艺关键点

工序	生产过程质量控制项目
领料、称量	名称、数量
净制	除去铁屑
水飞	加水量、研磨时间
干燥、过筛	温度、孔径
包装	包装数量、物料标卡、封口严密性

　　4. 思考题

　　在朱砂水飞过程中最影响其洁净度的是哪一步骤？如何改进该工艺？

　　5. 知识拓展

　　应用激光 Raman 光谱仪分别对纯品 HgS、HgO 及可溶性 $HgCl_2$ 和朱砂样品粉末进行光谱扫描，通过比较朱砂样品和对照品 Raman 光谱形状和特征峰，对朱砂样品进行无损分析鉴定。该分析方法快速、准确，可用于朱砂的质量控制，建议作为朱砂新的质量控制方法之一。

珍　珠　粉

　　【药材来源】　本品为珍珠贝科动物马氏珍珠贝 *Pteria martensii*（Dunker）、蚌科动物三角帆蚌 *Hyriopsis cumingii*（Lea）或褶纹冠蚌 *Cristaria plicata*（Leach）等双壳类动物受刺激形成的珍珠的炮制加工品。

　　【炮制方法】　取珍珠原药材除去杂质，洗净，干燥，经粗粉碎、超微粉碎制成最细粉。

　　【质量要求】　珍珠粉类白色，粉体细腻，气微，味淡。

　　【炮制作用】　珍珠味甘、咸，性寒。归心、肝经。具有安神定惊、明目退翳、解毒生肌、润肤祛斑的功效。珍珠质地坚硬，不溶于水，一般不直接应用。珍珠超微粉碎后，粉体细腻，有利于人体吸收，提高生物利用度。便于制剂、内服或外用，用于惊悸失眠，惊风癫病，目生云翳，疮疡不敛，皮肤色斑。

案例 14-3　　　　　　　　　　**珍珠粉碎工艺**

1. 工艺描述与工艺参数

（1）净选：取珍珠原药材，除去杂质，洗净。

（2）干燥：将珍珠摊放于烘箱内，控制温度干燥。

（3）粗粉碎：将净制后的珍珠，采用普通粉碎方法，初步粉碎成细粉。

（4）超微粉碎：将珍珠细粉，置超微粉碎设备内进行进一步超细化粉碎。

（5）包装：珍珠超微粉按每包装袋 1 kg 称重，装入相应的塑料包装袋内，封口，贴上标签。

2. 工艺流程图（※为质量控制点）

取珍珠原药材 —合格品→ 净选 —除杂、清洗→ 干燥 —时间※/温度※→ 粗粉碎、超微粉碎 —时间※/孔径※→ 中

间站 —QA监控/QC检验→ 包装 —装袋称量/封口贴签→ 成品 —QA监控/QC检验→ 入库

3. 工艺关键点

工序	生产过程质量控制项目
领料、称量	名称、数量
净选	除去杂质
干燥	水分、温度、时间、装量
粗粉碎	时间、孔径
超微粉碎	时间、孔径
包装	包装数量、物料标卡、封口严密性

4. 思考题

在珍珠粉碎过程中最影响其洁净度的是哪一步骤？如何结合现代工艺技术进行改进？

5. 知识拓展

已有研究建立了淡水珍珠质量控制项目，包括密度、钙盐、粗蛋白质、总氮含量测定方法等，可作为企业质量标准。研究建立珍珠蛋白质氨基酸的指纹图谱，可用于珍珠粉类产品的真伪鉴别和品质评价。

第十五章　中药饮片的包装

学习目标
1. 掌握　中药饮片包装技术。
2. 熟悉　常用中药饮片包装材料及方法。
3. 了解　中药饮片包装的相关设备。

中药饮片包装是从保护中药饮片、方便储运、维护价值、促进销售的目的出发的一项系统性的工序。中药饮片包装涉及材料的选择、容器的结构造型、包装方法、防护措施和包装装潢设计等。

第一节　中药饮片包装技术

一、中药饮片包装目的

1. 保护中药饮片　为了保障中药饮片质量，要求根据中药饮片的特性和运输储存条件，选择适当的包装材料、包装容器和包装方法，采用一定的包装技术对饮片进行包装，以防止饮片受损，达到保护中药饮片的目的。保护中药饮片是饮片包装最基本的作用。

2. 便于调配与流通　将中药饮片按一定的数量（或重量）、形状、尺寸规格进行包装，使饮片的外形规范化、集合化，以利于在流通过程中对商品的识别和销售统计。同时，中药饮片小包装大大提高了调配的准确性，也易于复核，提高了调配速度，这是现代包装在中药饮片流转中便于调配与流通的具体体现。

3. 美化装潢，促进销售　新颖别致的中药饮片包装批号设计与造型，以及具有独特风格的美术装潢，能给人以美的享受，能激发消费者的购买欲望。消费者对包装产生兴趣，进而购买中药饮片。因此，包装和装潢在购买者与中药饮片之间起着媒介作用，起着宣传、美化、推销的作用。

4. 方便消费　中药饮片包装大小适宜、形式多样，对消费者来说，使用方便、携带方便、保管方便是极其重要的。中药饮片的药品包装还标示着药品名称、贮藏条件、注意事项、生产日期、有效日期及生产企业的名称、商标等，它既保证药品不被假冒，又可以对消费者起到指导作用。

二、中药饮片包装方法

包装是中药饮片流入中药商品市场前的最后一道加工程序，是保证饮片贮存和运输期间质量安全的重要环节。包装在一定程度上影响着中药饮片的质量甚至临床疗效。

（一）包装材料

中药饮片包装分为内包装和外包装，故包装材料也分为内包装材料和外包装材料。

1. 内包装材料　指与饮片直接接触的包装，应选用稳定性好，相容性好的包装材料，常选用塑料袋、复合膜等无毒的包装材料。

（1）塑料袋：是目前饮片包装最为常用的内包装材料，常用的塑料袋材料为聚乙烯，主要适用于手工定量包装的中药饮片。塑料袋具有质量轻、不易破碎、吸尘少、无增塑剂释放等特点，但是在透气性、耐热性、透湿性等方面较差，同时还会受溶剂的影响。

（2）复合膜：是由各种塑料与纸、金属或其他材料通过层合挤出贴面、共挤塑等工艺技术将基材结合在一起而形成的多层结构的膜。主要适用于机械自动或半自动定量包装的中药饮片。复合膜具有柔韧性好、防潮、隔氧、遮光、阻水、抗静电、可抽真空、可彩印等优点，药品包装用复合膜一般包括普通复合膜、药用条状易撕包装材料、纸铝塑复合膜、高温蒸煮膜等四种。

（3）包装纸、袋：主要有牛皮纸袋和羊皮纸袋。①牛皮纸袋是以全木浆纸为基本材料，是一种复合材料制作或纯牛皮纸制作的包装容器，无毒、无味、无污染，具有高强度、高环保的特点，是目前国际上最流行的环保包装材料之一；②羊皮纸袋的主要原料是化学木浆和破布浆，结构紧密、防油性强、防水、不透气、弹性较好，尤其适用于包装油脂性药品。

（4）无纺布：又称不织布，是由定向或随机纤维构成的新一代环保材料。具有防潮、透气、柔韧、质轻、不助燃、容易分解、无毒、无刺激性、色彩丰富、价格低廉、可循环再用等特点，多采用聚丙烯粒料为原料，经高温熔融、喷丝、铺纲、热压卷取连续一步法生产而成。

（5）铝箔、铝盖、铝塑组合盖：铝箔无毒无味、质轻、遮光性好、防潮、防挥发、保香性能优异、形状稳定、对包装的内容物有很好的保护性能，机械性能良好易于加工，适宜于自动包装机械使用，易于与纸、纸板、塑料等复合成为多功能的复合材料。多用作复合软包装、硬包装及包装衬里等，在医用包装材料中现多采用铝塑组合盖。

（6）其他包装材料：①滤纸袋：一般为热塑性茶叶滤纸，有一定的滤过性。适用于包装一些花粉、细小种子、矿物药粉末以及煎煮时宜包煎的饮片。②玻璃瓶：具有不渗透、不老化、密封性能好的特点，棕色玻璃还可以避光，缺点是易碎、质重。可用于一些贵重饮片、颗粒饮片的包装，如牛黄、麝香等。

2. 外包装材料　指内包装以外的包装，由里向外分为中包装和大包装。外包装应满足运输、储存等要求，能够防潮、防污染，有机械强度，易储存、运输。常用的外包装材料有塑料编织袋、纸箱、木箱等。

（二）包装方法

1. 按包装技术不同分类

（1）干燥包装技术：指减少饮片中的水分后进行包装的方法，以防止饮片霉变、腐烂。要选用气密性好、防水的包装材料，以防止外界的水分。另外，会在包装内加入一定量的干燥剂以吸收水分，从而保证饮片的含水量始终保持在稳定的范围内，需注意使用的干燥剂不能对包装内的饮片产生污染或与饮片产生化学反应。

（2）低温、冷藏包装技术：指饮片保持在低温的状态下，达到延缓饮片腐坏速度的方法，可分为冷藏和冻藏两种，所采用的材料应为耐低温的无毒材料。这种方法尤其适用于夏季多雨时节的防霉、防腐。低温冷藏饮片的含水量应控制在允许的范围内，包装容器应干燥。此方法适用于含有挥发油的饮片和一些贵细饮片的包装与贮藏。

（3）气调防霉包装技术：是一种生态防霉腐的形式，利用二氧化碳、氮气等保护性混合气体转换包装内的空气，抑制引起饮片变质的大多数微生物的生长繁殖，从而保证饮片的质量。二氧化碳在空气中正常的含量为 0.03%，当二氧化碳浓度达到 10%～14%时对微生物有抑制作用，当浓度达到 40%时对微生物抑制作用更加明显。包装材料要求气密性高，防水性能好，才能保证包装内气体的浓度。

（4）真空包装技术：也称减压包装法或排气包装法，是将产品加入气密性包装容器，抽去容器内部的空气，使密封后的容器内达到预定真空度的一种包装方法。此方法可以阻挡外界的水汽进入包装内，能够有效防止饮片霉变、腐烂，但要注意避免过高的真空度，以防损伤包装材料。

（5）电离辐射防霉腐包装技术：指当射线通过微生物时使微生物内的成分分解或引起诱变而

死亡的包装方法。射线可以杀菌、杀虫，照射不会引起物体升温，γ射线穿透力强，可用于药品的内部杀菌。但有些饮片在照射后品质会受到影响，所以在使用该方法前，应对饮片进行小样试验，以确定是否能使用该方法。

（6）紫外线、微波、远红外线和高频电场包装技术

1）紫外线：一般紫外线照射要在2 h以上，才可以起到杀菌作用。紫外线穿透能力很弱，只适合空气杀菌和表面杀菌。此外，含脂肪和蛋白质的饮片不宜用紫外线照射，易引起变色或产生臭味。

2）微波：是频率300～300 000 MHz的电磁波。微波杀菌是微波热效应和生物效应共同作用的结果。微波热效应是微波与物料直接相互作用，将超高频电磁波转化为热能的过程。微波产生的热能在内部，利用率高，加热时间短，加热均匀，微波杀菌温度仅要70～105℃，5～8 min即可达到杀菌效果。

3）远红外线：是频率高于3 000 000 MHz的电磁波。作用与微波相似，杀菌的机制主要是远红外线的光辐射和产生的高温使菌体迅速脱水干燥而死亡。

4）高频电场：是利用高频电能转变为热能，使微生物瞬间升温而达到杀菌的目的。

2. 按称量方式不同分类

（1）净重称量包装：是将饮片先进行称重，再充填到包装中的一类方法。该方法称量结果不受包装的影响，因此装量精确、误差较小。称量过程常采用机械操作，机械称量速度快、效率高，也可进行人工称量，但速度慢、效率低。

（2）毛重称量包装：是将饮片先装入包装内，再进行称量的方法。该方法操作简单，包装设备价格较为低廉。但这种包装方法有时会因为包装容器的不同，从而使物料包装的准确性不够。对于黏性较大、易污染或单包装容量较大的饮片，应尽量减少包装容器的质量差异。

（3）容积充填包装法：利用容积计量饮片物料的数量，不需要包装前称重，适用于颗粒性、密度均匀的饮片，如种子类、粉类等饮片。

3. 包装规格

（1）普通规格：0.5 kg、1 kg和2 kg。

（2）特殊的定量小包装：中药小包装饮片是指中药饮片企业按设定的剂量包装，能直接"数包"配方的中药饮片。小包装可保证剂量准确、标识清晰易于复核、方便调剂提高效率、饮片纯净保证质量、可实现标准量化等优点，但存在饮片规格局限性、饮片质量不便检查、贮藏空间增大、药品成本提高、易造成环境污染等不足。

小包装规格设定系指每种中药饮片在进行小包装时，应设几种规格（品规数）以及每一规格（每包）的含药量（品规量）。规格设定是否合理是医疗机构使用小包装中药饮片进行调剂能否成功的关键，而大多数医疗机构的中药饮片的品规数和品规量是有一定规律可循的。小包装规格设定应主要遵循因药而异原则、满足临床常用剂量需要原则、品规最少原则、高频多规原则。

要注意凡麻醉药（如罂粟壳）不得制成小包装中药饮片，在调剂时应当按规定将其他小包装的中药饮片拆包后与麻醉药混合后发药，并在调剂时应严格按处方剂量临方处理；凡《中华人民共和国药典》及各地方炮制规范注明"有毒"的中药饮片（非毒性饮片），如制川乌、制草乌等，其最大规格的设定应不超过规定的最大剂量；毒性中药饮片不得制成小包装中药饮片；凡不以重量为剂量单位的中药饮片，如灯心草（支、扎）、蜈蚣（条）等，可不设定品规，调剂时应按处方标定的剂量临方处理。

4. 包装要求

（1）被包装饮片的质量必须合格：饮片在包装前，其各项指标成分如净度、水分含量、有效成分含量等要满足相关质量要求，不合格饮片不得进行包装。

（2）饮片包装必须符合相关规定操作：要求封口严密，封口处无皱纹、无粘连，内包装严密，

装量准确，标签清晰。

（3）饮片的包装必须符合饮片质量的要求，同时要选用符合质量标准的包装材料。具体要求为：①对中药饮片起到保护作用；②包装材料要安全卫生，不含有害物质和杂质，直接口服饮片的包装材料必须符合微生物限量等要求；③包装材料要具有稳定性，不与包装内的饮片产生反应，同时不能对饮片产生污染；④包装要简便，方便携带和使用；⑤包装要具有商品性质，能够体现产品的高质量，同时要经济实惠，以降低成本；⑥包装材料要符合保护环境的原则，不能污染环境。

（4）饮片的包装必须印有或贴有标签，并注明饮片的相关信息：饮片标签上必须包括饮片的名称、产地、规格、生产批号、生产日期、生产企业，实施批准文号管理的中药饮片还必须注明药品批准文号。毒性饮片除按照规定进行印刷包装外，还需增印毒性药品警示标记。

（5）饮片包装的标签需严格管理：①用于包装的标签需经确认无误后方可使用；②标签需由专人进行管理；③标签要进行分类存放；④标签在使用前要进行记录；⑤使用后的标签在销毁时也应由专人操作，并进行记录。

三、工 艺 流 程

中转站保管员根据成品仓库的生产领料单，核对饮片的品名、批号和数量等信息，将饮片堆放至中转仓库。包材和标签分别由中转站保管员和标签打印员到辅料包材库领取。电脑上打印小包装分装记录，根据饮片性状及客户要求，分配至各包装小组。包装人员根据小包装分装记录至中转站领取待分包装的饮片。工人利用包装设备进行包装，再将分包装好的饮片按要求装包，质管员复核分装记录、标签和实物，保证信息一致。前台人员负责现包单的拼包，并和仓库值班人员核对信息，确保货单一致。现场质管对生产中的品规随时随机抽查包装质量。一个品种包装完成后，应清场干净。将装包好的饮片放至相应的暂存区，成品库保管员将物料拉走，放到相应的发货区。

第二节　中药饮片包装设备

一、内包装设备

1. 脚踏封口机　图 15-1 为脚踏封口机，适用于所有塑料薄膜的封口。

2. 薄膜封口机　图 15-2 为薄膜封口机，适用于各种包装流水线上配套使用，其封口长度不受限制，是最常用的封口机械。封口时，常使用具有良好的热塑性塑料制作的塑料袋或复合袋，一般采用在封口处直接加热并施以机械压力，使封口熔合。

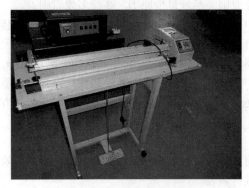

图 15-1　脚踏封口机

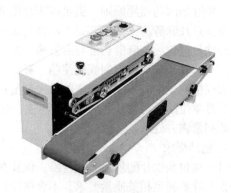

图 15-2　薄膜封口机

3. 半自动包装机　图 15-3 为半自动包装机，适用于不规则片形、根茎、枝状类的中药饮片，如丹参、甘草、柴胡、茯苓、化橘红、山楂、板蓝根等的单剂量小包装饮片。运行时，将称好剂量的饮片加入到行进中的履带上的一个个托盘上，机器再依次将各个托盘中的饮片翻倒进包装袋中封袋。

4. 自动粉剂包装机　图 15-4 为自动粉剂包装机，适用于如蒲黄、滑石粉等流动性一般或很差的粉末类饮片的软袋包装。自动完成计量、制袋、充填、封合、打印批号、切断及计数等全部工作。

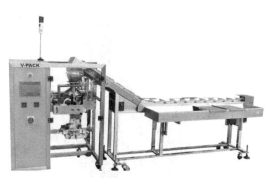 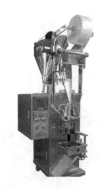

图 15-3　半自动包装机　　　　　　　　　图 15-4　自动粉剂包装机

5. 自动颗粒包装机　图 15-5 为自动颗粒包装机，采用容积法计量，适用于如女贞子、酸枣仁等流动性强、颗粒均匀的种子类饮片的包装。

6. 组合称量全自动包装系统　图 15-6 为组合称量全自动包装系统，适用于流水线中松散无黏性的各种饮片的大、小包装，如木香、莪术等，自动完成称量、落料、充填、制袋、封口、断切、打印等过程。包装过程：人工将饮片倒入提升机存料斗，振动落斗；提升斗自动将物料带到多头称上方；多头称自动称重，组合所需重量，下料；多头称下方剔除装置自动将不合格重量剔除，收集；物料经过拨料装置快速落料到成袋器的料筒，落料到已封制好的包装袋内；封口，切断包好的物料。

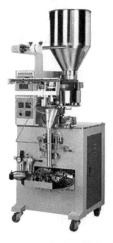 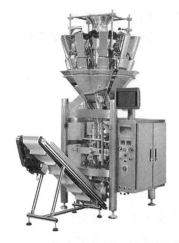

图 15-5　自动颗粒包装机　　　　　　　图 15-6　组合称量全自动包装系统

二、外包装设备

1. 手提电动封包机　图 15-7 为手提电动封包机，适用于使用麻袋、编织袋、牛皮纸袋等饮片大包装的封包操作。具有线迹美观、封包牢固、富有弹性、拆包方便等优点。结构紧凑轻巧、调整简单，方便移动包装。

2. 半自动捆扎打包机 图 15-8 为半自动捆扎打包机，以聚乙烯塑料带为捆扎材料，适用于麻袋、编织袋、牛皮纸袋、纸箱、木箱等已封口饮片大包装的捆扎打包操作。其可使饮片包装更为规整牢靠，方便码垛机运输装卸，具有操作简单、自动停机、省时省力、捆扎坚实等特点。

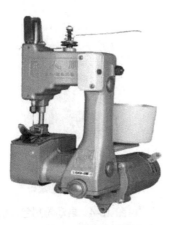

图 15-7 手提电动封包机

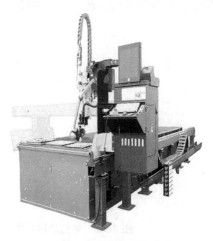

图 15-8 半自动捆扎打包机

三、包装设备常见问题

1. 包装材料拉断 通常为包装材料有接头、断痕过大的毛边，供纸电机线路故障或线路接触不良等原因导致。

2. 包装袋封合不严密 通常为包装材料内层不均匀、封合压力不均匀、封合温度偏低等原因导致。

3. 封道不正 通常为热封体位置有误导致。

4. 包装袋切不断或局部切不断造成连袋 通常为切刀位置调整不合适，切刀刀刃边钝导致。

5. 色标定位不起作用 通常为实际袋长小于色标标准长度，滚轮花纹磨平、摩擦力减小导致。

第三节 典型案例

灯 心 草

【药材来源】 本品为灯心草科植物灯心草 *Juncus effusus* L.的干燥茎髓。

【炮制方法】 除去杂质，剪段。

【质量要求】 灯心草呈细圆柱形的段，2~5 cm。表面白色或淡黄白色，有细纵纹。体轻，质软，略有弹性，易拉断，断面白色。气微，味淡。本品水分不得过 11.0%，总灰分不得过 5.0%；醇溶性浸出物不得少于 5.0%。

【炮制作用】 灯心草味甘、淡，性微寒。归心、肺、小肠经。清心火，利小便。用于心烦失眠，尿少涩痛，口舌生疮。净制除去杂质，切制饮片，便于临床调剂和制剂。

案例 15-1　　　　　　　　　　　**灯心草包装工艺**

1. 工艺描述与工艺参数

（1）物料接收：中转站保管员根据成品仓库的生产领料单，核对灯心草饮片的品名、批号和数量等信息，将饮片堆放至中转仓库。包材和标签分别由中转站保管员和标签打印员到辅料包材库领取。

（2）分签：根据客户要求，打印小包装分装记录，分配至各包装小组。

（3）领料：包装人员根据小包装分装记录至中转站领取待分包装的灯心草饮片。

（4）包装：工人将称量好的饮片装入到包装袋中，包装规格：15 g/袋。通过封口机将包装袋封口。

（5）装包及复核：将分包装好的药按要求装包，质管员复核小包装分装记录、标签和实物，保证信息一致。前台人员负责包单的拼包，并和仓库值班人员核对信息，确保货单一致。

（6）抽查：现场质管对生产中的品规随时随机抽查包装质量。

（7）清场：包装完成后，应清场干净。

（8）完成：将装包好的灯心草饮片放至相应的暂存区，成品库保管员将物料拉走，放到相应的发货区。

2. 工艺流程图

灯心草饮片 ⟶ 物料接收 ⟶ 打印小包装分装记录 ⟶ 分签 ⟶ 领料
半自动包装机 ⟶ 分包装 ⟶ 装包 ⟶ 复核 抽查 清场

3. 工艺关键点

工序	生产过程质量控制项目
物料接收	品名、批号和数量
领料	品名、批号和数量
包装	饮片的品名、批号和数量等信息
装包及复核	小包装分装记录、标签和实物
抽查	小包装打印信息、装量差异

4. 思考题

哪些中药饮片需要手工小包装？

5. 知识扩展

针对花叶草类等中药饮片不易自动化包装、占用体积大的缺点，一些新型饮片也随之产生，如压制饮片、流动性饮片。定量压制饮片是用紧压技术将中药饮片定量压制成一定形状，包装材料包装，在临床中直接调配的一种饮片。具有体积减小、剂量准确、形状统一、便于调剂、质量有保障等优势。流动性饮片是使用现代制药技术，设计不同工艺参数，经粉碎、混合、压制等过程，制成颗粒型、丸型或水丸型、片型、柱形等不同形状的具有流动性的饮片。具有流动性强、过程可控、便于自动化生产、质量稳定、大小均一、便于分装等优势。

车　前　子

【药材来源】　本品为车前科植物车前 *Plantago asiatica* L.或平车前 *Plantago depressa* Willd. 的干燥成熟种子。

【炮制方法】　除去杂质。

【质量要求】　车前子呈椭圆形、不规则长圆形或三角状长圆形，略扁，长约 2 mm，宽约 1 mm。表面黄棕色至黑褐色，有细皱纹，一面有灰白色凹点状种脐。质硬。气微，味淡。本品水分不得过 12.0%；总灰分不得过 6.0%，酸不溶性灰分不得过 2.0%；膨胀度应不低于 4.0；按干燥品计，京尼平苷酸（$C_{16}H_{22}O_{10}$）不得少于 0.50%，毛蕊花糖苷（$C_{29}H_{36}O_{15}$）不得少于 0.40%。

【炮制作用】 车前子味甘，性寒。归肝、肾、肺、小肠经。清热利尿痛淋，渗湿止泻，明目，祛痰。用于热淋涩痛，水肿胀满，暑湿泄泻，目赤肿痛，痰热咳嗽。净制除去杂质，便于临床调剂和制剂。

案例 15-2 　　　　　　　　　　　**车前子包装工艺**

1. 工艺描述与工艺参数

（1）物料接收：中转站保管员根据成品仓库的生产领料单，核对车前子饮片的品名、批号和数量等信息，将饮片堆放至中转仓库。包材和标签分别由中转站保管员和标签打印员到辅料包材库领取。

（2）分签：根据客户要求，打印小包装分装记录，分配至各包装小组（颗粒）。

（3）领料：包装人员根据小包装分装记录至中转站领取待分包装的车前子饮片。

（4）包装：确认设备完好，调好机器（自动颗粒包装机），开始包装。包装规格：30 g/袋。

（5）装包及复核：将分包装好的药按要求装包，质管员复核小包装分装记录、标签和实物，保证信息一致。前台人员负责包单的拼包，并和仓库值班人员核对信息，确保货单一致。

（6）抽查：现场质管对生产中的品规随时随机抽查包装质量。

（7）清场：包装完成后，应清场干净。

（8）完成：将装包好的车前子饮片放至相应的暂存区，成品库保管员将物料拉走，放到相应的发货区。

2. 工艺流程图

车前子饮片 ⟶ 物料接收 ⟶ 打印小包装分装记录 ⟶ 分签 ⟶ 领料
自动颗粒包装机 ⟶ 分包装 ⟶ 装包 ⟶ 复核 抽查 ⟶ 清场

3. 工艺关键点

工序	生产过程质量控制项目
物料接收	品名、批号和数量
领料	品名、批号和数量
包装	饮片的品名、批号和数量等信息
装包及复核	小包装分装记录、标签和实物
抽查	小包装打印信息、装量差异

4. 思考题

自动颗粒包装机如何定量？

5. 知识扩展

随着社会的发展，传统的小颗粒包装机已不能满足目前的需求，目前我国自主生产的包装机在市场的占比相对较小，且稳定性和可靠性等相对较差。国内小颗粒包装机大部分为单列式包装机，包装速度处于 20～80 袋/min，这已无法满足市场的需求，亟须一种高速平稳、自动化水平更高的小颗粒包装机。有研究根据小颗粒物料包装的工艺要求，设计了一种高效的传动系统用于小颗粒包装机，制作样机并实验，此包装机能够达到 90 袋/min 的包装速度，合格率能达到 99.6%，且操作方便。

滑 石 粉

【药材来源】 本品为硅酸盐类矿物滑石族滑石经精选净制、粉碎、干燥制成。

【炮制方法】 净制，粉碎。

【质量要求】　滑石粉为白色或类白色、微细、无砂性的粉末，手摸有滑腻感。气微，味淡。本品石蕊试纸反应显中性反应，5 g 原药材经水中可溶物测定后遗留残渣不得过 5 mg（0.1%），1 g 原药材经酸中可溶物测定后遗留残渣不得过 10.0 mg（2.0%），铁盐检查不得即时显蓝色，炽灼失重不得过 5.0%，含重金属不得过 40 mg/kg，含砷盐不得过 2 mg/kg，含硅酸镁[$Mg_3(Si_4O_{10})(OH)_2$]不得少于 88.0%。

【炮制作用】　滑石粉味甘、淡，性寒。归膀胱、肺、胃经。利尿通淋，清热解暑；用于热淋、石淋，尿热涩通，暑湿烦渴，湿热水泻；外治湿疹、湿疮、痱子。净制除去杂质，粉碎使成分易溶出。

案例 15-3　　　　　　　　滑石粉包装工艺

1. 工艺描述与工艺参数

（1）物料接收：中转站保管员根据成品仓库的生产领料单，核对滑石粉饮片的品名、批号和数量等信息，将饮片堆放至中转仓库。包材和标签分别由中转站保管员和标签打印员到辅料包材库领取。

（2）分签：根据客户要求，打印小包装分装记录，分配至各包装小组（粉剂）。

（3）领料：包装人员根据小包装分装记录至中转站领取待分包装的滑石粉饮片。

（4）包装：确认设备完好，调好机器（自动粉剂包装机），开始包装。包装规格：6 g/袋。

（5）装包及复核：将分包装好的药按要求装包，质管员复核小包装分装记录、标签和实物，保证信息一致。前台人员负责包单的拼包，并和仓库值班人员核对信息，确保货单一致。

（6）抽查：现场质管对生产中的品规随时随机抽查包装质量。

（7）清场：包装完成后，应清场干净。

（8）完成：将包装好的滑石粉饮片放至相应的暂存区，成品库保管员将物料拉走，放到相应的发货区。

2. 工艺流程图

滑石粉──→物料接收──→打印小包装分装记录──→分签──→领料──→自动粉剂包装机──→

分包装──→装包──→复核──抽查──→清场

3. 工艺关键点

工序	生产过程质量控制项目
物料接收	品名、批号和数量
领料	品名、批号和数量
包装	饮片的品名、批号和数量等信息
装包及复核	小包装分装记录、标签和实物
抽查	小包装打印信息、装量差异

4. 思考题

试分析粉剂包装机和颗粒剂包装机的区别点。

5. 知识扩展

粉剂包装机在封装粉剂目数较大物料的时候没有问题，袋型能保持美观。而在计量分装 100～400 目的物料封口时会出现封口不严，造成跑粉漏粉，物料和包装袋都形成损失，增加了企业的成本。粉剂包装机在封口不严方面存在的问题，在包装机械行业是一个大的难题，解决起来有难度。有公司从计量到封口的每个环节进行技术创新，料仓到计量螺杆每个连接都做到充分的密闭，减少粉尘的跑冒。新的创新设计，使物料安全稳定地进入包装袋，新技术、新工艺的应用加上有效的除尘结构，使物料的粉尘跑冒和包装袋封口不严的问题得到彻底解决。

第十六章 中药饮片贮藏与养护

学习目标
1. **掌握** 中药饮片贮藏中影响中药饮片质量的变异现象。
2. **熟悉** 中药饮片常用的养护方法及技术。
3. **了解** 中药饮片贮藏和养护的相关设备。

中药饮片贮藏是指中药饮片的储备和库存,是指中药饮片离开生产区域但尚未进入消费领域,在流通领域中形成的一种暂时停留的过程。中药饮片贮藏是中药商业经营的重要环节,是保证中药饮片流通的必要条件。

中药饮片养护是指中药生产经营企业在中药饮片购、销、存、运整个过程中,对储备的中药饮片进行科学保养和维护的专业技术工作,需要运用现代科学技术专门进行中药饮片的贮存与保管,防止变质,确保中药饮片安全、有效。

第一节 中药饮片贮藏与养护技术

一、中药饮片贮藏与养护目的

（一）中药饮片贮藏

1. 目的

（1）保证市场供应:中药饮片贮藏一方面有利于购进业务活动,另一方面又有利于批发、零售业务活动,可以将中药商品源源不断地收进、发出,持续不断地供应市场,满足人们医疗保健需要。

（2）提高应急能力,促进流通顺畅迅速:中药饮片的生产与消费在时间上和地区上往往存在差异,进行必要的贮藏可以调节这种差异,促进流通通畅迅速。中药饮片的贮藏也可使在疫病流行和自然灾害等各种非常情况下,具备应急供应能力。

（3）促进中药饮片生产标准化:中药饮片的贮藏有助于减轻生产企业的负担,加快生产资金的周转。中药饮片入库和出库时,还要进行质量抽检和质量核对,有时还需向药检部门报检,防止假药、劣药进入市场,从而促进中药生产企业不断提高中药饮片质量和改进中药饮片包装,使中药饮片生产水平不断提高。

2. 原则 中药饮片贮藏的基本原则是分区、分类贮藏。即要熟悉商品质量特性及贮藏要求,按商品的自然属性分类,按区、库、号科学贮藏。

（1）分区贮藏:区域的划分要以"安全、方便、节约"及"符合相关法规规定、保障产品质量"为原则,力求便利业务、便于管理、节省仓容、确保安全。

（2）分类贮藏:按根茎、果实、花、草、叶、藤本、树皮、动物、矿物等划分种类。需特殊保管的品种,如鲜活类、盐腌类、曲菌类、贵细类、易燃类、毒麻类中药等分类存放。

（3）按中药饮片特性分类:可按保管难易要求如易生虫、易霉变、怕热、怕潮、怕风化等来安排贮藏场所，以便养护管理。

（4）中药饮片分区分类贮藏应遵守的原则：性状比较相近、性质相互影响、容易串味的品种应分开存放；长期贮藏的怕压或发热易燃、易虫蛀霉变、走油风化的中药饮片应定期检查；质量变异、效期商品要单独存放，按规定挂上明显标志，并及时处理；退货商品应单独存放，查明原因，做好记录，挂上标记，及时处理；在库商品严格实施色标管理，合格品为绿色，不合格品为红色，待验品为黄色。

（二）中药饮片养护

1. 目的

（1）保证市场供应，保证中药饮片的质量稳定、安全有效：养护是在中药饮片贮藏期间所采取的必要措施，以保证其质量稳定、安全有效。

（2）确保中药饮片贮藏安全：在中药饮片的贮藏过程中，必须采取一定的养护技术，确保中药不发生质量变化，不发生燃烧、爆炸、污损等现象。

2. 原则

（1）贯彻"预防为主"原则：根据中药的性质和包装的质量、形状，正确选择仓位，合理使用仓库面积，提高仓库利用率，并为安全保管、及时检查盘点和出库等创造方便条件；按照库存中药性质的需要，控制调节库房的温度、湿度；定期进行中药在库检查，及时了解中药质量变化，并采取相应的防治措施；熟悉中药性能，研究影响中药质量的各种因素，掌握中药质量变化规律，提高中药保管养护科学水平，及时采取各种有效措施防患于未然；保持库房的清洁卫生，做好防治微生物和鼠、虫害工作；此外，对久储、残损、变质和接近失效的中药，要催促有关业务部门及时处理，以避免和减少损失。

（2）遵循先产先出、易变先出、近期先出的原则

1）先产先出：指对先生产批号的同一品种的饮片应先出库。一般而言，由于环境条件和中药本身的变化，中药饮片贮藏时间越久，变化越大，超过一定时限就会引起变质，造成损失。中药应采取先产先出原则，有利于贮藏的中药不断更新，以确保质量。

2）易变先出：指对不宜久储的同一品种，易于变质的应先出库。有的中药饮片虽然后入库，但由于受到风雨、潮湿、阳光、气温、害虫、微生物的侵袭及其他因素，而比先入库的中药易于变质。在这种情况下，当中药出库时就不能机械地采用先产先出的原则，而需根据中药的质量，将易霉、易坏、不宜久储的先出库。

3）近期先出：指库存有效期相同的同种品种，对接近失效期的先行出库。对仓库来讲，所谓近失效期，还包括给这些中药留有调运、供应和使用的时间，使其在失效之前进入市场并投入使用。某些中药虽然离失效期尚远，但因遭到意外事故不宜久储时，则应采取易变先出的原则，以免受到损失。

（3）在库中药定期检查原则：中药在库检查指对库存中药的查看和检验。通过检查，做到及时了解中药的质量变化，以便采取相应的防护措施。中药在库检查大致可分为以下三种：

1）逐日检查：一般由仓库保管员自行检查。

2）定期检查：一般是结合盘点进行月、季全面检查。如有效期中药、毒性中药、限制类药、麻醉类中药等危险类中药应每月检查1次；性质不稳定中药至少应每季度检查1次；受热易变质的中药应在夏季加强检查；易吸潮的中药在梅雨季节加强检查；怕冻中药在冬季加强检查。

3）突击检查：一般是在汛期、雨季、梅季、高温、严寒或者发现事故苗头时，临时组织力量进行全面或局部的检查。

（4）中药的检查内容：包括库房内的温度、湿度，中药的外观性状和质量变化情况，中药包装的变异，中药堆垛安全，中药贮藏动态等。在检查中，要特别注意对易变质、损坏和规定有效

期的中药进行查看和检验。

二、中药饮片贮藏与养护方法

（一）中药饮片的贮藏

1. 中药饮片分类贮藏 中药商品贮藏需进行分类贮藏，应针对其特性分类，把性质相似，变化相同的中药品种归为一类，选择合适的贮藏场所，采取针对性较强的养护措施，达到保护中药质量的目的。通常包括常温库（0～30℃）、阴凉库（≤20℃）、冷库（2～10℃）。各类库房相对湿度均应控制为35%～75%。

（1）植物类饮片

1）重点养护品种：即最容易虫蛀、霉变、泛油、变色的品种，这类品种如桔梗、板蓝根、苏子、苦杏仁等。贮藏条件为干燥、凉爽，四周整洁，平时温湿度可严格管理，具有药剂熏蒸设备和条件；保管员能及时检查质量，有效地控制虫霉的产生。

2）花类品种：花类饮片一般都具有各种不同的色泽和芳香气味。为防止褪色散味，应严格控制湿度，库房应具备必要的排风设施、固定吸潮容器、吸潮设备，或小件缺氧充氮等方法进行养护。

3）全草及地上部分品种：这类品种由于体轻质泡，贮藏占用面积很大。多数品种只要自身干燥，一般不易发生变化，可以贮藏在条件一般的常温库内。

4）含挥发油的品种：如当归、陈皮等含挥发油类中药应贮藏在阴凉库内。

5）盐制品种：盐制的品种如盐附子、全蝎等，具有易潮解溶化和含盐分的特点，会造成贮藏场所经常潮湿不干，影响其他饮片的正常贮藏。应选择阴凉的密闭容器集中贮藏这类饮片，并采取防潮隔湿措施，控制潮解。

6）鲜活品种：如生姜等鲜活品种需要有特殊的贮藏条件，如需要有通风凉爽日照的环境，夏日防热、冬日防冻，还需要保持水分，有些还要进行栽植养护，要有专门管理，以保持其鲜活状态。

（2）动物类饮片：这类饮片极易生虫、泛油，并具有腥臭气味，保管养护比一般饮片困难。可采取小库房或密封容器贮藏，并须有通风设备，必要时可调节库内空气、温湿度，防治害虫所进行的药剂熏蒸比一般库要多1～2次。

（3）特殊类饮片

1）细（稀）贵品种：这类饮片经济价值大，保管这些饮片应有安全可靠的设备，严格管理，做到万无一失。对其中易虫蛀、霉变的药材，更要加强养护。

2）易燃品种：有些饮片有遇火极易燃烧的特性，必须按照消防管理要求贮藏在安全地点，建筑物四周旷野，与其他库房、建筑物要间隔50 m以上，并具有安全和消防设施。

3）毒麻品种：毒麻饮片必须实行双人专柜加锁保管，建立专用账簿，记载收入、使用、消耗情况。应单独存放，有明显标志，不得与其他药材混杂。仓库的发货，要根据购买的限制对象，建立相应的发货制度。

2. 中药饮片贮藏管理

（1）对毒剧和贵细中药饮片应注重检查其外包装有无破损，铅封轧印是否完整，易发霉或生虫的毒剧、贵细中药饮片也要检查有无虫丝及蛀粉。毒剧、贵细中药饮片应件件标清净重，做到购、销、存的账货、账卡相符。毒剧和贵细饮片应分别存放并建立相应的库存养护设施，专人专柜、双人双锁，并设有明显装置，未经允许不得入内。

（2）饮片入库时，应按凭证核对品名、规格、数量，并鉴别、检验，确认质量优劣、品种真伪。质量合格由仓库检验人员开具入库单，方可入库。对质量不合格、货单不符的饮片，仓库质量管理、检验人员有权拒收，或单独存放，标以明显标志，并将情况及时向领导和有关部门反映。

（3）饮片保管人员应熟悉商品质量性能及贮藏要求，按商品不同的自然属性分类，按区、库、排、号科学贮藏。

（4）中药饮片包装密闭，若出现破损，应及时检查饮片质量并更换完好包装。

（5）对易虫蛀的应经常检查货垛四周有无虫丝、蛀粉，尤其是多雨季节和高温季节。若发现有虫丝、蛀粉，应立即通知质量管理部门检查，根据检查结果及时采取处理措施。

（6）对易发霉、泛油中药饮片应重点检查中药饮片包装是否受潮，检查怕潮的中药饮片要着重检查其下层，同时要特别注意对货垛四周或接近墙壁易受潮部位的检查。高温多雨季节应增加检查频次。

（7）对于易风化、潮解的中药饮片应注意检查货垛四周的货包有无变形，包装是否潮湿，有无析出粉末。

（8）中药饮片库房的温度应控制在 0～30℃，相对湿度保持在 35%～75%。

（9）退货的饮片应单独存放，及时处理。因质量问题而返货的商品经返工后必须重新检验合格后方能返回仓库。退货商品要做出记录（包括退货单位、日期、品名、规格、数量、退货理由、检查结果、处理日期及处理情况等内容）。

3. 中药饮片贮藏质量控制　库存药品质量检查是整个中药饮片质量控制的重要环节，也是中药仓库商品保管中的一项重要工作。通过检查可以及时了解各类中药的质量变化情况，有利于采取防护措施，确保质量完好。

（1）中药饮片入库前检查：入库前要检查中药饮片的数量、含水量、变质情况等。若发现含水量超过安全范围或发霉、生虫等，需经适当处理后方可入库。这是保证中药饮片仓储不变质的前提条件。

（2）中药饮片入库后检查：中药饮片入库后要根据气候和特殊品种进行不定期检查，发现问题，及时处理，以减少损失和防止蔓延。根据检查的时间可分为经常性检查、不定期性检查和定期性检查。

1）经常性检查：由保管员在日常工作间隙对库存商品轮番检查，一般要求在一个月内对所保管的商品检查一次。

2）不定期性检查：一种是配合上级部门所组织的临时性检查；另一种是在台风、暴雨、雨汛期等突然性气候变化的前后，临时检查仓库房屋有无漏水或其他不安全因素，药品有无损失，应做到边检查，边研究解决问题。

3）定期性检查：一种是由仓库主管人员，定期对仓库药材商品进行全面检查，了解库存商品结构情况，掌握重点养护药品的品种、质量、数量，做到心中有数。另一种是养护专业人员检查，重点是检查在库商品的质量。每年 5 月份至 9 月份是中药仓库防霉保质的重要时期，因为在这时期温度高，湿度大，害虫繁殖传播快，库存商品极易发生各类变异。所以在这期间，要组织有经验的养护人员，定期轮番对库存商品进行检查，以便及时发现变化情况，采取防治措施。

（3）保管期间的库房检查：对库房的门、窗、通风设备、电气设备等要经常检查，特别是雨季，一旦发现问题，需要及时解决。检查时间基本上按贮藏的中药性质而定。重点商品每周检查一次；一般商品每半个月检查一次，每月全面检查一次。

（二）中药饮片养护

1. 中药饮片常见质量变异现象

（1）霉变：又称发霉，是指饮片受潮后在适宜温度的条件下，引发霉菌的滋生和繁殖，导致药物表面布满菌丝的现象。霉变多发生在潮湿闷热的季节，高温、高湿条件下更易发生。当空气中大量的霉菌孢子散落在饮片表面，在温度达到25℃以上、相对湿度达到75%以上、饮片含水量超过13%等条件下，会萌发成菌丝并产生酵素分解饮片中蛋白质、糖类、脂肪、胶质等，而导致饮片腐烂变质。如贝母、白及、天冬、生半夏、桔梗、黄精等易发生霉变。

（2）虫蛀：指饮片被仓虫啃蚀的现象，多发生在含大量的蛋白质、脂肪、糖等成分的饮片中，当温度为20～35℃、空气湿度65%以上、饮片含水量超过13%时害虫极易生长。虫蛀是中药贮藏过程中危害最严重的变异现象，一方面害虫将饮片蛀蚀成洞孔，甚至蛀空成粉末，使有效成分损失殆尽；另一方面，害虫蛀蚀饮片时的排泄物或分泌物或发育阶段的残体及死亡体，均可污染药物，影响质量。如白芷、北沙参、前胡等易发生虫蛀。此外，害虫在蛀蚀的过程中，分泌出的水分和热量，又促使药物发生发热、发霉、变色、变味等一系列变化，导致其他严重的变异现象。

（3）变色：指饮片的天然色泽起了变化。每种饮片都有其固定的颜色，颜色的变异常常标志着饮片的变质，由于受温度、湿度、光照、氧气等因素的影响，饮片内部发生反应，导致表面颜色发生变化。某些药物的颜色由浅变深，或由白色变为黄色，如白芷、泽泻、天花粉、山药等；或由深变浅，如黄芪、黄柏等；或由鲜艳变黯淡，如花类的金银花、菊花、红花、腊梅花等，叶类的大青叶、荷叶、人参叶等。

（4）泛油：又称"走油"，是指含有挥发油、油脂、糖类的药材及饮片，在受热、受潮或贮藏不当的情况下，造成油脂外溢、质地返软、发黏、颜色变深并发出油败气味的现象。例如，含油脂多易泛油的饮片，如当归、丁香等；含脂肪油易泛油的饮片，如柏子仁、桃仁、杏仁等；含糖量多易受潮造成返软而走油的饮片，如牛膝、麦冬、天冬、熟地、黄精等。出现泛油，说明药物的成分已经发生变化，一般不宜药用。

（5）变味：中药的味分为口味和气味。中药的变味主要是指口味的变淡、变浓或失去，或变为其他味，多是由于泛油、发霉、虫蛀等造成的；另外还包括气味的散失，其多是由于含挥发油类饮片贮存不当，使挥发性成分逸出而造成气味变淡，进而失去，如薄荷、荆芥、白芷等。

（6）风化：指含有结晶水的无机盐矿物药类在干燥空气中逐渐失去结晶水成为粉末的现象。易风化中药应贮藏在阴凉、避光的库内。如芒硝极易风化失水，成为风化硝。

（7）潮解：指某些盐类固体药物在一定湿度、温度影响下容易吸收潮湿空气中的水分，使其表面慢慢溶化成液体状态。如硇砂、大青盐、芒硝等。

（8）粘连：指某些熔点较低的固体树脂类或动物胶类药物，受潮受热后，自身变软，黏结成块，使原来形态发生改变的现象。如乳香、没药、芦荟等。

（9）挥发：某些含挥发油的药物因受空气和温度的影响以及贮存日久，使挥发油散失，失去油润，产生干枯或破裂的现象。如肉桂、沉香、厚朴等。

（10）腐烂：指某些新鲜的饮片，受温度、空气和微生物的影响，引起发热使微生物的繁殖和活动增加，导致腐烂败坏的现象。如鲜生姜、鲜芦根、鲜石斛等。

2. 影响中药饮片质量变异的因素

（1）化学因素：中药的化学成分复杂，在药材的采收加工、炮制存储过程中，其化学成分不断发生变化，由此会引发质的改变，以致影响疗效。如含淀粉的饮片，易吸收外界水分，受霉菌感染，有利于害虫吸取养料赖以生存；含挥发油的饮片，一般在20℃左右，其油分就会挥发，接触空气易氧化变质，颜色香气改变，油的比重增加，甚至会形成树脂样物质；富含糖类成分的饮片，遇水或受潮后即会膨胀发热，引起发酵霉变，同时糖类也是微生物、害虫的最好养料，利于繁殖；含有油脂的饮片，保管不当，油脂就会发生水解、氧化而产生分解和酸败现象；含有色素的饮片，色素被破坏会引起饮片色泽的变化；含有结晶水的饮片容易风化。

（2）生物因素

A. 霉菌：是丝状真菌的俗称，常寄生于有机体或腐生于粮食、饮片或其他产品上使之发霉变质，有的霉菌使饮片转变为有毒物质，有的产生有毒物质，对中药饮片质量具有很大危害。一般危害中药的常见霉菌有黑酵菌、绿霉菌、蓝霉菌等。

B. 害虫：是指在贮藏保管中危害中药的昆虫。据统计，在常用的600余种中药中，被虫害的品种占 40%左右。我国常见中药害虫有米象、谷象、大谷盗、药谷盗、锯谷盗、烟草甲虫、粉螨等。

C. 鼠：鼠类对中药的贮藏会造成极大危害，历来就是中药贮藏中的防治对象之一。鼠类喜食蛋白质、脂肪、糖类等营养物质含量较高的品种，不仅会造成饮片的大量减少，性状的破坏，还携带病菌，随处排泄粪便，对饮片造成严重污染。

（3）环境因素

A. 温度：是药物贮藏过程中最为关键的因素之一。一般药物在常温 15～20℃时是比较稳定的，利于贮藏。当温度升高，物理、化学及生物变化均可加速，饮片水分蒸发加快，各种氧化、还原、分解反应加快，泛油、气味散失也加快，树脂类和动物胶类饮片也容易发生粘连。同时，微生物也迅速繁殖，霉腐、虫蛀等易发生。当温度降低至 0℃以下时，某些鲜活中药（鲜姜、鲜石斛）水分结冰，破坏细胞组织结构，造成疗效的损失。

B. 湿度：是指空气中水蒸气含量的多少，相对湿度一般控制在 60%～70%。当相对湿度在80%以上，中药的含水量随之增加，利于微生物和仓虫的繁殖，引发发霉、虫蛀、泛油、变味、潮解等变异现象。当相对湿度在 60%以下时，中药的含水量会减少，可造成某些药物风化失水，发生干硬、干裂等。

C. 光照：日光含有大量的能量，饮片经日光照射后会发生光化反应，颜色渐退或变色；中药的氧化变质加快引起饮片的变质，如色素破坏、苷类及维生素的分解、油脂的酸败等。

D. 空气：空气中的氧和臭氧对饮片的变质起着重要作用，臭氧是一种强氧化剂，可加速药物中有机质，特别是脂肪油的氧化变质。另外，对于药物颜色的改变，氧也起着很大的作用。因饮片成分的结构中含有酚羟基，在酶的参与下，经过氧化、聚合等作用，形成大分子化合物，故在贮藏中，中药的色泽往往由浅加深，这种变色是氧化变色。

E. 时间：绝大多数药物都不能长期贮藏，若长期贮藏会造成有效成分的氧化分解而使含量减少，降低疗效。尽管有的中药强调长期贮藏，陈久者良，但毕竟是少数。绝大多数药物都会因为长期贮藏而出现化学或物理上的陈化变异。为保证药品质量，就必须遵循先进先出的原则。

（4）人为因素：是指在中药的贮藏中，由于仓库管理员自身原因导致药物品质变化的现象。主要包括责任心不强、对商品性能不熟悉、保管养护方法不当等。

（三）常用的中药饮片养护方法

1. 传统的养护方法

（1）清洁养护法：清洁卫生是中药饮片养护的基础，主要包括饮片加工各个环节注意卫生、仓库及其周围环境保持清洁和库房的消毒工作等。

（2）密封法：中药饮片经严密封闭后，使其与外界的光线、有害气体以及害虫细菌等隔绝，少受或不受各种自然因素的影响，就有可能保持其原有的品质，避免发生虫蛀、霉变等造成损失。密封时必须在气温较低、相对湿度不大时进行，一般以梅雨季节前为宜。

（3）对抗法：利用同贮中药饮片所散发出的特殊气味，使害虫不易生存，从而起到防止虫害的作用。采用这种方法，最好在生虫发霉季节前，并与密封法结合进行。如花椒与鹿茸、乌梢蛇、海马、海龙、蛤蚧等同贮；牡丹皮与泽泻、山药同贮；人参与细辛同贮；冰片与灯心草同贮。

（4）干燥法：保证中药饮片适宜的水量，是防止霉烂的有效方法。包括摊晾法、石灰干燥法、密封干燥法。

（5）无菌包装法：将中药饮片灭菌后装入微生物无法生长的容器内，避免再次污染。在常温条件下，不需任何防腐剂或冷冻设施，在规定的时间内不会发生霉变。

（6）冷藏养护法：采用低温方法贮藏中药饮片，从而有效防止不宜烘干、晾晒的中药饮片发生虫蛀、发霉、变色等变异现象。常用的方法如安装空调、使用冰箱、建冷库及阴凉库等。贵重中药饮片多采用冷藏法，如哈蟆油、人参等。

（7）化学药剂法：是利用无机或有机的防霉、杀虫剂与仓虫接触，从而杀灭真菌和害虫的方法。磷化铝是近年来应用较广泛的一种新型杀虫剂，具有使用简便、用量少、渗透力强、杀虫效率高、排毒散发快、不易被药物吸附且可灭杀微生物等优点，使用时应注意分散施药、专人保管，严禁遇火遇水、日光暴晒，以免引起火灾及对人员造成毒害。

（8）除湿养护法：利用通风、吸湿等方法来改变库房的湿度起到抑制真菌和害虫活动的作用。通风是利用空气自然风或者机械产生的风，把库房内潮湿的空气置换出去，达到除湿的目的。吸湿是利用自然吸湿物或空气去湿机来降低库房内空气湿度，以达到仓库凉爽干燥的目的。传统的吸湿物有生石灰、木炭、草木灰等，现在多用氯化钙、硅胶等干燥剂除湿。

2. 养护新技术

（1）气调养护法：其原理是将饮片置于密闭的容器内，对影响其变质的空气中的氧的浓度进行有效控制，人为地造成低氧或高二氧化碳状态，抑制害虫和微生物的生长繁殖及饮片自身的氧化反应以保留中药品质的一种方法。该法具有无残毒、使用范围广、操作安全、无公害、成本低的优点，而且能保持饮片原有的气味和色泽，明显优于化学熏蒸法。

（2）气幕防潮养护法：气幕也称气帘或气闸，是装在仓库房门上，配合自动门以防止库内冷空气排出库外、库外热空气又侵入库内的装置，进而达到防潮的目的。因为仓库内外空气不能对流，这就减少了湿热空气对库内较冷的墙、柱、地坪等形成"水淞"（即结露）的现象，从而保持仓储饮片的干燥，防止霉变。

（3）臭氧杀菌法：每季度使用臭氧对饮片进行杀菌，将有可能发生微生物污染的中药饮片在专用的密封条件下，开启臭氧发生器 4 h，进行杀菌处理。

（4）远红外干燥法：其原理是电能转变为远红外线辐射能，中药内在组织吸收后产生共振，引起分子、原子的振动和转动，导致物体变热，经过热扩散、蒸发等，最终达到干燥灭虫之目的。目前用作辐射远红外线的物质主要是由金属氧化物钴、氧化锆、氧化铁等混合物所构成。用这些物质制成的远红外辐射元件能产生 2～15 μm 以上直至 50 μm 的远红外线，产生的高温可达 150℃，干燥中药饮片仅需 10～20 min。此方法加热灭虫速度快，脱水率高，能降低杂菌污染，具有较强灭虫、杀菌及灭卵能力，且对饮片无损伤，可达到表里一致、色泽均匀。

（5）微波干燥法：微波是指频率为 300～300 000 MHz、波长为 1 mm～1 m 的高频电磁波。目前我国生产的微波加热成套设备只有 915 MHz/s 和 1450 MHz/s 两个频率。微波干燥杀虫是一种感应加热灭虫和介质微波加热灭虫的方法，中药的水和脂肪等能不同程度地吸收微波能量，并把它转化为热量，仓虫经微波加热处理，体内水分被气化而排出体外，促使仓虫迅速死亡。此方法具有杀虫时间短、杀虫效率高、无残毒、无药害的特征，但操作人员要采取有效防护措施。

（6）电离辐射法：射线使被照中药产生电离作用，称为电离辐射。利用原子辐射作用可杀灭仓虫或致使仓虫不能完成发育及产生不育成虫。常用的辐射为 X 射线、γ 射线和快中子等。一些中药饮片经照射后，不仅能杀灭仓虫，还可贮藏两年以上不生虫，具有较好的贮藏效果。

三、工 艺 流 程

中药饮片入库前需进行质量检验，合格后方可入库。入库时先放好有通风防潮作用的地垫，入库后按照饮片、辅料、包材分库或分区贮藏堆放，货垛码放时注意应符合规定距离。入库的账目处理统一设置、保管台账和货位卡。设置库房的温度及相对湿度要求。养护员每天巡查，填写"温湿度记录"，并做好"仓库常规养护记录"。储存贮藏期内出现质量问题，及时通知质检人员复验，并作相应处理。库内样品储存贮藏期一般为不超过 1 年，超出期限的物料要停止发放、使用。

第二节 中药饮片贮藏与养护设备

一、中药饮片贮藏相关设备

1. 冷藏（冻）箱 图 16-1 为冷藏（冻）箱，主要用于贵重、对热和湿度比较敏感的饮片贮藏。如人参、鲜石斛、哈蟆油等。

2. 除湿机 图 16-2 为除湿机，可吸收空气中的水分，降低库房的相对湿度，达到防蛀、防霉的效果。

3. 空调 图 16-3 为空调，用于控制库房温度，使温度达到要求范围，防止虫卵和微生物繁殖。

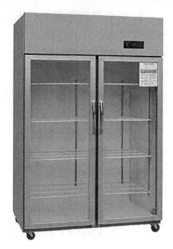

图 16-1 冷藏箱

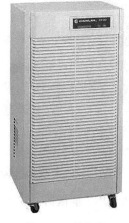

图 16-2 除湿机

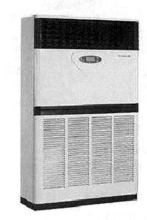

图 16-3 空调

二、中药饮片养护相关设备

1. 温湿度智能化调控系统 图 16-4 为温湿度智能化调控系统。中药饮片一般要求常温库温度在 30℃以下、阴凉库温度不高于 20℃，相对湿度均为 35%～75%。该系统可以测量出仓库库房实时环境温度和相对湿度值，并根据设定值实时调控，成本较低，操作简单方便，精确度高。

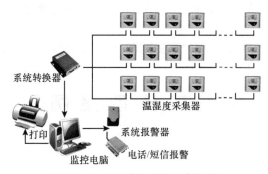

图 16-4 温湿度智能化调控系统

2. 低氧气调贮藏库 图 16-5 为低氧气调贮藏库，湿度调节范围为 10%～65%（20℃），氧气调节范围为 0.5%～21%。其可以杀灭害虫，抑制虫卵孵化，防止中药饮片生虫；防止中药饮片霉变，同时抑制霉菌生长；保持性状和内在品质，防止走油、变色、氧化等；环境湿度恒定，可有效调控中药饮片的含水量。并采用在线实时检测，对气调养护空间内温湿度、氧含量等实时记录。此类设备对库房气密性要求高，须经常检查贮藏库的密封情况；安装在密封库门或门框之间的充气胶管圈，也应经常检查，若漏气变软，阻气不严，应补充气，使其保持密封性能。

3. ⁶⁰Coγ射线灭菌设备 图 16-6 为 ^{60}Coγ 射线灭菌设备，目前实际应用中辐射源都使用 ^{60}Co，γ 射线是一种电磁波，不产生辐射残留，不会引起任何毒理学危害；其波长短，穿透力极强，在一定剂量条件下能杀死各种细菌微生物（包括病毒），能够到达被处理饮片的每个部位。灭菌前要求被处理的饮片先包裹成一种不能被细菌穿透的包装，可以有效避免使用前的二次污染。此法不会引起被辐照物的温度明显升高，是一种冷消毒法，可在常温下灭菌。该设备对仓库要求高，初期建设成本大，对于某些中药饮片，会使其化学成分发生变化，如含龙胆苦苷的秦艽、龙胆等不宜使用。

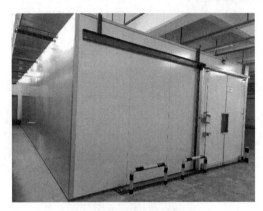 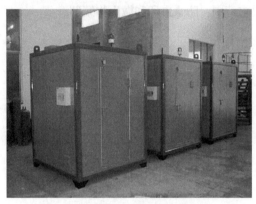

图 16-5　低氧气调贮藏库　　　　　　图 16-6　⁶⁰Coγ射线灭菌设备

4. 挡鼠板、捕鼠器 挡鼠板放在仓库门槛处，防止老鼠进入仓库。捕鼠器一般放在仓库货架下面。设备简单方便。

5. 电子灭蚊灯 灭蚊灯放置于库房出入口，可以有效地灭杀蚊虫，效率较高，成本低，操作简单方便。

三、贮藏、养护设备常见问题

1. 气调设备的降氧能力不够 通常为冷藏过程中因沉降或热胀冷缩等因素导致气密性下降，制冷、气调、加湿等设备在运行中造成的机械带氧导致。

2. 冷库制冷量不够，达不到预设温度 通常为日入货量波动较大，环境温度长时间高于设定值导致。

3. 辐照会对饮片的颜色、味道和疗效产生影响 辐射会导致某些饮片有效成分破坏，辐照残留对人的健康存在安全隐患等。

第三节　典型案例

羌　活

【药材来源】 本品为伞形科植物羌活 *Notopterygium incisum* Ting ex H. T. Chang 或宽叶羌活

Notopterygium franchetii H. de Boiss.的干燥根茎和根。

【炮制方法】　除去杂质，洗净，润透，切厚片，干燥。

【质量要求】　羌活呈类圆形、不规则形横切或斜切片，表皮棕褐色至黑褐色，切面外侧棕褐色，木部黄白色，有的可见放射状纹理。体轻，质脆。气香，味微苦而辛。本品水分不得过9.0%，总灰分不得过8.0%，酸不溶性灰分不得过3.0%；醇溶性浸出物不得少于15.0%；挥发油不得少于1.4%（mL/g）；按干燥品计，含羌活醇（$C_{21}H_{22}O_5$）和异欧前胡素（$C_{16}H_{14}O_4$）的总量不得少于0.40%。

【炮制作用】　羌活味辛、苦，性温。归膀胱、肾经。解表散寒，祛风除湿，止痛。用于风寒感冒，头痛项强，风湿痹痛，肩背酸痛。除去杂质，切片便于临床调剂和制剂。

案例16-1　　　　　　　　　　　　　羌活贮藏与养护工艺

1. 工艺描述与工艺参数

（1）按照饮片、辅料、包材分库或分区贮藏堆放。

（2）羌活应按其属性进阴凉库分类码放。

（3）在入库堆放之前先放好有通风防潮作用的地垫。

（4）库房内货垛码放应符合规定距离。

（5）账目处理统一设置、保管台账和货位卡。

（6）阴凉库条件：温度不高于20℃。相对湿度为35%~75%。

（7）养护员每天巡查，填写"温湿度记录"，并做好"仓库常规养护记录"。若温度高于20℃，则需开空调降温；湿度高于75%，则开除湿机除湿。

（8）贮藏期内出现质量问题，及时通知质检人员复验，并作相应处理。

（9）阴凉库样品贮藏期一般为不超过1年，超出期限的物料要停止发放、使用。

2. 工艺流程图

羌活饮片──→物料接收──→合格品 ^{阴凉库} 分区、分类码放──→账目处理──→温湿度、养护记录──→完成

3. 关键控制点

内容	质量控制项目
入库	初验、分库或分区贮藏堆放
特殊饮片	分类、分库码放
货垛码放	符合规定距离
账目处理	专人负责登记，保证账、卡、物相符
巡查	做好温湿度、养护记录

4. 思考题

中药贮藏与养护的目的和意义是什么？

5. 知识扩展

有研究以羌活为观察对象，模拟低温冷藏，常温以及阴凉这3种贮藏条件，在贮藏0、3、6、9、12个月，探讨储存环境对羌活中水分、浸出物和挥发油含量的影响。结果显示，常温存放的羌活饮片，品质变化大且易虫蛀；而在阴凉环境中，羌活饮片的浸出物和挥发油损耗都少于同包装下常温或低温储存的样品；低温贮藏的羌活饮片，在1年内无虫蛀现象出现，但其浸出物损耗均高于常温或阴凉储存的样品，这可能是由于长期低温储存使得其成分不易溶出。综合考虑，阴凉储存条件能较好地保存羌活饮片的品质。

石斛（鲜）

【药材来源】 本品为兰科植物金钗石斛 *Dendrobium nobile* Lindl.、霍山石斛 *Dendrobium huoshanense* C. E. Tang et S. J. Cheng、鼓槌石斛 *Dendrobium chrysotoxum* Lindl.或流苏石斛 *Dendrobium fimbriatum* Hook.的栽培品及其同属植物近似种的新鲜或干燥茎。

【炮制方法】 鲜品洗净，切段。

【质量要求】 石斛鲜品呈圆柱形或扁圆柱形的段。直径 0.4～1.2cm。表面黄绿色，光滑或有纵纹，肉质多汁。气微，味微苦而回甜，嚼之有黏性。鲜石斛水分不得过 12.0%，总灰分不得过 5.0%。霍山石斛总灰分不得过 7.0%，醇溶性浸出物不得少于 8.0%；按干燥品计，含多糖以无水葡萄糖（$C_6H_{12}O_6$）计，不得少于 17.0%。

【炮制作用】 石斛味甘，性微寒。归胃、肾经。鲜石斛功用同干石斛。切制成饮片，便于临床调剂和制剂。

案例 16-2   **鲜石斛贮藏与养护工艺**

1. 工艺描述与工艺参数

（1）按照饮片、辅料、包材分库或分区贮藏堆放。

（2）鲜石斛应按其属性进冷藏库分类码放。

（3）账目处理统一设置、保管台账和货位卡。

（4）冷藏库条件：采用真空包装，放于冰箱中，温度不高于 4℃。

（5）养护员每天巡查，填写"温湿度记录"，并做好"仓库常规养护记录"。

（6）贮藏期内出现质量问题，及时通知质检人员复验，并作相应处理。

2. 工艺流程图

鲜石斛——→物料接收——→合格品——冷藏库——→分区、分类码放——→账目处理——→温湿度、养护记录——→完成

3. 关键控制点

内容	质量控制项目
入库	初验、分库或分区贮藏堆放
特殊饮片	分类、分库码放
账目处理	专人负责登记，保证账、卡、物相符
巡查	做好温湿度、养护记录

4. 思考题

影响仓库中中药饮片质量的因素有哪些？

5. 知识扩展

从金钗石斛多糖组分中总多糖含量和分子量分布的角度评价不同储存期金钗石斛的品质。结果，1 年储存期多糖的含量显著高于 3 年的；1 年的多糖主要由两部分组成，分子量为 $9.0×10^4～9.2×10^4$ Da 和 $6.0×10^2～9.6×10^2$ Da。3 年储存期多糖分子量为 $9.3×10^2～9.5×10^2$ Da。随着储存时间的延长，金钗石斛总多糖的含量在下降，其原因可能与多糖降解有关。

马 钱 子

【药材来源】 本品为马钱科植物马钱 *Strychnos nux-vomica* L.的干燥成熟种子。冬季采收成熟果实，取出种子，晒干。

【炮制方法】 除去杂质。

【质量要求】 马钱子呈纽扣状圆板形，常一面隆起，一面稍凹下，直径 1.5～3 cm，厚 0.3～0.6 cm。表面密被灰棕或灰绿色绢状茸毛，自中间向四周呈辐射状排列，有丝样光泽。边缘稍隆起，较厚，有突起的珠孔，底面中心有突起的圆点状种脐。质坚硬，平行剖面可见淡黄白色胚乳，角质状，子叶心形，叶脉 5～7 条。气微，味极苦。本品水分不得过 13.0%；总灰分不得过 2.0%；每 1000 g 含黄曲霉素 B_1 不得过 5μg，含黄曲霉素 G_2、黄曲霉素 G_1、黄曲霉素 B_2 和黄曲霉素 B_1 的总量不得过 10μg；按干燥品计，含士的宁应为 1.20%～2.20%，马钱子碱不得少于 0.80%。

【炮制作用】 马钱子味苦，性温。有大毒。归肝、脾经。通络止痛，散结消肿。用于跌打损伤，骨折肿痛，风湿顽痹，麻木瘫痪，痈疽疮毒，咽喉肿痛。净制除去杂质。

案例 16-3 　　　　　　　　　**马钱子贮藏与养护工艺**

1. 工艺描述与工艺参数

（1）按照饮片、辅料、包材分库或分区贮藏堆放。

（2）马钱子应按其属性进毒性饮片库分类码放。

（3）在入库堆放之前先放好有通风防潮作用的地垫。

（4）库房内货垛码放应符合规定距离。

（5）账目处理统一设置、保管台账和货位卡。

（6）贮藏条件：温度不高于 30℃。相对湿度均为 35%～75%。

（7）养护员每天巡查，填写"温湿度记录"，并做好"仓库常规养护记录"。若温度高于 30℃，则需开空调降温；湿度高于 75%，则开除湿机除湿，注意通风。

（8）贮藏期内出现质量问题，及时通知质检人员复验，并作相应处理。

（9）样品贮藏期一般为不超过 2 年，超出期限的物料要停止发放、使用。

2. 工艺流程图

马钱子饮片 ——→ 物料接收 ——→ 合格品 —毒性饮片库→ 分区、分类码放 ——→ 账目处理 ——→
温湿度、养护记录 ——→ 完成

3. 关键控制点

内容	质量控制项目
入库	初验、分库或分区贮藏堆放
特殊饮片	分类、分库码放
货垛码放	符合规定距离
账目处理	专人负责登记，保证账、卡、物相符
巡查	做好温湿度、养护记录

4. 思考题

试分析如何做好中药饮片的贮藏和养护。

5. 知识扩展

剧毒药材绝不能和其他药材混合堆放，而必须有专人、专锁、专柜、专账、专处方、专库来贮藏和保管。一般要求每件包装袋和毒麻药的容器上均须标有明显的毒麻药标志，如"骷髅头"标志，以防混淆。特别是与其他药材形状相似的，如白砒粉类似硼砂粉，就须更加注意。马钱子受潮易发霉，检验时将种皮剥开，用手指掐种仁，如发软不脆即已受潮。马钱子应贮藏在干燥凉爽的地方，仓库地面须铺垫木与垫板，以免受潮热影响而发黏或发霉。

第十七章　中药饮片企业 GMP 实施

《药品生产质量管理规范》（Good Manufacturing Practice，GMP）要求企业从硬件、软件、人员三方面按国家相关法律法规达到制药标准，形成的一套可操作的行为规范。作为药品生产和质量管理的基本准则，其是监督管理药品生产全过程的有效措施。GMP 是世界各国对药品生产全过程监督管理普遍采用的技术规范，监督实施中药饮片 GMP 是药品监督管理工作的重要内容，是保证饮片质量和用药安全有效的可靠措施。中药饮片生产是中药产业链重要的中间环节，实施中药饮片企业 GMP，改变其落后的生产现状，是中药发展的必由之路，有利于提高我国中药产品的国际竞争力。

第一节　中药饮片企业 GMP 实施概述

一、中药饮片企业 GMP 实施情况

1995 年我国开始推行 GMP 认证制度。2002 年开始，国家食品药品监督管理局由安监司委托中国中药协会组织专家开始中药饮片认证筹备工作，于 2003 年 1 月 30 日正式印发了《中药饮片 GMP 补充规定》，共 36 条。2003 年 4 月专家组编写了《药品 GMP 检查指南（中药饮片）》。2003 年底，国家食品药品监督管理局发出《关于加强中药饮片包装监督管理的通知》，通知要求生产中药饮片应选用与药品性质相适应并符合药品质量要求的包装材料和容器。2004 年 10 月，国家食品药品监督管理局发出《关于推进中药饮片等类别药品监督实施 GMP 工作的通知》，规定从 2008 年 1 月 1 日起，所有中药饮片生产企业必须在符合 GMP 的条件下生产，此对于药品的安全性有了更深层次的保障。同时补充制订的《中药饮片 GMP 认证检查项目》为实施中药饮片生产企业 GMP 认证工作明确了目标，对促进中药饮片生产现代化，提高饮片质量意义重大。2008 年 2 月，国家食品药品监督管理局发布了《关于加强中药饮片生产监督管理工作的通知》，明确了自 2008 年 1 月 1 日起，未获得药品 GMP 证书的中药饮片生产企业一律不得从事中药饮片的生产经营活动。国家食品药品监督管理局为了有效规范国内的中药市场和中药饮片企业的管理，起草了《药品生产质量管理规范（2010 年修订）》，并于 2013 年 2 月广泛征求了各界的意见，同时要求中药饮片企业按照新版 GMP 要求进行管理。

近年来，随着国家新版中药饮片生产管理政策制度的制定和实施，中药饮片生产状况有所改善。中药饮片 GMP 一方面加大日常监管力度，保证产品质量；另一方面把好新办企业的审批关，从源头上控制和避免低水平重复建设。同时针对中药饮片生产的硬件、软件、人员素质等方面的薄弱环节，通过举办 GMP 培训班，现场指导等多种有效措施，促进了中药饮片生产企业生产管理水平与硬件水平的提高。2019 年修订的《中华人民共和国药品管理法》已经取消 GMP 认证，不再发放 GMP 证书，但药品生产企业仍需按 GMP 进行日常管理。

二、中药饮片企业实施 GMP 的展望

1. 继续修订和完善 GMP　GMP 的发展是一个动态变化的过程，中药饮片 GMP 相关条款仍需不断完善。GMP 仅仅是药品生产企业应达到的一个最低标准，GMP 文件系统可以引进吸收

ISO9000 质量体系标准和 ISO14000 环境管理体系标准的相关内容,保持与国际接轨,提高中药产业的国际化水平。

2. 加快新技术在 GMP 实施过程中的应用 实施 GMP 须有精良的设备等硬件条件的保证,同时也需要通过新技术来不断提高实施水平。中药饮片生产不同于西药制剂工业化生产模式,有着自身独特的生产方式。目前中药饮片质量参差不齐,质量标准尚不完善,而中药饮片生产过程中的质量控制是影响饮片质量的最重要的环节。例如,运用中药炮制工程计算机信息化管理系统,通过对现有的炮制机械添加智能化可控设施,把基于药师经验的生产过程参数用现代化、规范化生产技术来取代,充分利用计算机技术、专家数据库技术、在线测控技术等,实现中药饮片生产全流程的规范化,提高全流程的自动化和智能化控制水平,为中药饮片技术开发、实践操作提供平台。

3. 建立监督检查的运行机制和长效机制 建立科学的、动态的、全方位的监管模式,将日常监督与突击检查相结合,加强对已认证企业的监管,防止已通过 GMP 认证的生产企业产生"一劳永逸"的思想,放松质量管理,导致产品质量降低。必须加强已通过认证企业的跟踪检查,强化监督,加大行政执法力度,依法查处违法违规问题,巩固实施 GMP 的成果。要结合饮片生产企业不良行为档案的诚信体系的建立来强化企业的自律意识和守法自觉性。

总之,GMP 认证对规范中药饮片企业的作用是肯定的,但单独的中药饮片 GMP 认证还不能完全解决饮片行业所存在的困境。如何进一步完善中药饮片 GMP 制度,提高中药饮片生产管理效率,加强饮片行业自律,加速中药饮片生产现代化,促使饮片行业按照市场经济规律有序发展,是值得深入探讨的问题。

第二节 中药饮片厂的设计

中药饮片新建企业必须得到相关部门的许可和审批,并通过 GMP 检查方能正式生产。现代中药饮片生产趋向于规模化、自动化和规范化,并与中医药现代化接轨。中药饮片厂的设计不仅需要考虑生产的规模(产值和产能),还要依据中药饮片规范化的要求,结合自动化生产相适应的新技术和新设备进行合理布局和设计。

一、中药饮片厂的设计原则和要求

1. 中药饮片厂的设计原则 中药饮片厂设计由具有医药工程设计资格的单位完成,应符合国家法律、政策、法规及标准,工艺及设备按照 GMP 要求设计。工艺布局按照 GMP 规范要求,做到人流、物流分开,并注意工艺合理、运输方便、路线短捷。室内水、电、气管道敷设严格遵循 GMP 的有关规定,设计、施工要高起点,严要求。遵循国家环境保护,劳动安全,消防,节能等方面的有关规定。

2. 中药饮片厂的设计要求 根据 GMP 要求,中药饮片厂厂区的设计、布局应符合以下要求:

(1)生产区应与生活区严格分开,不得设在同一建筑物内。

(2)厂房与设施应按生产工艺流程合理布局,并设置与其生产规模相适应的净制、切制、炮炙等操作间。同一厂房内的生产操作之间和相邻厂房之间的生产操作不得互相妨碍。

(3)直接口服饮片的粉碎、过筛、内包装等生产区域应按照 D 级洁净区的要求设置,企业应根据产品的标准和特性对该区域采取适当的微生物监控措施。

(4)毒性中药材加工、炮制应使用专用设施和设备,并与其他饮片生产区严格分开,生产的废弃物应经过处理并符合要求。

(5)厂房地面、墙壁、天棚等内表面应平整,易于清洁,不易产生脱落物,不易滋生霉菌;应有防止昆虫或其他动物等进入的设施,灭鼠药、杀虫剂、烟熏剂等不得对设备、物料、产品造成污染。

（6）中药材净选应设拣选工作台，工作台表面应平整，不易产生脱落物。

（7）中药饮片炮制过程中产热产汽的工序，应设置必要的通风、除烟、排湿、降温等设施；拣选、筛选、切制、粉碎等易产尘的工序，应当采取有效措施，以控制粉尘扩散，避免污染和交叉污染，如安装捕尘设备、排风设施等。

（8）仓库应有足够空间，面积与生产规模相适应。中药材与中药饮片应分库存放；毒性中药材和饮片等有特殊要求的中药材和中药饮片应当设置专库存放，并有相应的防盗及监控设施。

（9）仓库内应当配备适当的设施，并采取有效措施，对温、湿度进行监控，保证中药材和中药饮片按照规定条件贮存；贮存易串味、鲜活中药材应当有适当的设施（如专库、冷藏设施）。

二、中药饮片厂设计流程

中药饮片厂的设计一般分为初步设计阶段，施工图设计阶段，现场施工、建成调试、试车及工程验收等 3 个阶段。在设计之初应收齐进行初步设计的依据及与初步设计有关的资料。

1. 设计的依据及有关资料的收集

（1）项目建议书及有关部门的批复。

（2）项目可行性研究报告及有关部门的批复。

（3）正式批准的设计任务书及建设单位委托设计协议书。

（4）新建、改建或扩建中药饮片厂的申请报告，相关部门的批复意见。

（5）与项目设计有关的资料，如饮片厂选址报告，当地地质、水源、供电等资料。

（6）有关的设计规范和标准，如《药品生产质量管理规范》《工业企业总平面设计规范》《建筑物防雷设计规范》《建筑设计防火规范》《厂矿道路设计规范》《洁净厂房设计规范》《工业企业设计卫生标准》《污水综合排放标准》《地表水环境质量标准》《环境空气质量标准》《城市区域环境噪声标准》《大气污染物综合排放标准》《工业企业厂界环境噪声排放标准》等。

2. 项目设计的不同阶段

（1）项目的初步设计阶段：应阐明企业概况，厂址概况，设计依据及原则，涉及范围及分工，工程组成，建设规模及产品方案、质量标准、包装规格，主要原材料规格及年消耗量，动力供应规格及需用量，机械设备的设计或选用，生产方法及工艺流程，土建工程设计；给排水与污水处理工程设计；厂房车间的采暖通风及空气调节工程设计；电气动力照明工程设计；仪表及自动控制工程设计；卫生、环境保护及消防工程设计；工作制度及劳动定员，建设进度，技术经济指标。完成饮片厂总图设计，饮片生产的工艺设计及非工艺设计。对于生产直接入药（包括口服、用于非创面的）的饮片或净制、精制饮片的饮片生产厂，还应进行洁净车间设计。项目的初步设计方案，经反复论证后确定最佳设计方案。

（2）项目的施工图设计阶段：根据已核准同意的初步设计，进行施工图设计。施工图是项目施工、生产的重要依据，它直接贯穿了设计的意图并进一步完善初步设计。需编制施工说明书，施工材料汇总及预算。设备选择定型后，对其在车间中的布置及相应的动力线、管道的布局进行二次设计。这些工艺及非工艺设计的施工图是饮片厂进行现场布排、制作、安装及调试的依据，对施工起指导作用。

（3）现场施工、建成调试、试车及工程验收阶段：设计人员要参与现场施工、调试、试车、验收和投产工作。在中药饮片厂正常投产后，设计人员还要对设计进行全面总结，为以后的设计积累资料并提供经验。现场施工中，有可能因某些原因需对原设计某些部分作变动，除重大改动需由项目投资者方作决定外，一般可由设计、施工双方修改协调加以解决。

三、中药饮片厂整体布局设计

饮片厂一般包括三大部分：生产区、辅助生产区、行政生活区。应划区或分开布置。

1. 生产区　是进行炮制加工以及原药材、中药饮片、生产辅料、包装材料等存贮的场所。根据饮片厂生产的不同饮片大类，生产区整体划分为三大区域：普通中药饮片生产区、毒性中药饮片生产区和直接口服中药饮片生产区。其中毒性饮片生产加工应与普通饮片加工分离，直接口服饮片应在洁净区内进行生产。

生产区的布局应按照以下原则：区域划分清楚，便于管理；人流、物流分开，避免交叉污染和混杂，各工序适当留有缓冲余地；各区域功能明确，流程顺畅，洁净区相对集中有利于生产和节能，车间布置符合洁净厂房要求。

（1）普通中药饮片生产区

1）生产车间：普通中药饮片生产区包含以下几个生产车间：净选间、软化间、切制间、蒸煮间、炒制间、炙制间、煅制间、干燥间、筛制间和包装间。

2）各个车间配置的主要设备：①净选间：挑选台、挑选机、筛药机、风选机、磁选机、洗药池、洗药机等。②软化间：润药机等。③切制间：剁刀式切药机、转盘式切药机、旋料式切片机、直线往复式切药机等。④蒸煮间：蒸药机、煮药箱等。⑤炒制间：炒药机等。⑥炙制间：炙药锅等。⑦煅制间：煅药锅等。⑧干燥间：热风循环烘箱、翻板式烘干机、网带式烘干机、隧道式烘干机、敞口式烘干箱、滚筒式烘焙机、转筒式烘干机等。⑨筛制间：风选机、筛药机等。⑩包装间：封口机、药品包装机等。

由于中药饮片生产线生产的品种多样化，因此在车间布置设计时，常将饮片加工的各工序的相应设备按饮片生产工艺流程排布，集中在一个大车间内。加工功能类似的设备配置在同一小车间内，这样就可以缩短物料运输路线，提高生产效率，可以减少相互影响。对原料投入大的工序及成品包装的房间应布置在靠近车间通道或电梯间附近，减少物料输送距离和影响生产的组织与管理。生产车间内设备之间、设备与墙间应保留适当距离。

（2）毒性中药饮片生产区：毒性中药饮片生产区操作的主要是毒性药材、麻醉药材（罂粟壳等），特殊药品关系到人身的安全，应与普通饮片生产区分离，严防与其他中药发生混淆。毒性饮片生产工艺流程与普通饮片相同，毒性中药饮片的生产区及配置的炮制设备均与普通饮片相同。

（3）直接口服中药饮片生产区：直接口服中药饮片是指不经过煎煮就能直接吞服的中药饮片。净药材通过灭菌柜送入 D 级洁净区，经粉碎、过筛、检验合格后，用粉末自动充填包装机包装入库。按照直接口服中药饮片的生产工艺流程，洁净区内包含粉碎间、筛制间和包装间，配置粉碎机、筛药机和粉末自动填充包装机，在洁净区（室）内需要对尘粒及微生物含量进行控制。

2. 辅助生产区

（1）储运区：饮片厂仓储区用于中药材原料、中间品和成品饮片的储存，保证饮片生产正常运作。中药饮片厂的仓库一般包含原药材仓库和成品饮片仓库，并且分开设置，以避免原材料的杂质和泥沙等污染成品饮片。原药材仓库和饮片仓库从安全和方便管理角度考虑，通常设立普通药材仓库、贵细药材仓库和毒性药材仓库。结合部分药材对于储存条件要求的不同，仓库还分为常温库、阴凉库和冷库。在各库区，一般需将其划分为待验区、合格品区、不合格品区、发货区、销货退回区。合格品区、发货区为绿色，待验区、销货退回区为黄色，不合格品区为红色。

饮片厂运输系统通常与仓储相关联，根据饮片仓储的吞吐量，设计与之匹配的运输系统，运进原材料和燃油，运出成品及各类废品，分为厂内运输系统和厂外运输系统。厂内运输系统包括道路、管道、铲车或电瓶车、传送带等，厂外运输系统包括陆路运输用的卡车和燃油槽车等。

（2）质控中心：在中药饮片的生产过程中，质量控制主要是通过对原药材和中药饮片生产过程的质量检验来加以控制的，检验人员应对物料、中药饮片质量标准中规定的检验项目进行全检，保证饮片的质量。因此，饮片厂需要建立质控中心，按照检验项目设立不同的检测室及配备所需的检验仪器设备，一般包括：精密仪器室、天平室、化学检验室、高温设备室、生物测定室、标本室、留样室等。

3. 行政生活区 行政生活区部分包括办公室、会议室、工人休息室、更衣室、浴室、厕所等。按照 GMP 的要求，行政生活区要与生产区分开。行政生活区可以设在生产厂房内，但是须与生产车间分开；也可以根据饮片厂的人员配套等实际情况，单独设立行政生活区。

四、中药饮片厂生产配套系统设计

中药饮片厂的生产区、辅助生产区和行政生活区需要配备包括公用工程、环境保护设施、节能设施、安全卫生设施等在内的生产配套系统，才能保证生产的正常运作。

（一）公用工程

1. 土建 在饮片的土木建筑设计过程中，工艺与建筑的关系十分密切，工艺方案的布置，必须考虑建筑上的可行性和合理性，而建筑设计又要根据工艺布置的要求进行，充分满足工艺的各项要求。

（1）设计依据和原则：根据国家有关设计规范及设计标准图，项目有关总图，工艺设计资料和工艺布置平立面草图，建设单位提供的规划申报和有关部门对方案的审查意见等进行设计。工程遵循实用、经济、美观的建设方案和要求并遵照国家规范进行设计。

（2）设计内容

1）建筑物平面布置：一般由饮片车间、仓库、生产质检楼、办公科研楼、锅炉房、危险品库、污水处理和消防等辅助设施等构成。平面设计功能分区明确，尽量做到人货分流，车间平面设计以满足生产工艺为前提，并符合建筑设计防火规范的要求。根据《建筑设计防火规范》（GB 50016—2014）中甲、乙、丙、丁、戊五种生产类别划分范畴，通常饮片车间及仓库、生产质检楼等生产类别为丙类，锅炉房生产类别为丁类，仓库物品储存类别为丙类，危险品仓库物品储存类别为甲类，要符合相应的防火规范。

2）立面处理及内外装饰：厂房地面、墙壁、天棚等内表面要求平整，易于清洁，不易产生脱落物，不易滋生霉菌。直接口服的中药饮片的粉碎、过筛、内包装等生产厂房应符合洁净区的要求。

3）结构设计：生产区与生活区、行政区分开，有符合卫生条件的厕所及洗手、消毒设施，厂房建设的大小、结构和位置要适当，以便操作、清洗和维修保养设备。

2. 给排水 饮片厂给排水系统包括供水系统和排水系统两部分。完整的供水系统包括取水、净水、输配水及制备制药用水（纯净水、注射用水等）几个部分。饮片厂排放的废水，主要是洗药、润药、湿法除尘等排出的生产用水与生活污水，需经处理达标方能排出。

排水量与污水量要通过工艺设计各个工序、工段、车间相加统计而得。排水量指药厂通过排水系统排出的，符合国家排放标准的排水总量，包括冷却用水、雨水、无害废水及经处理后达标的废水。污水量则指需经污水处理装置处理的生产、生活污水总量，也是污水处理站的生产总负荷。需经处理才能排放的污水应设计专门的管网汇集至污水处理站，可以直接排放的废水则应另设排水管网。

3. 供电 饮片厂电气设计有其自己的特点，某些生产装置、设备在投料到放料的过程中不允许停电，一旦停电可能造成重大经济损失，突发停电还可能致使有的生产装置发生安全问题，因此对一些药厂、车间、工序要确保生产用电，例如，采用多路送电，即从两个或两个以上电源引入电能，也可设置工厂的自备发电机。

4. 供热 根据全厂用汽情况，使用的燃料、水源、锅炉给水的水质要求，设计锅炉房内的热力系统、化水系统和燃油系统，或者根据计算得到的蒸汽消耗量选用相应的燃气蒸汽发生器。

5. 采暖通风及空调净化 采暖、通风、空调与净化工程几乎都离不开向厂房输送空气流。所输送的空气流若具有不同的特性就能达到不同的目的：冬天将空气流加热可以使厂房采暖；以一定的流量送风则可将厂房内产生的粉尘、有害气体带走以保持符合安全、卫生标准的空气清新程度；用加热、制冷等手段则可调节厂房内的空气温度、湿度以满足生产工艺、设备、产品、操作人员的要求；洁净厂房对微尘、微生物浓度的要求也是通过对所输送空气的净化来得到满足。因此，上述各项工程设计可归结为空调工程设计，通过厂房的空调系统达到采暖、通风、空气调节与净化等目的，而对具体某一厂房并不需要达到上述所有目的。

6. 仪表及自动化

（1）工业仪表：工业仪表分为检测仪表、显示调节仪表、单元组合仪表、执行器及集中控制等。

（2）自动控制设计：在生产过程中，将生产操作及管理工作用机器、仪表以及其他的自动化装置来全部或部分代替人工的直接劳动，使生产在不同程度上自动地进行，这种用自动化装置来管理生产过程的办法称为生产过程自动化控制。任何自动化系统都是由对象和自动化装置两大部分组成的，所谓对象即指被控的机器或设备，而自动化装置即指实现自动化的工具，其可分为自动检测和报警装置、自动保护装置、自动操纵装置、自动调节装置。

（二）环境保护设施

生产过程中产生的废水、粉尘、废气、废渣必须经处理并符合国家环保要求后再排放，这是国家环保的要求和中药饮片 GMP 认证的规定，也是中药饮片生产企业应尽的义务。

1. 废水 中药材在淘洗、浸泡、漂洗、蒸、炖、煮等炮制过程和设备、容器、场地的清洗过程中均会产生大量的废水。废水处理常用的方法有废水的预处理、活性污泥法和生物膜法。

（1）废水预处理：废水含有的中药碎屑、泥沙等经过滤、自然沉淀、化学沉淀、中和法、打捞等方法预处理，有利于废水的进一步处理。

（2）活性污泥法：利用好氧菌为主体所形成的絮凝状绒粒吸附除去污水中悬浮的、胶体的物质。污水中的有机物质通过生物降解，一部分氧化分解形成二氧化碳和水，一部分合成细胞物质成菌体。形成菌体部分大多再采用重力沉淀法，使其形成絮凝状的菌体，在一定的条件下凝聚除去。

（3）生物膜法：利用由细菌、真菌、藻类、微型生物等群体在固体介质表面所形成的生物膜，降解废水中的绝大部分有机物质，微生物的代谢物主要以水、二氧化碳等排出。

2. 粉尘 在中药材的净选、切制、炒制、烫制、煅制、过筛等炮制过程中容易产生粉尘。一般采用吸风除尘的方法。在净选工作台、切药机、筛药机等设备上安装吸尘罩，用通道连接到室外，炒药机、煅药机等直接将管道连接到室外，通过风扇的吸力把粉尘吸出室外并沉淀下来。有的炒药机、煅药炉、风选机本身带有吸尘装置，只要启动吸尘装置，就能把粉尘吸除。

3. 废气 饮片厂生产中排出的废气主要是两类，一为含粉尘的气体，二为固体颗粒更小与油烟等有机污染物混合的烟气。它们可造成对车间及大气环境的污染。目前，对工厂排放废气中的污染物的管理，主要执行《大气污染物综合排放标准》（GB 16297—1996），该标准规定了 33 种大气污染物的排放限值。在评价污染源对外界环境的影响时，可执行《工业企业设计卫生标准》（GBZ 1—2010）中"居住区大气中有害物质的最高容许浓度"的规定；在评价大气污染物对车间空气的影响时，可执行《工作场所有害因素职业接触限值》的规定（GBZ 2—2002）。含尘废气的处理，实际上是对它进行气、固、液多相混合物分离的工艺处理，通常是利用含尘气体中固体颗粒物的大小及含尘浓度，通过外力使其分离。饮片厂生产中产生的含粉尘气体主要来自粉碎、风选、筛选及干燥等机械过程。烟气则主要来自对中药饮片进行炒制（尤其是炒焦及炒炭）或炙制过程。常用方法有机械除尘、过滤除尘和洗涤除尘。

（1）机械除尘：是利用机械力（重力、惯性力、离心力）将固体悬浮物从气流中分离出来。常用的机械除尘设备有重力沉降室、惯性除尘器、旋风除尘器等。

（2）过滤除尘：指使含尘气体通过多孔材料，将气体中的尘粒截留下来，使气体得到净化的方法。目前，我国使用较多的是袋式除尘器，其基本结构是在除尘器的集尘室内悬挂若干个圆形或椭圆形的滤袋，当含尘气流穿过这些滤袋的袋壁时，尘粒被袋壁截留，在袋的内壁或外壁聚集而被捕集。

（3）洗涤除尘：又称湿式除尘，它是用水（或其他液体）洗涤含尘气体，利用形成的液膜、液滴或气泡捕获气体中的尘粒，尘粒随液体排出，气体得到净化。

4. 废渣　废渣处理是指被称为废物的固体的出路及处置方法。其中用于原药材的包装用品可以回收利用或作废品出售，非药用部分的泥沙杂质及工厂的生活垃圾一般统一填埋处理。大量的经提取或煎煮的中药渣，一般均含有大量的粗纤维、脂肪、淀粉、色素、粗蛋白、氨基酸、果胶及微量元素等，为确保废渣得到综合利用和无害化处理，一般采用下列方法：进一步提取有效成分；作饲料或有机肥料；作可再生能源的开发利用（如再生为优质环保型炭或采用生物化学法生产沼气等）；焚烧与填埋等。

5. 噪声　饮片厂生产中噪声的来源多且强度较高。如电动机、离心风机、粉碎机、炒药机、筛选机、切药机、水泵等这些设备运转时，都会产生噪声，这些噪声通常在 80 dB 左右。通常 50～80 dB 的噪声会使人感到吵闹、烦躁，并影响睡眠，80 dB 以上的噪声会使人工作效率下降并损害身心健康，长时间作用可以由产生听觉疲劳发展为噪声性耳聋。噪声控制技术通常为吸声、隔声和减振。在防治噪声的工程实践中，往往要综合运用多种噪声控制技术，在饮片厂车间的非洁净区通常应将噪声控制在低于 80 dB，而在车间的洁净区通常应将噪声控制在低于 65 dB 为宜。

（三）消防

总图消防设计安全防火要符合《建筑设计防火规范》（GB 50016—2014）中的要求，根据工厂生产类别最高级和储存最高级来设计防火间距。如饮片车间及仓库为生产丙类，与生产质检和办公科研楼质检间距要大于 10 m；危险品库为储存甲类，与锅炉房之间间距要大于 30 m。根据厂区用地的面积、外形以及工厂生产的性质，在厂区临公路位置设计人流出入口和物流出入口，出入口数量要适当，位置适中，有利于安全和消防。厂区内外需有消防车可通行的消防道路，路面宽度不小于 4.0 m，转弯半径不小于 9.0 m，保证厂区内生产安全可行。

根据厂区实际情况来设计消防系统，该系统包括报警系统、消防泵房、消防水池、室内外消防管网、内外消防火栓和屋顶消防水箱，当发生火灾时，由烟感或报警按钮报警，自动或人工启动消防泵，供室内外消防用水，扑灭初期火灾。饮片车间及仓库等丙类物品库房属一级火灾报警系统保护对象，可采用集中报警，集中联动方式报警。在门卫内设置消防控制中心，装设消防联动报警装置一套，各生产车间设有重复显示器，按要求设置火灾探测器及报警按钮，按同类型设置控制接线盒，爆炸危险场所选用防爆设备。常用消防设施为灭火器，主要为有效地扑救初期火灾。根据《建筑灭火器配置设计规范》（GB 50140—2005），结合生产工艺实际情况，配置合适的灭火器种类和数量。

在建筑消防方面，一般饮片车间多为丙类火灾危险厂房，应采用水消防、化学灭火器材及火灾报警措施等；洁净厂房多为全封闭厂房，故车间内及主要出入口应装有应急照明灯及安全门，以便人员及时安全疏散；设置防火门，以及时控制火灾范围和防止火灾扩散；空调系统在火灾发生时应自动切断风机电源，以防火势蔓延。

第三节　中药饮片厂 GMP 实施内容

中药饮片 GMP 检查依据《药品生产质量管理规范（2010 年修订）》中药饮片附录。《中华人民共和国药品管理法》以及《药品生产质量管理规范（2010 年修订）》中药饮片附录具体规定了中药饮片生产、质量控制、贮存、发放和运输等活动的规范。主要包括质量管理、机构与人员、厂房与设施、设备、物料与产品、确认与验证、文件管理、生产管理、质量控制与质量保证、委托生产与委托检验、产品发运与召回、自检等，其作为质量管理体系的一部分，是药品生产管理和质量控制的基本要求。

一、药品上市许可持有人

《中华人民共和国药品管理法》第三十条规定："药品上市许可持有人是指取得药品注册证书的企业或者药品研制机构等。"第三十九条规定："中药饮片生产企业履行药品上市许可持有人的相关义务，对中药饮片生产、销售实行全过程管理，建立中药饮片追溯体系，保证中药饮片安全、有效、可追溯。"

二、人　　员

1. 企业负责人是药品质量的主要责任人，全面负责企业日常管理。

2. 企业的生产管理负责人应具有药学或相关专业大专以上学历（或中级专业技术职称或执业药师资格）、三年以上从事中药饮片生产管理的实践经验，或药学或相关专业中专以上学历、八年以上从事中药饮片生产管理的实践经验。

3. 企业的质量管理负责人、质量受权人应当具备药学或相关专业大专以上学历（或中级专业技术职称或执业药师资格），并有中药饮片生产或质量管理五年以上的实践经验，其中至少有一年的质量管理经验。

4. 质量保证和质量控制人员应具备中药材和中药饮片质量控制的实际能力，具备鉴别中药材和中药饮片真伪优劣的能力。

5. 从事中药材炮制操作人员应具有中药炮制专业知识和实际操作技能；从事毒性中药材等有特殊要求的生产操作人员，应具有相关专业知识和技能，并熟知相关的劳动保护要求。

6. 负责中药材采购及验收的人员应具备鉴别中药材真伪优劣的能力。

7. 从事养护、仓储保管人员应掌握中药材、中药饮片贮存养护知识与技能。

三、物料和产品

1. 生产所用原辅料、与药品直接接触的包装材料应当符合相应的质量标准，分别编制批号并管理；所用物料不得对中药饮片质量产生不良影响。

2. 质量管理部门应当对生产用物料的供应商进行质量评估，并建立质量档案；直接从农户购入中药材应收集农户的身份证明材料，评估所购入中药材质量，并建立质量档案。

3. 对每次接收的中药材均应当按产地、供应商、采收时间、药材规格等进行分类，分别编制批号并管理。

4. 购入的中药材，每件包装上应有明显标签，注明品名、规格、数量、产地、采收（初加工）时间等信息，毒性中药材等有特殊要求的中药材外包装上应有明显的标志。

5. 中药饮片应选用能保证其贮存和运输期间质量的包装材料或容器。包装必须印有或者贴有标签，注明品名、规格、产地、生产企业、产品批号、生产日期、执行标准，实施批准文号管理的中药饮片还必须注明药品批准文号。

四、确认与验证

1. 净制、切制可按制法进行工艺验证，炮炙应按品种进行工艺验证，关键工艺参数应在工艺验证中体现。

2. 关键生产设备和仪器应进行确认，关键设备应进行清洁验证。直接口服饮片生产车间的空气净化系统应进行确认。

3. 生产一定周期后应进行再验证。

4. 验证文件应包括验证总计划、验证方案、验证报告以及记录，确保验证的真实性。

五、文件管理

1. 中药材和中药饮片质量管理文件

（1）制定物料的购进、验收、贮存、养护制度，并分类制定中药材和中药饮片的养护操作规程。

（2）制定每种中药饮片的生产工艺规程，明确各关键工艺参数，如中药材投料量、辅料用量、浸润时间、片型、炒制温度和时间（火候）、蒸煮压力和时间等要求。根据中药材的质量、投料量、生产工艺等因素，制定每种中药饮片的收率限度范围，关键工序应制定物料平衡参数。

（3）制定每种中药材、中药饮片的质量标准及相应的检验操作规程，制定中间产品、待包装产品的质量控制指标。

2. 应当对中药饮片生产和包装全过程的生产管理和质量控制情况进行记录　批记录至少包括以下内容：批生产和包装指令；中药材以及辅料的名称、批号、投料量及投料记录；净制、切制、炮炙工艺的设备编号；生产前的检查和核对的记录；各工序的生产操作记录，包括各关键工序的技术参数；清场记录；关键控制点及工艺执行情况检查审核记录；产品标签的实样；不同工序的产量，必要环节物料平衡的计算；对特殊问题和异常事件的记录，包括偏离生产工艺规程等偏差情况的说明和调查，并经签字批准；中药材、中间产品、待包装产品中药饮片的检验记录和审核放行记录。

六、生产管理

净制后的中药材和中药饮片不得直接接触地面。中药材、中药饮片晾晒应有有效的防虫、防雨等防污染措施。应当使用流动的饮用水清洗中药材，用过的水不得用于清洗其他中药材。不同的中药材不得同时在同一容器中清洗、浸润。在同一操作间内同时进行不同品种、规格的中药饮片生产操作应有防止交叉污染的隔离措施。毒性中药材和毒性中药饮片的生产操作应当有防止污染和交叉污染的措施，并对中药材炮制的全过程进行有效监控。

中药饮片以中药材投料日期作为生产日期。中药饮片应以同一批中药材在同一连续生产周期生产的一定数量相对均质的成品为一批。

七、质量管理

1. 中药材和中药饮片应按法定标准进行检验　如中药材、中间产品、待包装产品的检验结果用于中药饮片的质量评价，应经过评估并制定与中药饮片质量标准相适应的中药材、中间产品质量标准，引用的检验结果应在中药饮片检验报告中注明。

2. 企业应配备必要的检验仪器，并有相应标准操作规程和使用记录　检验仪器应能满足实际生产品种要求，除重金属及有害元素、农药残留、黄曲霉毒素等特殊检验项目和使用频次较少的大型仪器外，原则上不允许委托检验。

3. 每批中药材和中药饮片应当留样　中药材留样量至少能满足鉴别的需要，中药饮片留样量至少应为两倍检验量，毒性药材及毒性饮片的留样应符合医疗用毒性药品的管理规定。留样时间应当有规定，中药饮片留样时间至少为放行后一年。

4. 企业应设置中药标本室（柜） 标本品种至少包括生产所用的中药材和中药饮片。企业可选取产量较大及质量不稳定的品种进行年度质量回顾分析，其他品种也应定期进行产品质量回顾分析，回顾的品种应涵盖企业的所有炮制范围。

第四节 典型案例

一、白芍/炒白芍生产全流程

文件名：白芍/炒白芍生产工艺规程		文件编号：******
制定人：***	日期：****年**月**日	文件类别：技术标准
审核人：***	日期：****年**月**日	版 次：第**版
批准人：***	日期：****年**月**日	印 数：共**份
生效日期：	****年**月**日	颁发部门：******
分发至：******		
修订情况：执行****版药典，进一步规范用语。		

1. 产品名称与来源

（1）白芍

中文名：白芍

汉语拼音名：Baishao

来源：毛茛科植物芍药的干燥根，经切制等工序而得的饮片

规格：薄片（1～2 mm）

（2）炒白芍

中文名：炒白芍

汉语拼音名：Chaobaishao

来源：毛茛科植物芍药的干燥根，经切制、炒制等工序而得的饮片

规格：薄片（1～2 mm）

2. 炮制方法

（1）白芍：除去杂质，洗净，润透，切薄片，干燥。

（2）炒白芍：取净白芍片，置炒制容器内，用文火加热，炒至表面微黄色，取出晾凉，筛去碎屑。

3. 炮制生产操作过程 图 17-1 为白芍、炒白芍炮制生产流程图。

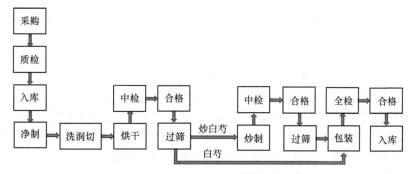

图 17-1 白芍、炒白芍炮制生产流程图

（1）领料：按批生产指令制作领料单，按"领发料标准操作规程"到原药材库领取白芍原料，领料员、药材库保管员根据领料单的数量领发料，及时填写出库记录和领料记录。

工艺要点：核对品名、批号、数量、检验合格报告单、合格证、物料放行许可证，并称量核对。

（2）净选：按"净选岗位标准操作规程"将要挑拣的白芍药材置于挑选工作台上进行净选，除去非药用部分，并将药材按大小分档。生产结束及时填写生产记录，经 QA 检查合格后与下道工序交接。按本岗位"清场标准操作规程"进行清场操作，填写清场记录，经 QA 检查合格后在清场记录和清场合格证上签字。

工艺要点：①检查净选的中药材，并称量、记录；②净选操作必须按要求清除杂质，除去非药用部分，使药材符合净选质量标准要求；③拣选药材应设工作台，工作台表面应平整，不易产生脱落物；④净选后药材装入合适容器内，每件容器均应附有标志，注明药材名称、编号、炮制批号、数量、生产日期、操作者等；⑤经质量检验合格后交下道工序；⑥净度要符合中药炮制品质量标准（药屑、杂质＜3%）。

（3）洗润

1）洗药：将净选后的药材，按"清洗岗位标准操作规程"进行清洗操作，用清水将药材附着的泥土或不洁物洗净。清洗结束后，及时填写生产记录，并将洗净的药材经 QA 检查合格后，转入下道工序。按本岗位"清场标准操作规程"进行清场操作，填写清场记录，经 QA 检查合格后在清场记录和清场合格证上签字。

工艺要点：①清洗药材用水应符合国家饮用水标准；②清洗厂房内应有良好的排水系统，地面不积水，易清洗，耐腐蚀；③洗涤药材的设备或设施内表面应平整、光洁、易清洗、耐腐蚀，不与药材发生化学变化或吸附药材；④药材洗涤应使用流动水，用过的水不得用于洗涤其他药材，不同的药材不宜一起洗涤；⑤洗涤时应注意掌握时间，勿使药材在水中浸泡过久，以免损失药效；⑥洗涤后的药材应及时转下道工序进行炮制。

2）浸润：将洗净的原药材置于润药池内，加水润，使药材润至内外湿度一致时，即可转入下道工序。看水头检查白芍润的程度，保证水尽药透，不能伤水。操作结束后，及时填写生产记录，与下道工序交接。按本岗位"清场标准操作规程"进行清场操作，填写清场记录，经 QA 检查合格后在清场记录和清场合格证上签字。

工艺要点：①需浸润的药材按其大小、粗细、软硬程度、浸润方法，并根据操作时间的季节、气候条件，严格掌握在工艺参数范围内；②控制好浸润药材的用水量及时间，做到药透水尽，不得出现药材伤水腐败、霉变、产生异味等变质现象；③浸润药材符合切制要求后应及时切制。

（4）切片：将浸润软硬适中的白芍药材，按"切制岗位标准操作规程""高速截断切药机标准操作规程"等进行切片操作。将白芍切制成1～2 mm的薄片，经 QA 检查合格后，及时转入干燥岗位进行干燥处理。操作结束后及时填写生产记录。按本岗位"清场标准操作规程"进行清场操作，填写清场记录，经 QA 检查合格后在清场记录和清场合格证上签字。

工艺要点：①根据药材性能按工艺要求将药材切成片等，并符合炮制品标准；②切制后药材装入合适容器内，每件容器均应附有标志，注明名称、规格、批号、数量、切制日期、操作者等，经检查合格后及时交下道工序。

（5）干燥：按"干燥岗位标准操作规程""三层网带式烘干机标准操作规程"等，将已切制的白芍进行干燥，干燥温度不超过80℃，摊放厚度控制在2 cm以内，干燥后置晾药台放凉，盛于洁净容器内，挂上标签，及时转入下道工序。操作结束后，按"三层网带式烘干机清洁操作规程"等进行清洁操作，填写生产设备清洁记录，并经 QA 检查合格签字。及时填写生产记录、入站单，并与下道工序进行交接。按本岗位"清场标准操作规程"进行清场操作，填写清场记录，经 QA 检查合格后在清场记录和清场合格证上签字。

工艺要点：①根据药材性质和工艺要求选用适宜的干燥温度；②干燥至水分符合要求；③干

燥设备及工艺的技术参数应经验证确认；④干燥后的药材应装入洁净容器内，每件容器均应附有标志，注明中间产品名称、编号、生产批号、数量、规格、日期、操作者等；⑤本步骤所得中间产品质量要符合中药炮制品质量标准。

（6）炒制：按"炒制岗位标准操作规程""炒药机标准操作规程"，将已干燥的饮片进行清炒。炒前锅要预热，文火炒制，每锅炒药量不多于 50 kg，炒至表面微黄色，置晾药台放凉，盛于洁净容器内，挂上标签，及时转入下道工序。操作结束后，按"炒药机清洁操作规程"进行清洁操作，填写生产设备清洁记录，并经 QA 检查合格签字。及时填写生产记录、入站单，并与下道工序进行交接。按本岗位"清场标准操作规程"进行清场操作，填写清场记录，经 QA 检查合格后在清场记录和清场合格证上签字。

工艺要点：①必须注意控制温度；②搅拌要均匀，出锅要迅速；③将放凉后的炒白芍装入洁净容器内，每件容器均应附有标志，注明中间产品名称、编号、生产批号、数量、规格、日期、操作者等；④炒白芍过筛后经质量检验合格后交下道工序；⑤本步所得中间产品质量要符合中药炮制品质量标准。

（7）分装：生产操作前，进行清场检查。按批包装指令从中转站领取经检验合格饮片，从包材仓库领取内包装材料及标签，根据产品包装规格要求，确定每袋装量 1 kg 或 2 kg 或 5 kg 及装量差异范围。根据每袋重量，调节好称量器具的装量，按照"分装岗位标准操作规程"进行分装操作，在分装过程中，每隔 30 min 抽一次装量，严格控制装量差异，并详细记录抽查结果，确保每袋装量在控制范围内。分装后饮片放入专用容器内，作好标识，挂待验品状态标志牌，填写请验单，进行待包品检验。同步填写原始生产记录，按本岗位"清场标准操作规程"清场，填写清场记录，经 QA 检查合格后在清场记录和清场合格证上签字。

工艺要点：①分装规格：每袋装 1 kg 或 2 kg 或 5 kg。操作中随时注意检查装量是否准确，要求每隔 30 min，必须检查一次装量，不得少于标示量。②包装前检查包装材料有无破损，内部是否清洁、干燥，必要时要采用适当的方法进行清洁或消毒。③包装前要对包装材料及标签的文字和图案进行核对，如发现问题要及时向领导汇报。④结束生产任务后，应将所使用的设备、工具、中间产品、成品、内包装材料等作好记录，严格执行交接班手续。⑤本步骤所得产品质量要符合中药炮制品包装要求。

（8）外包装：按照批包装指令，车间领料员填写领料单，经车间主任签字后，领取标签、包装材料。标签要计数发放并复核，仓库管理人员和车间领料员分别在领料单上签字。包材先暂存在包装车间的包材暂存间内，挂状态标志牌。

包装程序：打印批号（标签）→贴标签→入库待验→贴合格证。

按照"包装岗位标准操作规程"进行操作，在包装岗位打印批号，每批包装结束后及时运至成品仓库规定位置，待验，挂待验标志牌。本批包装完成后，剩余的包装材料及时清理退库，并填写退库记录。盖有本批批号及有残次的标签等，退库后由仓库保管员在 QA 人员监督下销毁，并填写标签退库销毁单。标签的领用数等于实用数、退库数及销毁之和。同步填写生产记录，并控制产品在规定收率范围。

经检验合格的成品，由企业质量部门对批生产记录、批检验记录、现场监控记录及各种记录凭证进行审核，合格后，填写成品审核放行单，发放检验合格证及成品放行报告书至物料管理部，仓库管理员把待验标志牌换成合格标志牌，填入库单入成品分类账，并贴上产品合格证，方可放行销售。

工艺要点：①包装车间要确保批包装指令与包材上文字标志和待包装产品一致。在同一包装间内不能同时包装不同批号中药饮片，更不能包装两个或几个不同的品种，防止混淆。②如遇有产品零头，需要合袋时，严格按照"成品零头管理规程"进行操作。③包装规格：1 袋×1 kg 或 1 袋×2 kg 或 1 袋×5 kg。④包装产品收率和标签回收率规定为：包装产品收率≥98%，标签回收率为 100%。

4. 原辅材料、包装材料、中间产品、成品质量标准 表 17-1 是白芍原辅材料、包装材料、中间产品及成品的质量标准。

表 17-1 白芍原辅材料、包装材料、中间产品及成品的质量标准

序号	材料、中间产品及成品	质量标准
1	白芍药材	【性状】本品呈圆柱形，平直或稍弯曲，两端平截，长 5～18 cm，直径 1～2.5 cm。表面类白色或淡棕红色，光洁或有纵皱纹及细根痕，偶有残存的棕褐色外皮。质坚实，不易折断，断面较平坦，类白色或微带棕红色，形成层环明显，射线放射状。气微，味微苦、酸。 【鉴别】（1）本品粉末黄白色。糊化淀粉粒团块甚多。草酸钙簇晶直径 11～35 μm，存在于薄壁细胞中，常排列成行，或一个细胞中含数个簇晶。具缘纹孔导管和网纹导管，直径 20～65 μm。纤维长梭形，直径 15～40 μm，壁厚，微木化，具大的圆形纹孔。 （2）取本品粉末 0.5 g，加乙醇 10 mL，振摇 5 min，滤过，滤液蒸干，残渣加乙醇 1 mL 使溶解，作为供试品溶液。另取芍药苷对照品，加乙醇制成每 1 mL 含 1 mg 的溶液，作为对照品溶液。照薄层色谱法试验，吸取上述两种溶液各 10 μL，分别点于同一硅胶 G 薄层板上，以三氯甲烷-乙酸乙酯-甲醇-甲酸（40：5：10：0.2）为展开剂，展开，取出，晾干，喷以 5%香草醛硫酸溶液，加热至斑点显色清晰。供试品色谱中，在与对照品色谱相应的位置上，显相同的蓝紫色斑点。 【检查】水分≤14.0%，总灰分≤4.0%，二氧化硫残留量≤400 mg/kg。重金属及有害元素：铅≤5 mg/kg，镉≤1 mg/kg，砷≤2 mg/kg，汞≤0.2 mg/kg，铜≤20 mg/kg。二氧化硫残留量≤400mg/kg。 【浸出物】水溶性浸出物≥22.0%。 【含量测定】芍药苷≥1.6%。
2	白芍	【性状】本品呈类圆形的薄片。表面淡棕红色或类白色。切面微带棕红色或类白色，形成层环明显，可见稍隆起的筋脉纹呈放射状排列。气微，味微苦、酸。 【鉴别】同药材。 【检查】水分≤14.0%，总灰分≤4.0%，二氧化硫残留量≤400 mg/kg。 【浸出物】水溶性浸出物≥22.0%。 【含量测定】芍药苷≥1.2%。
3	炒白芍	【性状】本品形如白芍片，表面微黄色或淡棕黄色，有的可见焦斑。气微香。 【鉴别】同药材。 【检查】水分≤10.0%，总灰分≤4.0%，二氧化硫残留量≤400 mg/kg。 【浸出物】水溶性浸出物≥22.0%。 【含量测定】芍药苷≥1.2%。
4	中间产品	药屑、杂质≤3%。
5	塑料袋	材料应厚薄均匀，无色透明、无污染、无破损、无粘连；关键缺陷 0%，主要缺陷≤2%，次要缺陷≤5%；细菌总数≤50 个/25 cm²，不得检出霉菌和大肠埃希菌。
6	编织袋	袋面光滑、平整、无明显起毛；编织均匀，无明显稀密不匀；断丝一袋不允许有 3 处；同处经纬之和断丝小于 3 根。不允许出现脱针、断线、转折处未缝住；手提袋提手缝制牢固无脱落。100 mm² 以下的明显油污不多于 3 处；100 mm² 以上的明显油污不允许有。不允许出现散边。色泽与样品色相同，且在深浅度偏差范围内。
7	标签	外观纸张表面应无脏污，无破损，无缺角，切割线整齐。文字、图案色泽、排布、内容应与标准样张一致，无漏字、错字。文字、商标应清晰、端正，排版适中，无明显色差，无重影、花斑，版面无错位，套印误差主要部位（图案、文字、标志）≤0.2 mm，次要部位≤0.5 mm。

5. 包装规格 1 袋×1 kg 或 1 袋×2 kg 或 1 袋×5 kg。

6. 物料平衡的计算方法 每个批次产品、每个关键工序生产结束都必须计算收率，进行物料平衡。

（1）物料收率的计算方法及限度：表 17-2 是白芍及炒白芍收率的计算方法及限度。

表 17-2 白芍及炒白芍收率的计算方法及限度

物料收率的计算方法	限度	物料收率的计算方法	限度
净选收率=$\dfrac{\text{净药材量（kg）}}{\text{投料量（kg）}}\times100\%$	≥97.0%	包装收率=$\dfrac{\text{包装成品量（kg）}}{\text{包装投料量（kg）}}\times100\%$	≥98.0%
炮制收率=$\dfrac{\text{炮制净药材量（kg）}}{\text{净药材投料量（kg）}}\times100\%$	≥90.0%	成品收率=$\dfrac{\text{成品量（kg）}}{\text{药材投料量（kg）}}\times100\%$	≥95.0%

（2）物料平衡的计算及平衡限度：表 17-3 是白芍及炒白芍物料平衡的计算及平衡限度。

表 17-3 白芍及炒白芍物料平衡的计算及平衡限度

项目	物料平衡的计算方法	平衡限度
净选	$\dfrac{\text{净药材（kg）}+\text{杂质数（kg）}}{\text{领料量（kg）}}\times100\%$	≥97.0%
包装	$\dfrac{\text{成品数（kg）}+\text{剩余数（kg）}}{\text{中转站领料量（kg）}}\times100\%$	≥98.0%
塑料袋	$\dfrac{\text{实用数（个）}+\text{破损数（个）}}{\text{领用数（个）}-\text{剩余数（个）}}\times100\%$	100%
标签合格证	$\dfrac{\text{实用数（张）}+\text{破损数（张）}}{\text{领用数（张）}-\text{剩余数（张）}}\times100\%$	100%
编织袋	$\dfrac{\text{装袋数（个）}+\text{零头用袋数（个）}+\text{污损袋数（个）}}{\text{领用数（个）}-\text{剩余数（个）}}\times100\%$	100%

（3）数据处理

1）凡平衡限度在合格范围内，经质量管理部门检查并在物料周转单上签字后方可"流转"。

2）凡平衡限度高于或低于合格范围，应立即贴待查标志，不能递交下道工序，并由发现人填写偏差处理单，经车间管理人员、质量管理部门按"偏差处理管理规程"进行调查，采取处理措施，直至调查确认不影响产品最终质量的情况下，方可放行。

二、牛膝/酒牛膝生产全流程

文件名：牛膝/酒牛膝饮片生产工艺规程		文件编号：******	
制定人：***	日期：****年**月**日	文件类别：技术标准	
审核人：***	日期：****年**月**日	版 次：第**版	
批准人：***	日期：****年**月**日	印 数：共**份	
生效日期： ****年**月**日		颁发部门：******	
分发至：******			
修订情况：执行****版药典，进一步规范用语。			

1. 产品名称与来源

（1）牛膝

中文名：牛膝

汉语拼音名：Niuxi

来源：为苋科植物牛膝的干燥根，经切制等工序而得的饮片

规格：段（5~10 mm）

（2）酒牛膝

中文名：酒牛膝

汉语拼音名：Jiuniuxi

来源：为苋科植物牛膝的干燥根，经切制、酒炙等工序而得的饮片

规格：段（5～10 mm）

2. 炮制方法

（1）牛膝：除去杂质，洗净，润透，除去残留芦头，切段，干燥，过筛，包装，入库。

（2）酒牛膝：取净牛膝段，闷润至酒尽药透，置炒制容器内，用文火加热，炒干至表面颜色略深，取出晾凉，筛去碎屑。每 100 kg 药材用黄酒 10 kg。

3. 炮制生产操作过程　图 17-2 为牛膝、酒牛膝炮制生产流程图。

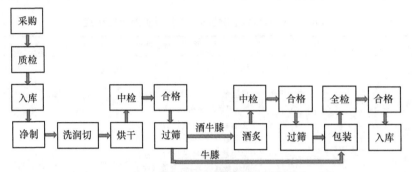

图 17-2　牛膝、酒牛膝炮制生产流程图

（1）领料：按批生产指令制作领料单，按"领发料标准操作规程"到原药材库领取牛膝药材，领料员、药材库保管员根据领料单的数量领发料，及时填写出库记录和领料记录。

工艺要点：核对品名、批号、数量、检验合格报告单、合格证、物料放行许可证，并称量核对。

（2）净选：按"净选岗位标准操作规程"将要挑拣的牛膝药材置于挑选工作台上进行净选，除去非药用部分，并将药材按大小分档。生产结束及时填写生产记录，经 QA 检查合格后与下道工序交接。按本岗位"清场标准操作规程"进行清场操作，填写清场记录，经 QA 检查合格后在清场记录和清场合格证上签字。

工艺要点：①检查净选的中药材，并称量、记录。②净选操作必须按要求清除杂质，除去非药用部分，使药材符合净选质量标准要求。③拣选药材应设工作台，工作台表面应平整，不易产生脱落物。④净选后药材装入合适容器内，每件容器均应附有标志，注明药材名称、编号、炮制批号、数量、生产日期、操作者等。⑤经质量检验合格后交下道工序。⑥净度要符合中药炮制品质量标准（药屑、杂质＜3%）。

（3）洗润

1）洗药：将净选后的药材，按"清洗岗位标准操作规程"进行清洗操作，用清水将药材附着的泥土或不洁物洗净。清洗结束后，及时填写生产记录，并将洗净的药材经 QA 检查合格后，转入下道工序。按本岗位"清场标准操作规程"进行清场操作，填写清场记录，经 QA 检查后在清场记录和清场合格证上签字。

工艺要点：①清洗药材用水应符合国家饮用水标准。②清洗厂房内应有良好的排水系统，地面不积水，易清洗，耐腐蚀。③洗涤药材的设备或设施内表面应平整、光洁、易清洗、耐腐蚀，不与药材发生化学变化或吸附药材。④药材洗涤应使用流动水，用过的水不得用于洗涤其他药材，不同的药材不宜在一起洗涤。⑤洗涤时应注意掌握时间，勿使药材在水中浸泡过久，以免损失药效。⑥洗涤后的药材应及时转下道工序进行炮制。

2）浸润：将洗净的原药材置于润药池内，加水润，使药材润至内外湿度一致时，即可转入下道工序。看水头检查牛膝润的程度，保证水尽药透，不能伤水。操作结束后，及时填写生产记录，与下道工序交接。按本岗位"清场标准操作规程"进行清场操作，填写清场记录，经 QA 检查合格后在清场记录和清场合格证上签字。

工艺要点：①需浸润的药材按其大小、粗细、软硬程度、浸润方法，并根据操作时间的季节、气候条件，严格掌握在工艺参数范围内；②控制好浸润药材的用水量及时间，做到药透水尽，不得出现药材伤水腐败、霉变、产生异味等变质现象；③浸润药材符合切制要求后应及时切制。

（4）切片：将浸润软硬适中的牛膝药材，按"切制岗位标准操作规程""高速截断切药机标准操作规程"等进行切片操作。将牛膝切制成 5~10 mm 的段，经 QA 检查合格后，及时转入干燥岗位进行干燥处理。操作结束后及时填写生产记录。按本岗位"清场标准操作规程"进行清场操作，填写清场记录，经 QA 检查合格后在清场记录和清场合格证上签字。

工艺要点：①根据药材及性能按工艺要求将药材切成段，并符合炮制品标准；②切制后药材装入合适容器内，每件容器均应附有标志，注明名称、规格、批号、数量、切制日期、操作者等，经检查合格后及时交下道工序。

（5）干燥：按"干燥岗位标准操作规程""三层网带式烘干机标准操作规程"等，将已切制的牛膝进行干燥，干燥温度不超过 80℃，摊放厚度控制在 2 cm 以内，干燥后置晾药台放凉，盛于洁净容器内，挂上标签，及时转入下道工序。操作结束后，按"三层网带式烘干机清洁操作规程"等进行清洁操作，填写生产设备清洁记录，并经 QA 检查合格签字。及时填写生产记录、入站单，并与下工序进行交接。按本岗位"清场标准操作规程"进行清场操作，填写清场记录，经 QA 检查合格后在清场记录和清场合格证上签字。

工艺要点：①根据药材性质和工艺要求选用适宜的干燥温度；②干燥至水分符合要求；③干燥设备及工艺的技术参数应经验证确认；④干燥后的饮片应装入洁净容器内，每件容器均应附有标志，注明中间产品名称、编号、生产批号、数量、规格、日期、操作者等；⑤过筛后净饮片经质量检验合格后交下道工序；⑥本步所得中间产品质量要符合中药炮制品质量标准。

（6）酒炙：按"炙制岗位标准操作规程""炒药机标准操作规程"，将已干燥的饮片加黄酒闷润至酒尽药透，置炒制容器内进行清炒，炒前锅要预热，文火炒制，每锅炒药量不多于 50 kg，炒干至表面色略深，置晾药台放凉，盛于洁净容器内，挂上标签，及时转入下道工序。操作结束后，按"炒药机清洁操作规程"进行清洁操作，填写生产设备清洁记录，并经 QA 检查合格后签字。及时填写生产记录、入站单，并与下道工序进行交接。按本岗位"清场标准操作规程"进行清场操作，填写清场记录，经 QA 检查合格后在清场记录和清场合格证上签字。

工艺要点：①必须注意控制温度；②搅拌要均匀，出锅要迅速；③将放凉后的酒牛膝装入洁净容器内，每件容器均应附有标志，注明中间产品名称、编号、生产批号、数量、规格、日期、操作者等；④酒牛膝过筛后经质量检验合格后交下道工序；⑤本步所得中间产品质量要符合中药炮制品质量标准。

（7）分装：生产操作前，进行清场检查。按批包装指令从中转站领取经检验合格饮片，从包材仓库领取内包装材料及标签，根据产品包装规格要求，确定每袋装量 1 kg 或 2 kg 或 5 kg 及装量差异范围。根据每袋重量，调节好称量器具的装量，按照"分装岗位标准操作规程"进行分装操作，在分装过程中，每隔 30 min 抽一次装量，严格控制装量差异，并详细记录抽查结果，确保每袋装量在控制范围内。分装后饮片放入专用容器内，作好标识，挂待验品状态标志牌，填写请验单，进行待包品检验。同步填写原始生产记录，按本岗位"清场标准操作规程"清场，填写清场记录，经 QA 检查合格后在清场记录和清场合格证上签字。

工艺要点：①分装规格：每袋装 1 kg 或 2 kg 或 5 kg。操作中随时注意检查装量是否准确，要求每隔 30 min，必须检查一次装量，不得少于标示量。②包装前检查包装材料有无破损，内部是否清洁、干燥，必要时要采用适当的方法进行清洁或消毒。③包装前要对包装材料及标签的文字和图案进行核对，如发现问题要及时向领导汇报。④结束生产任务后，应将所使用的设备、工具、中间产品、成品、内包装材料等作好记录，严格执行交接班手续。⑤本步所得产品质量要符合中药炮制品包装要求。

（8）外包装：按照批包装指令，车间领料员填写领料单，经车间主任签字后，领取标签、包装材料。标签要计数发放并复核，仓库管理人员和车间领料员分别在领料单上签字。包材先暂存在包装车间的包材暂存间内，挂状态标志牌。

包装程序：打印批号（标签）→贴标签→入库待验→贴合格证。

按照"包装岗位标准操作规程"进行操作，在包装岗位打印批号，每批包装结束后及时运至成品仓库规定位置，待验，挂待验标志牌。本批包装完成后，剩余的包装材料及时清理退库，并填写退库记录。盖有本批批号及有残次的标签等，退库后由仓库保管员在 QA 人员监督下销毁，并填写标签退库销毁单。标签的领用数等于实用数、退库数及销毁之和。同步填写生产记录，并控制产品在规定收率范围。

经检验合格的成品，由企业质量部门对批生产记录、批检验记录、现场监控记录及各种记录凭证进行审核，合格后，填写成品审核放行单，发放检验合格证及成品放行报告书至物料管理部，仓库管理员把待验标志牌换成合格标志牌，填入库单入成品分类账，并贴上产品合格证，方可放行销售。

工艺要点：①包装车间要确保批包装指令与包材上文字标志和待包装产品一致。在同一包装间内不能同时包装不同批号中药饮片，更不能包装两个或几个不同的品种，防止混淆。②如遇有产品零头，需要合袋时，严格按照"成品零头管理规程"进行操作。③包装规格：1 袋×1 kg 或 1 袋×2kg 或 1 袋×5 kg。④包装产品收率和包材回收率规定如下：包装产品收率≥98%，标签回收率为 100%。

4. 原辅材料、包装材料、中间产品、成品质量标准 表 17-4 是牛膝原辅材料、包装材料、中间产品及成品的质量标准。

表 17-4 牛膝原辅材料、包装材料、中间产品及成品的质量标准

序号	材料、中间产品及产品	质量标准
1	牛膝药材	【性状】本品呈细长圆柱形，挺直或稍弯曲，长 15～70 cm，直径 0.4～1 cm。表面灰黄色或淡棕色，有微扭曲的细纵皱纹、排列稀疏的侧根痕和横长皮孔样的突起。质硬脆，易折断，受潮后变软，断面平坦，淡棕色，略呈角质样而油润，中心维管束木质部较大，黄白色，其外周散有多数黄白色点状维管束，断续排列成 2～4 轮。气微，味微甜而稍苦涩。
		【鉴别】（1）本品横切面：木栓层为数列扁平细胞，切向延伸。栓内层较窄。异型维管束外韧型，断续排列成 2～4 轮，最外轮的维管束较小，有的仅 1 个至数个导管，束间形成层几连接成环，向内维管束较大；木质部主要由导管和小的木纤维组成，根中心木质部集成 2～3 群。薄壁细胞含有草酸钙砂晶。
		（2）取本品粉末 4 g，加 80%甲醇 50 mL，加热回流 3 h，滤过，滤液蒸干，残渣加水 15 mL，微热使溶解，加在 D101 型大孔吸附树脂柱（内径为 1.5 cm，柱高为 15 cm）上，用水 100 mL 洗脱，弃去水液，再用 20%乙醇 100 mL 洗脱，弃去洗脱液，继用 80%乙醇 100 mL 洗脱，收集洗脱液，蒸干，残渣加 80%甲醇 1 mL 使溶解，作为供试品溶液。另取牛膝对照药材 4 g，同法制成对照药材溶液。再取 β-蜕皮甾酮对照品、人参皂苷 Ro 对照品，加甲醇分别制成每 1 mL 含 1 mg 的溶液，作为对照品溶液。照薄层色谱法试验，吸取供试品溶液 4～8 μL、对照药材溶液和对照品溶液各 4 μL，分别点于同一硅胶 G 薄层板上，以三氯甲烷-甲醇-水-甲酸（7：3：0.5：0.05）为展开剂，展开，取出，晾干，喷以 5%香草醛硫酸溶液，在 105℃加热至斑点显色清晰。供试品色谱中，在与对照药材色谱和对照品色谱相应的位置上，显相同颜色的斑点。
		【检查】水分≤15.0%，总灰分≤9.0%，二氧化硫残留量≤400 mg/kg。
		【浸出物】醇溶性浸出物≥6.5%。
		【含量测定】β-蜕皮甾酮≥0.030%。
2	牛膝	【性状】本品呈圆柱形的段。外表皮灰黄色或淡棕色，有微细的纵皱纹及横长皮孔。质硬脆，易折断，受潮变软。切面平坦，淡棕色或棕色，略呈角质样而油润，中心维管束木质部较大，黄白色，其外围散有多数黄白色点状维管束，断续排列成 2～4 轮。气微，味微甜而稍苦涩。
		【鉴别】同药材。
		【检查】水分≤15.0%，总灰分≤9.0%，二氧化硫残留量≤400 mg/kg。
		【浸出物】醇溶性浸出物≥5.0%。
		【含量测定】β-蜕皮甾酮≥0.030%。

续表

序号	材料、中间产品及产品	质量标准
3	酒牛膝	【性状】本品形如牛膝段，表面色略深，偶见焦斑。微有酒香气。 【鉴别】同药材。 【检查】水分≤15.0%，总灰分≤9.0%，二氧化硫残留量≤400 mg/kg。 【浸出物】醇溶性浸出物≥4.0%。 【含量测定】β-蜕皮甾酮≥0.030%。
4	中间产品	药屑、杂质≤3%
5	塑料袋	材料应厚薄均匀，无色透明、无污染、无破损、无粘连；关键缺陷 0%，主要缺陷≤2%，次要缺陷≤5%；细菌总数≤50 个/25 cm²，不得检出霉菌和大肠埃希菌。
6	编织袋	袋面光滑、平整，无明显起毛；编织均匀，无明显稀密不匀；断丝一袋不允许有 3 处；同处经纬之和断丝小于 3 根。不允许出现脱针、断线、转折处未缝住；手提袋提手缝制牢固无脱落。100 mm² 以下的明显油污不多于 3 处；100 mm² 以上的明显油污不允许有。不允许出现散边。色泽与样品色相相同，且在深浅度偏差范围内。
7	标签	外观纸张表面应无脏污，无破损，无缺角，切割线整齐。文字、图案色泽、排布、内容应与标准样张一致，无漏字、错字。文字、商标应清晰、端正，排版适中，无明显色差、无重影、花斑、版面无错位，套印误差主要部位（图案、文字、标志）≤0.2 mm，次要部位≤0.5 mm。

5. 包装规格　1 袋×1 kg 或 1 袋×2 kg 或 1 袋×5 kg。

6. 物料平衡的计算方法　每个批次产品、每个关键工序生产结束都必须计算收率，进行物料平衡。

（1）物料收率的计算方法及限度：表 17-5 是牛膝及酒牛膝收率的计算方法及限度。

表 17-5　牛膝及酒牛膝收率的计算方法及限度

物料收率的计算方法	限度	物料收率的计算方法	限度
净选收率=$\dfrac{净药材量（kg）}{投料量（kg）}$×100%	≥97.0%	包装收率=$\dfrac{包装成品量（kg）}{包装投料量（kg）}$×100%	≥98.0%
炮制收率=$\dfrac{炮制净药材量（kg）}{净药材投料量（kg）}$×100%	≥93.0%	成品收率=$\dfrac{成品量（kg）}{药材投料量（kg）}$×100%	≥95.0%

（2）物料平衡的计算及平衡限度：表 17-6 是牛膝及酒牛膝物料平衡的计算及平衡限度。

表 17-6　牛膝及酒牛膝物料平衡的计算及平衡限度

项目	物料平衡的计算方法	平衡限度
净选	$\dfrac{净药材（kg）+杂质数（kg）}{领料量（kg）}$×100%	≥97.0%
包装	$\dfrac{成品数（kg）+剩余数（kg）}{中转站领料量（kg）}$×100%	≥98.0%
塑料袋	$\dfrac{实用数（个）+破损数（个）}{领用数（个）-剩余数（个）}$×100%	100%
标签合格证	$\dfrac{实用数（张）+破损数（张）}{领用数（张）-剩余数（张）}$×100%	100%
编织袋	$\dfrac{装袋数（个）+零头用袋数（个）+污损袋数（个）}{领用数（个）-剩余数（个）}$×100%	100%

（3）数据处理

1）凡平衡限度在合格范围内，经质量管理部门检查并在物料周转单上签字后方可"流转"。

2）凡平衡限度高于或低于合格范围内，应立即贴待查标志，不能递交下道工序，并由发现人填写偏差处理单，经车间管理人员、质量管理部门按"偏差处理管理规程"进行调查，采取处理措施，直至调查确认不影响产品最终质量的情况下，方可放行。

参 考 文 献

曹瑞, 邓翀, 姜祎, 等.2020. 酒蒸前后女贞子对急性肝损伤模型小鼠的保护作用. 西部中医药, 33(10): 42~45.

曹瑞果.2020. 炮制对生川乌生物碱的影响. 实用中医药杂志, 36(12): 1661~1663.

车朋, 刘久石, 齐耀东, 等.2020. UPLC-ELSD 同时测定贝母类药材中 6 种生物碱的含量. 中国中药杂志, 45(6): 1393~1398.

段秀俊, 刘培, 叶花, 等.2020. 多指标一测多评-响应曲面法优选蜜炙甘草的最佳炮制工艺. 中草药, 51(2): 364~371.

贾红梅, 庚延和, 于猛, 等.2020. 基于化学计量学的酒萸肉特征性成分识别及定量测定. 中草药, 51(5): 1294~1301.

江宇勤.2019. 白芷饮片炮制工艺及其质量标准研究. 成都: 成都中医药大学.

李丽.2020. 芥子和莱菔子炮制前后镇咳、祛痰药效学筛选及炒莱菔子 PK-PD 相关性分析. 北京: 中国中医科学院.

李明雨, 孙娥, 徐凤娟, 等.2020. 基于 UPLC-Q/TOF-MS 分析淫羊藿炮制前后黄酮组分的变化规律. 中草药, 51(11): 2900~2907.

李瑶, 郭盛, 陶伟伟, 等. 2019. 基于小鼠胃肠道系统毒性及利尿效应的大枣与巴豆霜配伍减毒机制研究. 药学学报, 54(1): 95~
    103.

刘敬, 赵斌, 刘晓鑫, 等.2020. 水蛭滑石粉烫制工艺的优化及其质量分析. 中成药, 42(9): 2431~2434.

刘丽婷.2020. 基于综合评分法结合分形理论对猪苓干燥加工方法的研究. 天津: 天津中医药大学.

刘蓬蓬, 单国顺, 张凡, 等.2020. UPLC-MS 比较有机酸定向炮制黄芪中 12 种活性成分的含量. 中国中药杂志, 45(1): 113~118.

陆冰云, 巫兴东, 贾毓宁, 等.2019. 蜜炙枇杷叶中 1 个新酚苷类化合物. 中国中药杂志, 44(3): 2806~2812.

单雪莲.2019. 不同炮制方法制备巴豆霜对巴豆蛋白毒性的影响. 南京: 南京中医药大学.

万芳新, 罗燕, 李武强, 等.2020. 不同预处理方式对枸杞子远红外干燥特性和品质的影响. 中草药, 51(16): 4183~4190.

汪颖舒, 朱广灏, 王冰, 等. 2020. 古法黑豆蒸晒与药典黑豆汁连续蒸对何首乌中 12 个成分含量的影响. 中草药, 51(19): 4972~
    4982.

王淳, 宋志前, 宁张弛, 等.2019. 黄精炮制二氯甲烷组分 Maillard 反应产物及抗氧化活性研究. 中草药, 50(3): 604~610.

夏秋霞, 段腾飞, 汪健, 等.2020. 热风对流干燥对陈皮品质的影响研究. 佳木斯大学学报(自然科学版), 38(5): 113~117.

杨志城, 孙彩虹, 鄂秀辉, 等.2021. 基于响应面及加权评分的黄芪蜜炙工艺优化. 中草药, 52(8): 2247~2256.

郁红礼, 王卫, 吴皓, 等.2019. 炮制对天南星科 4 种有毒中药毒性成分凝集素蛋白的影响. 中国中药杂志, 44(24): 5398~5404.

袁海霞, 倪新强, 韩新民, 等.2020. 熟地黄对 ADHD 模型大鼠前额叶皮质线粒体的保护作用. 中成药, 42(8): 2025~2031.

张红玲.2019. 六神曲消食化积药效及物质基础研究. 成都: 成都中医药大学.

张美龄.2018. 荆芥炭止血物质基础及其作用机制的研究. 北京: 北京中医药大学.

张晓鹏, 魏惠珍, 吕尚, 等.2020. 多指标综合评分法优化桃仁"燀"炮制工艺. 中华中医药杂志, 35(1): 403~407.

张晓亚, 徐金娣, 许军, 等.2021. 整合糖组与代谢组学方法比较蒸制和酒炖熟地黄化学成分. 中草药, 52(6): 1591~1600.

赵琴, 黄惠红, 汪颖舒, 等.2020. UPLC-Q-TOF-MS/MS 分析不同黑豆汁蒸制法对何首乌成分的影响. 中成药, 42(8): 2211~2217.

甄臻, 王杨, 魏海峰, 等.2021. 基于颜色变化的麸炒山药质量标准及炮制工艺探究. 中成药, 43(3): 816~819.

郑美娟, 叼全红.2020. 基于尿囊素及饮片性状变化的麸炒山药炮制工艺量化优选. 甘肃中医药大学学报, 37(6): 46~50.

Yu H L, Pan Y Z, Wu H, et al. 2015. The alum-processing mechanism attenuating toxicity of Araceae *Pinellia ternata* and *Pinellia pedatisecta*. Archives of Pharmacal Research, 38(10): 1810~1821.